实用中药临床手册

胡爱萍 主审

刘 静 编著

人民卫生出版社
·北京·

图书在版编目（CIP）数据

实用中药临床手册/刘静编著. —北京：人民卫生出版社，2021.12

ISBN 978-7-117-32581-3

Ⅰ. ①实… Ⅱ. ①刘… Ⅲ. ①中草药–临床应用–手册 Ⅳ. ①R282–62

中国版本图书馆 CIP 数据核字（2021）第 264004 号

人卫智网	www.ipmph.com	医学教育、学术、考试、健康，购书智慧智能综合服务平台
人卫官网	www.pmph.com	人卫官方资讯发布平台

实用中药临床手册

Shiyong Zhongyao Linchuang Shouce

编　　著：刘　静
出版发行：人民卫生出版社（中继线 010-59780011）
地　　址：北京市朝阳区潘家园南里 19 号
邮　　编：100021
E - mail：pmph @ pmph.com
购书热线：010-59787592　010-59787584　010-65264830
印　　刷：河北新华第一印刷有限责任公司
经　　销：新华书店
开　　本：787×1092　1/32　印张：15.5
字　　数：268 千字
版　　次：2021 年 12 月第 1 版
印　　次：2022 年 2 月第 1 次印刷
标准书号：ISBN 978-7-117-32581-3
定　　价：58.00 元

前　言

辨证论治是中医学基本特点之一。辨证是决定治疗的前提和依据,明辨方证考量医者对疾病病理分析归纳演绎的水平。论治是治疗的手段和方法,按照所辨方证灵活处方用药,方能达到治愈疾病恢复健康的目的。故大医治病,疗效卓著者,一方面基于辨证的准确,明析病情;另一方面则基于用药的精准,有的放矢。

然则"药有个性之专长,方有合群之妙用",常用药物之中亦各有专长之功。故徐灵胎云:"守一方以治病,方虽良善,而其药有一二味与病不相关者,谓之有方无药。"法随证转,方从法出,方以药成。古人视"用药如用兵",此喻极当,亦示其极重。而将必有兵,方必有药。不习水战之兵,焉能调入江上布阵?有违时和之药,曷克遣入对证之方?故而,按照病证来选择使用合理的药物就显得尤为重要,选药精当与否是取得疗效的关键和重点环节。

湖北中医药大学胡爱萍教授,有感于后世诸多本草,虽在药物分类、数量及功用上代有发展,但很临病证归纳药物则创新不足,基于长期的教学和实践基础,经过多年的收集整理与潜心研究,数易其稿,终成《病证通用中药》一书,于2006年5月由人民卫生出版社出版,并于2015年再版。该书不以广收博采为目的,而以临床实用为宗旨,依病证类药物,参以同类药物之用药甄别,独辟蹊径,条分缕析。使广大读者能够做到一书在手,触类旁通,执简驭繁,知常达变，以达到临床中药中肯綮，体现处方用药靶向性和灵活性，为合理用药进而快速提高临床疗效提供了一条捷径。

今据人民卫生出版社的要求，为方便携带与查阅，将该书进行精简后再版。笔者在恩师胡爱萍教授编著的《病证通用中药》基础上进行删减重排，易名为《实用中药临床手册》。

本书将所选药物的功效特点，对比简括；将机制及临床应用，扼要概述；将现代的研究应用，精练归纳。本书共列举了40余种临床常见病证，选择药物400余种。每个病证分4个层次逐步深入：首先归纳"病证通用药"，使读者开卷即知此病证有哪些药物可选；然后是药物"所取功效及主治特点简括"，简单概括各药治疗本病所取功效及应用特点，使读者对本病证所选药物之特点能一目了然，如茯苓治疗水肿所取功效是利水消肿、健脾，可用治各种水肿，但特点是脾虚水肿尤宜；紧接着为"机制分析与临床应用简述"，即根据药性理论分析该药为什么具有某种特点及怎样辨证应用。最后是"随证选药简则"，这部分是根据本病证所选各药的特点，提示本病或本病兼有他证的最佳选用药物。如此层层深入，使读者不仅知道某病证应选何药，还明白为何选择该药，更清楚如何选择最适宜的药物。

本书为突出病证选药特点，凡药物来源、别名一般不叙述，若需了解，请参考《中药学》教材，但若所列方剂涉及别名者，则在该药前面列出。应用举例以《中药学》教材为主，意在将教材中的经典内容做理论联系实际之用。同时为突出使用注意，除极少数性质平和的药物外，多将用量用法与使用注意合并，不再单列一条。书中对某些功用、机制相似的药物，为节约篇幅，只择其中之一加以论述，余者为通用药，在括号中呈现，后以比较的形式阐明异同。本书虽仅列 44 个篇目，但实际内容远不止 44 个病证，如胃痛、腹痛在发病机制方面有许多相似之处，药物应用也相互关联，故列为一章，以示病虽不同，但用药则同。又如治疗崩漏的药物，多能止血，故与咯血、吐血、尿血、便血等同归为血证，一则能全面展现中药治疗出血证的范围，又能体现治疗崩漏的药物同样有凉血、化瘀、收敛、温经止血等机制的不同。

《实用中药临床手册》在原版基础上进一步浓缩精炼，仍宗原版体例，力争不悖原版之旨，保留原版精华部分，做到简明扼要、一目了然、提纲挈领、针对性强。冀告慰于先贤，更有助于后学，期愿为广大中医临床工作者提供一定借鉴，便览快捷、用药合理，从而提高临证水平和技巧。

本书编写过程中，得到了人民卫生出版社的大力支持，在此表示衷心的感谢。

由于时间、水平有限，书中疏漏敬请广大读者指正。

刘　静

2021 年 1 月于湖北武昌

目 录

目
录

1

感冒通用药

风寒表证：麻黄　桂枝　紫苏　荆芥
　　　　　防风　羌活　生姜　细辛
　　　　　白芷（藁本）苍耳子（辛夷）
暑湿表证：香薷　藿香（佩兰）
暑热表证：青蒿（滑石、绿豆）
风热表证：薄荷　牛蒡子（蝉蜕）
　　　　　桑叶（菊花）葛根　柴胡
　　　　　金银花（连翘）
　　　　　板蓝根（大青叶）贯众

　　感冒是感受触冒风邪所致的常见外感疾病。临床表现以恶寒发热、头痛身痛、无汗或有汗不畅、鼻塞、流涕、喷嚏、咳嗽、脉浮等为其特征。本病虽以风邪为主因，但在不同季节，往往与当令时气相合而侵犯肌表，如冬季多风寒感冒，春季多风热感冒，夏季多夹暑湿，秋季多兼燥邪。故治疗感冒的药物虽均能发汗，但有发散风寒、疏散风热、长于祛风、能解暑等不同。

发散风寒

├─ 麻黄 ┐
│   ├─ 发汗力强 ┬─ 发汗力峻（主治外感风寒表实无汗证）
├─ 桂枝 ┘   └─ 发汗力略逊于麻黄（外感风寒表实无汗、表虚有汗均可）
│
├─ 紫苏 ┐
│   │
├─ 荆芥 │   ┌─ 行气宽中（外感风寒，内有气滞者尤宜）
│   ├─ 发汗力 ├─ 长于祛风（风寒、风热感冒均可）
├─ 防风 │ 较强   ├─ 胜湿止痛，尤善祛风（风寒、风湿、风热表证均可）
│   │   └─ 胜湿止痛（尤善治外感风寒夹湿，头痛身痛较重者）
├─ 羌活 ┘
│
├─ 生姜 ──── 发汗力弱（主用于风寒感冒轻证及风寒感冒见痰多咳嗽者）
│
├─ 细辛 ┐
│   │   ┌─ 散寒力强（宜于风寒感冒及阳虚外感）
├─ 白芷 ├─ 宣通 ├─ 长于止痛，宣通鼻窍（用于外感风寒，头身疼痛，鼻塞流涕）
│   │ 鼻窍   └─ 宣通鼻窍，止痛（善治风寒感冒之鼻塞头痛）
└─ 苍耳子 ┘

解暑
- 香薷 ┐
- 藿香 ┘ 化湿解暑（善治暑月外感风寒夹湿证）
- 青蒿 ┐
- 滑石 ┘ 清解暑热（用于暑热外感）
  - （尤善治暑热外感热盛者）
  - （尤善治暑热夹湿之烦渴，小便短赤）

疏散风热
- 薄荷 —— 发汗力强（用于风热感冒，温病初起，邪在卫分者）
- 牛蒡子 —— 宣肺祛痰，利咽（风热感冒，温病初起，咳嗽痰多、咽痛者尤宜）
- 桑叶 —— 清肺润燥（风热感冒，温病初起，发热咳嗽者尤宜）
- 葛根 —— 解肌退热（表证发热兼项背强痛者尤宜）
- 柴胡 —— 长于解表退热（用于表证发热，少阳证寒热往来）
- 金银花 —— （……起，邪在卫分者）
- 板蓝根 ┐ 清热解毒（用于风热感冒，温病初起）
- 贯众 ┘
  - （……起，邪在卫分者）
  - （尤善防治流感）
  - （尤善预防感冒和流感）

麻黄——主治外感风寒表实证

麻黄辛、微苦，温。入肺与膀胱经，善宣畅肺气，开泄腠理，通透毛窍，为发汗解表之第一要药，主用于风寒外束，腠理闭密之无汗的外感风寒表实证。

使用注意 本品发汗力强，凡表虚自汗、阴虚盗汗当慎用。煎服，2～9g。发汗解表宜生用。

现代研究 麻黄所含挥发油有发汗作用，麻黄碱能使处于高温环境中的人汗腺分泌增多、增快。挥发油还对流感病毒有抑制作用。挥发油乳剂有解热作用。

桂枝——外感风寒表实无汗、表虚有汗均可

桂枝辛甘，温。能发散风寒。其开腠发汗之力较麻黄温和，善于宣阳气于卫分、畅营血于肌表，可助卫实表，发汗解肌，故外感风寒表证，不论表实无汗或表虚有汗，均可用之。

使用注意 本品辛温助热，易伤阴动血，故外感热病、阴虚火旺、血热妄行等证当忌用。孕妇及月经过多者慎用。煎服，3～9g。

现代研究 本品水煎剂及主要成分桂皮醛能扩张外周血管，促进发汗、散热，故有降温、解热作用。

用药鉴别 麻黄与桂枝均为发汗解表力强

的药，常相须为用，治疗外感风寒表实证。然麻黄发汗力峻，主用于外感风寒表实无汗证；桂枝发汗力略缓，无论表实无汗、表虚有汗，均可用之。

紫苏——外感风寒，内有气滞者尤宜选用

紫苏辛温芳香，功能发汗解表散寒。其药力较和缓，不及麻黄、桂枝峻烈，但较生姜力强，故为解表散寒的常用品，轻者可单用。

使用注意 紫苏有紫苏叶、紫苏梗之分，紫苏叶长于发散，故治疗外感风寒表证，宜用紫苏叶。煎服，5～9g。不宜久煎。

现代研究 紫苏叶煎剂及浸剂有缓和的解热作用；有促进消化液分泌、增进胃肠蠕动的作用；能减少支气管分泌，缓解支气管痉挛。

荆芥——风寒、风热感冒均可

荆芥辛，微温。其辛而不烈，微温不燥，药性和缓，而且气香轻扬，长于祛风，故外感表证，无论风寒、风热，或寒热不明显者均可选用。

使用注意 表虚自汗者、阴虚头痛者忌用。因含挥发油，故不宜久煎。煎服，4.5～9g，或入丸散。发表宜生用。

现代研究 荆芥煎剂可增强皮肤血液循环，增加汗腺分泌，有解热、镇痛作用。

防风——风寒、风湿、风热表证均可

防风辛甘，微温。辛能发散，甘缓不峻，微温不燥，且质地柔润，药性缓和，不仅长于祛风，而且有"风药中之润剂"之称。因此，诸风之证，无论风寒、风湿，还是风热表证均可配用。

使用注意 防风虽微温不燥、质地柔润，但终为偏温发散之品，故阴血亏虚者不宜用。煎服，4.5～9g。

现代研究 本品有解热、镇痛等作用。

用药鉴别 防风与荆芥皆微温不燥，药性平和，长于发表散风，对外感表证，无论风寒、风热，常相须为用。然防风祛风之力更强，并有胜湿之功，还可用于外感风湿之证；荆芥则发汗之力较强，风寒、风热表证均为常用之品。

羌活——尤善治外感风寒夹湿，头痛身痛较重者

羌活辛苦而温，辛能发散，苦能燥湿，温能散寒，且气味雄烈，尤善升散，有较强的解表散寒、祛风胜湿、止痛之功，故外感风寒夹湿，恶寒发热，无汗头痛，肢体酸痛较重者尤为适宜。

使用注意 此乃辛香温燥之品，阴血亏虚者慎用。用量不宜过大，否则易致呕吐。脾胃虚弱者不宜服用。煎服，3～9g。

现代研究　羌活有镇痛及解热作用。

用药鉴别　羌活与防风均能解表散寒、祛风胜湿、止痛，可用于外感风寒夹湿及风湿在表的病证。然羌活味苦性燥，气雄升散，一般单纯外感风寒证较少应用，多在外感风寒夹湿，恶寒发热，无汗，头痛身痛较重时选用；防风微温不燥，甘缓不峻，长于祛风，故为治疗外感表证的常用药，无论是风寒、风湿，还是风热表证均可配用。

生姜——主用于风寒感冒轻证及风寒感冒见痰多咳嗽者

生姜辛温，辛辣发散，温能祛寒，具有发汗解表、祛风散寒之功，但力量较弱，故适用于风寒感冒之轻证，可单用煎汤，或配红糖、葱白煎服。

使用注意　本品助火伤阴，热盛及阴虚内热者忌服。煎服，3~9g，或捣汁服。

细辛——宜于风寒感冒及阳虚外感

本品辛温，辛能发散，温能散寒，具有解表散寒、祛风止痛之功。且其性芳香走窜，走肺经，能散在表之风寒；走肾经，可除在里之阴寒。故既可用于风寒感冒，又可用于阳虚外感。

使用注意　为有毒之品，用量宜慎，煎服，1~3g；散剂每次服0.5g。不宜与藜芦同用。气虚汗多不宜服用。

现代研究 对细辛的用量过钱与否，中医界历来争议颇多，笔者认为根据实验研究，结合现代临床应用，细辛的用量若入复方或作为汤剂，则不必拘泥于 1~3g。但若单用细辛研末，入散剂仍然为 0.5~1g，不可过量。

用药鉴别 麻黄、桂枝与细辛均为发散风寒的常用药，可用于风寒感冒证。然麻黄发汗力强，主治风寒感冒重证（无汗表实证）；桂枝发汗作用较和缓，故风寒感冒，无论表实无汗、表虚有汗均可用之；细辛发汗之力不及麻黄、桂枝，但散寒力强，且其性芳香走窜，能达表入里，故尤宜于阳虚外感。

白芷——用于外感风寒，头身疼痛，鼻塞流涕

白芷辛温，辛散香通，温升向上，功能解表散寒、祛风止痛、通鼻窍。但其解表散寒祛风之力较为温和，而以止痛、通鼻窍为特长，为治阳明经头痛的要药。

使用注意 本品辛香温燥，阴虚血热者忌服；病因火热者，不宜单独使用；血虚气虚者不宜久用。内服，煎汤 3~9g，或入丸散。

用药鉴别 白芷与细辛均能解表散寒、祛风止痛、通鼻窍，可用治外感风寒，头身疼痛，鼻塞流涕。然白芷解表散寒祛风之力较缓和，温燥上升力强，尤长于止头面诸痛，故外感风寒而表现鼻塞流涕、头痛，特别是阳明

经头痛者，更宜选用。细辛虽发汗力缓，但散寒力强，且芳香走窜，能达表入里，故还可用于阳虚外感，即内外之寒均可用之。

　　白芷与藁本均辛温，能发散风寒、风湿之邪而止痛。然白芷以除肺、胃经风寒为主，故外感风寒而表现为阳明经头额痛者宜选用；藁本以发散太阳经风寒湿邪见长，故善治太阳风寒，循经上犯之巅顶痛甚者（即风寒感冒、巅顶疼痛）。

苍耳子——善治风寒感冒之鼻塞头痛

　　苍耳子温和疏达，力缓不峻，功能发散风寒、通鼻窍、止痛。但其发汗解表力甚弱，多用于外感风寒之鼻塞流涕、头痛身痛者。可与辛夷、白芷、细辛等同用。

　　<u>使用注意</u>　本品有毒，不可过量服用。煎服，3～9g。或入丸散。

　　<u>用药鉴别</u>　苍耳子与辛夷均能发散风寒、通鼻窍，在外感风寒见鼻塞头痛者为常用药，两者常相须为用。然苍耳子还具有祛风除湿止痛等功效；辛夷则专为发散风寒，通鼻窍。

香薷——善治暑月外感风寒夹湿证

　　香薷辛温芳香，外能发汗祛暑而解表，内能化湿祛浊而和中，尤善治夏月乘凉饮冷，外感风寒而脾胃湿困所致的恶寒发热、头痛无汗、腹痛吐泻之阴暑证，有"夏月麻黄"之称。

使用注意 香薷辛温发汗力强，虽有解暑之功，但只用于阴暑证，若阳暑证（暑热证）当忌用。表虚有汗者忌用。煎服，3～9g。用于发表则量不宜过大。不宜久煎。

现代研究 香薷所含挥发油有发汗解热作用，能刺激消化腺分泌及胃肠蠕动。

用药鉴别 麻黄与香薷均为辛温之品，发汗解表力强，可用治风寒表证。然麻黄为发汗解表第一要药，多用于外感风寒无汗之表实证；香薷发汗力逊于麻黄，但能化湿解暑，故多用于夏天外感风寒、内伤湿浊之证。

藿香——善治暑月外感风寒夹湿证

藿香辛而微温，辛能疏散，微温芳香，在外可解暑发表，入内可化湿和中，且发表而不峻烈，化湿而不燥热，为治暑月外感风寒、内伤生冷所致恶寒发热、头痛、吐泻之暑湿证的佳品。

使用注意 阴虚血燥者不宜用。煎服，5～10g。鲜品加倍。

现代研究 藿香能扩张微血管而略有发汗等作用。

用药鉴别 香薷与藿香、佩兰均在外可解暑发表，入内可化湿和中，每相须为用，治疗暑月外感风寒、内伤生冷所致的暑湿证。然香薷发表作用最强，藿香次之，佩兰最弱。但藿香、佩兰化湿之功优于香薷。

青蒿——用于暑热外感

青蒿苦辛而寒，气味芳香。苦寒可清热，辛香以透散，且尤善清解暑热，而具解暑之功。常用治外感暑热，头昏头痛，发热口渴等症。

使用注意 脾胃虚弱，肠滑泄泻者忌服。煎服，6～12g，不宜久煎；或鲜品绞汁服。

现代研究 青蒿素有抗流感病毒的作用。并有较好的解热、镇痛作用，且与金银花有协同效应，退热迅速而持久。

用药鉴别 **青蒿与香薷**均能解暑。然青蒿药性寒凉，尤善泻暑热之火，且泻火而不伤脾胃、不耗阴血，故主用于外感暑热证；香薷辛温，长于发汗解表，并具化湿之功，故主用于暑月外感风寒夹湿的暑湿证，而暑热证当忌用。

薄荷——用于风热感冒，温病初起邪在卫分

薄荷辛凉，质轻芳香。辛能发散，凉能清热，轻浮上升，故善疏散上焦之风热，且力量较强，为辛凉剂中宣散表邪之要药。常用于风热感冒和温病初起而邪在卫分者，外感兼见咽喉肿痛者尤宜选用。

使用注意 本品芳香辛散，发汗耗气，故体虚多汗者不宜使用。煎服，3～6g，宜后下。发汗解表宜用薄荷叶。

现代研究 薄荷油内服，可通过兴奋中枢神经系统，使皮肤毛细血管扩张，促进汗腺分泌，增加散热，而起到发汗解热作用。

牛蒡子——风热感冒，温病初起，咳嗽痰
　　多、咽痛者尤宜

牛蒡子辛苦，寒，辛能发散，苦能降泄，寒能清热，功能疏散风热、利咽，常用于风热感冒，或温病初起发热、咽喉肿痛等。

使用注意　本品性寒，能滑肠通便，气虚便溏者慎用。煎服，6～12g。炒用可使其苦寒及滑肠之性略减。

用药鉴别　薄荷与牛蒡子、蝉蜕均能疏散风热、利咽，常相须为用，治疗风热感冒，咽喉疼痛或温病初起之邪在卫分者。然薄荷发汗之力最强，故为外感风热、发热无汗的首选药；牛蒡子发汗力不及薄荷，但能宣肺祛痰，故外感风热，发热咳嗽，咯痰不畅者尤宜；蝉蜕长于疏散肺经风热以宣肺利咽、开音疗哑，故风热感冒，温病初起，症见声音嘶哑或咽喉肿痛者尤佳。

桑叶——风热感冒，温病初起，发热咳嗽者尤宜

桑叶轻清发散，甘寒凉润，既能疏散风热，又能清肺热、润肺燥，故常用于风热感冒，或温病初起，温热犯肺之发热、咽痒、咳嗽等。

使用注意　传统认为桑叶应经霜后采收，但现代根据其有效成分含量的研究结果，表明经霜后采收是不合理的。煎服，5～9g；或入丸散。

用药鉴别 桑叶与菊花均能清泄肺肝，具有疏散风热、清肝明目之功，常相须为用治疗风热感冒或温病初起而邪在卫分者，以及风热上攻之头昏目赤等。然桑叶疏散风热之力较强，尤长于清透肺经风热，并能润肺燥，故风热感冒，或温病初起，温热犯肺及温燥犯肺之发热、咳嗽等多用；菊花长于疏散肝经风热，宣散上焦风邪，故风热感冒，头昏头痛，目赤者多用。两者疏散之力均不及薄荷，因此常与薄荷同用，以增强疗效。

葛根——表证发热兼项背强痛者尤宜

葛根味甘、辛，性凉，具有发汗解表、解肌退热之功，对外感表证发热，无论风寒、风热，均可选用。

使用注意 《本草正》言葛根"易于动呕，胃寒者所当慎用"。其虽可用治表虚汗出、项背强痛，但终为发汗之品，对表虚多汗者慎用。煎服，9~15g。解肌退热宜生用。

现代研究 葛根具有明显的解热作用，能直接扩张血管，使外周阻力下降，有明显的降压作用，能较好地缓解高血压患者的"项紧"症状。

柴胡——用于表证发热，少阳证寒热往来

柴胡辛散苦泄，寒凉退热，且芳香质轻，可升可散，尤善解表祛邪而退热，故外感表证

发热，无论风热、风寒，皆可选用。

使用注意 本品性升散，古人有"柴胡劫肝阴"之说，故阴虚阳亢，肝风内动，阴虚火旺及气机上逆者忌用或慎用。煎服，3～9g。解表退热宜生用。

现代研究 柴胡具有显著的解热作用，并具有镇痛、镇咳、抗感冒病毒的作用。

金银花——用于风热感冒，温病初起

金银花味甘性寒，轻扬入肺，善散肺经热邪，透热达表，并有较好的清热解毒之功，故为治外感风热，温病初起的常用药。

使用注意 脾胃虚寒者忌用。煎服，6～15g。疏散风热以生品为佳；露剂多用于暑热烦渴。

现代研究 本品有明显的解热作用，对流感病毒亦有抑制作用。

用药鉴别 金银花与连翘均能疏散风热、清热解毒，以透热为主，清解温毒，常相须为用，治疗风热感冒或温病初起，尤以金银花疏散表热之效更佳。

桑叶、菊花与金银花、连翘两组药均为常用的疏散风热之品。然桑叶、菊花之疏散作用虽弱于薄荷，但强于金银花、连翘；金银花、连翘的清热作用强于桑叶、菊花。

板蓝根——用于风热感冒，温病初起

板蓝根治疗感冒，虽无辛散之力、轻扬之性，但善于清解实热火毒，也为治外感风热或温病初起之发热、头痛、咽痛的常用药，单用即可收效。

使用注意　脾胃虚寒者慎用。煎服，9～15g。

现代研究　板蓝根对流感病毒有抑制作用，并可增强免疫功能，有明显的解热效果。

用药鉴别　板蓝根与大青叶均能清热解毒，用于治外感风热或温病初起之发热、头痛、咽痛等症。然板蓝根长于解毒利咽之功，对感冒而咽喉肿痛者用之更宜；大青叶长于凉血消斑，对温病毒盛发斑者用之更佳。

贯众——用于风热感冒

本品治疗感冒，与板蓝根相似，虽无辛散之力、轻扬之性，但取其苦寒清热解毒之功，对温热毒邪所致之证，无论邪在卫分、气分，还是营血分，皆可用之，治疗风热感冒，可单用。

使用注意　本品有小毒，用量不宜过大。内服时忌食油腻之物。脾胃虚寒者及孕妇慎用。煎服，4.5～9g。

现代研究　本品煎剂对多种流感病毒均显示明显的抑制作用，不论先感染病毒后给药治疗，还是先给药后感染，均表现出不同程度的抑制作用，其作用强度与药物浓度呈正相关。

故现代多用于预防感冒和流感，单用或配金银花等同用，可煎汤饮服，亦可烟熏作空气消毒等。

随证选药简则

- 风寒感冒，恶寒、发热、无汗，病情较重者尤宜选用——麻黄、桂枝
- 风寒感冒，微恶风寒，病情较轻，可选用——生姜
- 风寒感冒，阳明经头痛者尤宜选用——白芷
- 风寒感冒，颠顶头痛者尤宜选用——藁本
- 风寒感冒，内有气滞尤宜选用——紫苏
- 风寒感冒，鼻塞流涕尤宜选用——苍耳子、辛夷、白芷、细辛
- 风寒感冒，肺寒咳嗽尤宜选用——生姜
- 风寒感冒，肺气壅遏的喘咳实证尤宜选用——麻黄
- 素体阳虚感冒风寒者，尤宜选用——细辛
- 风寒感冒兼水肿者（风水水肿），尤宜选用——麻黄、香薷
- 风寒感冒夹湿，头痛身重明显者尤宜选用——羌活、防风、藁本
- 夏月感冒风寒，内伤暑湿尤宜选用——香薷、藿香
- 夏月外感暑热，尤宜选用——青蒿、滑石、绿豆

- 夏月外感暑热，见小便不利者，尤宜选用——滑石、绿豆
- 夏月预防中暑，尤宜选用——绿豆
- 外感表证，发热、项背强痛者，尤宜选用——葛根
- 风热感冒，发热无汗者，尤宜选用——薄荷
- 风热感冒，温病初起，温燥犯肺之发热、咳嗽者，尤宜选用——桑叶
- 风热感冒，温病初起，咽喉肿痛者宜选用——薄荷、牛蒡子、蝉蜕、板蓝根、大青叶
- 风热感冒，热毒内盛，咽喉肿痛者，尤宜选用——牛蒡子、板蓝根、大青叶
- 风热感冒，声音嘶哑者，尤宜选用——蝉蜕
- 风热感冒，发热咳嗽，咯痰不畅，咽喉肿痛者，尤宜选用——牛蒡子
- 风热感冒，头痛眩晕者，尤宜选用——薄荷、菊花
- 风热上攻，目赤肿痛者，尤宜选用——桑叶、菊花
- 风热外袭，火毒内结，痈肿疮毒者，多选用——牛蒡子、菊花、升麻
- 风热外袭，火毒内结，痈肿疮毒，兼有便秘者，尤宜选用——牛蒡子
- 邪在少阳，寒热往来尤宜选用——柴胡
- 用于预防流行性感冒，多选用——板蓝根、贯众、金银花

2

咳嗽通用药

❖

川贝母（浙贝母、知母） 白前（前胡）

桔梗 百部 款冬花（紫菀） 枇杷叶

黄芩 桑叶（菊花、牛蒡子） 生姜

细辛（干姜） 甘草 核桃仁 阿胶

百合（北沙参、南沙参、麦冬、天冬、

玉竹、黄精） 罂粟壳（五味子、乌梅、诃子）

咳嗽是肺系多种疾病的主要症状之一。其病因有外感、内伤之分，临床表现有寒热虚实之别，故止咳机制也有宣肺、降肺、温肺、清肺、润肺、敛肺及化痰之不同。

所取功效及主治特点简括

川贝母		清热化痰，润肺止咳（尤宜于虚劳咳嗽，肺热燥咳）
白前	化痰止咳	降气化痰（外感内伤、寒热新嗽久咳均可，尤宜于痰湿或寒痰咳嗽者）
桔梗		宣肺祛痰（咳嗽痰多，寒热皆可选用）

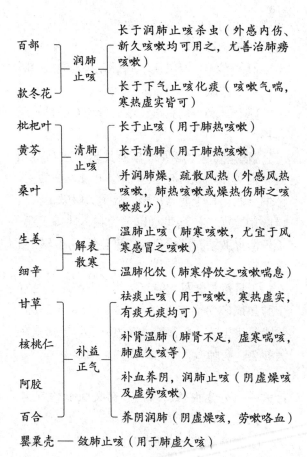

百部 ┐
　　　├ 润肺止咳
款冬花 ┘

- 长于润肺止咳杀虫（外感内伤、新久咳嗽均可用之，尤善治肺痨咳嗽）
- 长于下气止咳化痰（咳嗽气喘，寒热虚实皆可）

枇杷叶 ┐
黄芩　　├ 清肺止咳
桑叶　 ┘

- 长于止咳（用于肺热咳嗽）
- 长于清肺（用于肺热咳嗽）
- 并润肺燥，疏散风热（外感风热咳嗽，肺热咳嗽或燥热伤肺之咳嗽痰少）

生姜 ┐
　　├ 解表散寒
细辛 ┘

- 温肺止咳（肺寒咳嗽，尤宜于风寒感冒之咳嗽）
- 温肺化饮（肺寒停饮之咳嗽喘息）

甘草 ┐
核桃仁 │
　　　├ 补益正气
阿胶 │
百合 ┘

- 祛痰止咳（用于咳嗽，寒热虚实，有痰无痰均可）
- 补肾温肺（肺肾不足，虚寒喘咳，肺虚久咳等）
- 补血养阴，润肺止咳（阴虚燥咳及虚劳咳嗽）
- 养阴润肺（阴虚燥咳，劳嗽咯血）

罂粟壳 —— 敛肺止咳（用于肺虚久咳）

机制分析与临床应用简述

川贝母——尤宜于虚劳咳嗽，肺热燥咳

　　川贝母主入肺经，味苦性寒，能清肺热，化痰涎，又味甘质润，能润肺燥，止咳嗽，故

可用于内伤久咳、燥痰、热痰之咳嗽，尤宜于虚劳咳嗽，肺热燥咳。

使用注意　反乌头。脾胃虚寒及湿痰咳嗽不宜用。煎服，3～10g；研末服1～2g。

现代研究　川贝母、浙贝母均有明显镇咳作用。

用药鉴别　**川贝母**与**浙贝母**功效基本相同，均可用治痰热咳嗽。然川贝母以甘为主，性偏于润，长于润肺止咳，故虚劳咳嗽、肺热燥咳用之尤宜；浙贝母以苦为主，性偏于泄，长于清火散结，风热犯肺或痰热郁肺之咳嗽用之尤宜。

川贝母与**知母**均能清肺热、润肺燥，尤宜于肺热燥咳，如二母丸。然川贝母长于润肺，并能化痰止咳，亦善治虚劳咳嗽；知母则重在泻肺热、润肺燥，无化痰之功。

白前——外感内伤、寒热、新久咳嗽均可，九宜于痰湿或寒痰咳嗽者

白前味辛而苦，性微温而不燥烈，主入肺经，长于降气，故有"肺家咳嗽要药"之称。凡肺气壅滞，咳嗽痰多，无论属寒属热、外感内伤、新嗽久咳均可用之，尤以痰湿或寒痰阻肺，肺气失降者为宜。

使用注意　《神农本草经疏》曰："咳嗽气逆，由于气虚气不归元，而不由于肺气因邪客壅实者，禁用。"故肾不纳气的喘嗽不宜用。

煎服，3～10g；或入丸散。

现代研究 白前有较明显的镇咳、祛痰和抗炎作用。

用药鉴别 白前、前胡素有"二前"之称，均能降气化痰而止咳，常相须为用，治疗多种原因所致的肺气上逆，咳嗽痰多。然白前药性偏温，以降为主，尤宜于痰湿或寒痰咳嗽者；前胡药性偏寒，能降能宣（既降气化痰，又疏散风热，宣发肺气），尤宜于痰热或风热咳嗽者。

桔梗——咳嗽痰多，无论寒热皆可选用

桔梗药味苦辛，性质平和，主入肺经，以开宣肺气为主要特点。治疗咳嗽痰多，无论寒热皆可选用。

使用注意 本品性升散，气机上逆之呛咳、阴虚火旺之咯血者不宜用。因对胃黏膜有刺激性，剂量过大可引起轻度恶心，甚至呕吐，故用量不宜过大，煎服，3～10g，或入丸散。胃、十二指肠溃疡者慎服。

现代研究 桔梗有镇咳作用，并有较强的祛痰作用，主要是其所含的桔梗皂苷对口腔、咽喉部位、胃黏膜的直接刺激，可反射性地增加支气管黏膜分泌亢进从而使痰液稀释，易于排出。

百部——外感内伤，新久咳嗽均可，尤善治肺痨咳嗽

百部甘润苦降，微温不燥，主入肺经，润肺止咳，无论外感、内伤、暴咳、久咳均可用之。单用即效，有治肺痨咳嗽的要药之称。

使用注意 脾虚便溏者不宜用。煎服，5～15g；外用适量。久咳虚嗽宜蜜炙用。

现代研究 百部所含生物碱能降低呼吸中枢兴奋性、抑制咳嗽反射而奏止咳之效。对支气管痉挛有松弛作用，强度与氨茶碱相似。并对流行性感冒病毒、人型结核分枝杆菌、肺炎球菌等也有抑制作用。现用治肺结核，对痰菌转阴及病灶吸收均有疗效。

款冬花——咳嗽气喘，寒热虚实皆可

款冬花虽属辛温，然润而不燥，主入肺经，以润肺化痰止咳为其特长。治疗咳嗽，无论寒热虚实均可配伍。

使用注意 本品虽可用治多种原因所致的咳嗽，然属辛温之品，《本草崇原》曰："肺火燔灼，肺气焦满者不可用。"煎服，5～10g。外感暴咳宜生用，内伤久咳宜炙用。

用药鉴别 款冬花与百部均温润不燥，寒热虚实之咳嗽皆可应用。然款冬花辛温开泄之力较强，故对肺寒痰多之咳嗽尤为适宜；百部甘润之力较强，温性不似款冬花，又有杀虫之功，故久咳及肺痨咳嗽尤宜。

款冬花与紫菀，其性皆温，然温而不热，质润而不燥。既能润肺止咳，又可化痰，治疗咳嗽，无论外感内伤，寒热虚实，病程长短均可用之。然款冬花重在止咳；紫菀重在化痰。古今治咳嗽方中，两者每多同用，意在相互取长补短，共奏止咳化痰之功。

　　款冬花与紫菀、百部均能润肺、止咳、化痰，然款冬花长于止咳；紫菀长于化痰；百部长于润肺。现代研究表明，款冬花、紫菀、百部均有镇咳、祛痰作用。款冬花镇咳作用较好，但祛痰作用不显著；紫菀祛痰作用显著，主要是所含皂苷能显著增加呼吸道腺体的分泌，使痰液稀释，易于咳出，但镇咳作用不显著；百部还有较好的抑菌、消炎及抑制流感病毒的作用。

枇杷叶——用于肺热咳嗽

　　枇杷叶味苦能降，药性寒凉，性善清降肺气。主用于肺热咳嗽，气逆喘急，可单用制膏服用，如以之加蜂蜜或蔗糖制成枇杷叶膏，用于肺热燥咳，痰少咽干者，或配伍应用。

　　使用注意　风寒咳嗽者忌用。煎服，5～10g，止咳宜蜜炙用。

　　现代研究　枇杷叶有较好的镇咳及平喘作用，祛痰作用较差；煎剂在体外对金黄色葡萄球菌及肺炎双球菌有抑制作用。

黄芩——用于肺热咳嗽

黄芩味苦性寒，主入肺经，不仅为清热燥湿之佳品，而且尤善清泻肺火，治疗肺热咳嗽疗效甚佳。

使用注意 本品苦寒伤胃，脾胃虚寒者不宜使用。煎服，3～10g。用治肺热咳嗽多选用枯芩。

现代研究 本品所含成分黄芩苷与黄芩素能明显抑制致敏豚鼠离体气管对抗原所产生的过敏性收缩反应。并有抑制流感病毒、解热、抗炎等作用。

用药鉴别 黄芩分枯芩（片芩）和子芩（条芩）。枯芩为生长年久的宿根，中空而枯，体轻主浮，善清上焦肺火；子芩为生长年少的子根，体实而坚，质重主降，善泻大肠湿热。

桑叶——外感风热咳嗽，肺热咳嗽或燥热伤
　　　肺之咳嗽痰少

桑叶质地轻清，疏散风热，且性味甘苦而寒，主入肺经，既能散风热，又能清肺热，润肺燥。常用于风热感冒，温病初起，温邪犯肺之发热、咳嗽及肺热或燥热伤肺之咳嗽。

使用注意 本品轻清发散，甘寒凉润，以疏散风热，清泄肺热为主要特征，若用于肺燥咳嗽多取蜜制桑叶，以增强润肺止咳之功。煎服，5～9g；或入丸散。

用药鉴别 桑叶与菊花均能疏散肺经风

热，用治外感风热之咳嗽。然菊花寒性不及桑叶；桑叶不仅寒性胜于菊花，且止咳力亦略胜菊花，并能清肺润燥，故外感风热之咳嗽，肺热及燥热伤肺之咳嗽尤多用之。

桑叶与牛蒡子均能疏散风热，用治外感风热之咳嗽。然桑叶又能清肺润燥，还可用治肺热及燥热伤肺之咳嗽；牛蒡子又能祛痰利咽，尤宜于外感风热，咳嗽痰多见咽喉红肿疼痛者。

生姜——肺寒咳嗽，尤宜于风寒感冒之咳嗽

生姜辛散温通，功能温肺散寒，化痰止咳，对肺寒咳嗽，无论有无外感风寒，或痰多痰少均可选用。

使用注意 本品助火伤阴，热盛及阴虚内热者忌服。煎服，3～9g，或捣汁服。

细辛——肺寒停饮之咳嗽喘息

本品辛散温通，外能发散风寒，内能温肺化饮，故治疗咳嗽以能祛除表里之寒而化寒痰、除停饮为其特点

使用注意 肺热咳喘、肺燥伤阴之干咳忌用。不宜与藜芦同用。细辛为有毒之品，用量宜慎，煎服，1～3g，散剂每次服0.5g。

现代研究 细辛挥发油能松弛组胺、乙酰胆碱引起的离体气管痉挛；其所含甲基丁香油酚对豚鼠离体气管也有显著的松弛作用。

用药鉴别 细辛与干姜均能温肺化饮，常

相须为用，治疗寒饮咳嗽喘息。然细辛在外还能发散风寒，故既可用治寒饮咳嗽喘息，又善治风寒咳嗽喘息；干姜则无发表之功，重在祛除里寒而治寒饮咳嗽喘息。

甘草——用于咳嗽，寒热虚实，有痰无痰均可

甘草味甘性平，甘能补脾、润肺、缓急、调和诸药，并有清热解毒之功。其药性平和，用于咳嗽，无论寒热虚实，有痰无痰均可，单用或随证配伍。

使用注意 不宜大剂量久服，以免水钠潴留而引起水肿，煎服，1.5～9g。润肺止咳宜蜜炙用。因本品有助湿壅气之弊，故湿盛胀满、水肿者不宜用。不宜与大戟、芫花、甘遂、海藻同用。

现代研究 甘草有明显的镇咳作用，祛痰作用也较显著，并有一定的平喘作用。

核桃仁——加肾补气、虚寒喘咳，肺虚久咳等

核桃仁甘温而润，归肺肾经，既能温补肾阳，又可补益肺气，还可入大肠而润肠通便，主用于肺肾不足之虚寒喘咳，肺虚久咳等证。

使用注意 补阳之品，对阴虚火旺、痰热咳嗽者不宜用。便溏者不宜用。煎服，10～30g。核桃仁药力较缓，富含营养，一般多作食品少量常服，可起到滋补强壮之效。

现代研究 本品有镇咳作用。

阿胶——阴虚燥咳，虚劳咳嗽

阿胶为血肉有情之品，甘平质润，功能补血、滋阴、润肺、止血。对阴虚肺燥，干咳痰少或无痰者，本品可滋阴润肺而止咳；兼肾阴亏损者，本品又能肺肾双补而止嗽；痰中带血者，还能止血，补其耗损之阴血。

使用注意 本品黏腻，有碍消化，脾胃虚弱者慎用。5～15g。入汤剂宜烊化冲服。

百合——阴虚燥咳，劳嗽咯血

百合甘润微寒，功能养阴润肺，清心安神，且尤长于养肺阴，润肺燥，并能止咳祛痰，清泄肺热，而且其作用平和，补虚不碍邪，祛邪不伤正，故为治疗阴虚燥咳，劳嗽咯血的常用品。

使用注意 风寒咳嗽、脾胃虚寒、大便滑泄者忌服。煎服，6～12g，亦可蒸食或煮粥。蜜炙可增强润肺作用。

现代研究 百合有止咳、祛痰作用。

用药临用 百合与北沙参、南沙参、麦冬、天冬、玉竹、黄精均能养肺阴、润肺燥、清肺热，同可用治阴虚肺燥有热之干咳痰少证。然百合、玉竹作用平和，滋阴而不碍邪，尤以百合作为食疗用之更多；南沙参、黄精养阴兼补气，对气阴两伤之干咳少痰者用之更佳；北沙参养阴力好；天冬清火、润燥力强；麦冬清火、润燥力不及天冬，但滋腻之性较小。

罂粟壳——肺虚久咳

罂粟壳味酸而涩，药性平和，长于收敛，主入肺经，具有较强的敛肺气、止咳嗽之功。故主用于肺虚久咳不止之证。单用就可获效。

使用注意 《本草纲目》指出："罂子粟壳，酸主收涩，故初病不可用之。"而且本品有毒，易成瘾。咳嗽初起邪实者忌用。不可过量或持续服用。煎服，3～6g。止咳宜蜜炙用。

现代研究 罂粟壳含吗啡、可待因等成分，能抑制咳嗽中枢，有显著的镇咳作用。

用药鉴别 罂粟壳与五味子、乌梅、诃子均酸涩收敛，入肺经而敛肺止咳，对于肺虚久咳常相须为用。然罂粟壳虽敛肺止咳力强，但为有毒之品，不可多用久服；五味子既能收敛肺气，又能补益肺气，能补能涩，可标本兼顾；乌梅、诃子则敛肺而无补益之功，然诃子能利咽开音，对久咳失音者尤宜。

随证选药简则

- 外感风寒之咳嗽，宜选用——生姜、麻黄、细辛、桔梗
- 外感风热之咳嗽，宜选用——桑叶、牛蒡子、菊花、前胡、桔梗
- 肺寒咳嗽，宜选用——生姜、细辛、干姜

- 肺热咳嗽，宜选用——黄芩、桑叶、枇杷叶、知母
- 寒痰咳嗽，宜选用——款冬花、白前
- 痰热咳嗽，宜选用——前胡、浙贝母、川贝母
- 肺热燥咳，宜选用——川贝母、桑叶、知母
- 阴虚肺燥之干咳，宜选用——百合、北沙参、南沙参、麦冬、天冬、玉竹、黄精、阿胶、川贝母
- 肺虚久咳，宜选用——五味子、罂粟壳、乌梅、诃子、核桃仁
- 外感风寒无汗，喘息兼咳嗽者，尤宜选用——麻黄
- 肺寒停饮之咳嗽，尤宜选用——细辛、干姜
- 外感风热，咳嗽痰多见咽喉红肿疼痛者，尤宜选用——牛蒡子
- 气阴两伤之干咳，尤宜选用——南沙参、黄精
- 老人或病后肺肾不足，见久咳不止，肠燥便秘者，尤宜选用——核桃仁
- 肺痨咳嗽，尤宜选用——百部
- 肺痨咯血，尤宜选用——白及
- 久咳失音，尤宜选用——诃子

3

喘证通用药

❁

紫苏子（厚朴、椒目）　苦杏仁（甜杏仁）
麻黄　桑白皮　葶苈子　地龙　马兜铃
磁石（代赭石）　沉香　补骨脂
蛤蚧（核桃仁、紫河车、冬虫夏草）
白果（五味子）　洋金花　当归

喘证以呼吸困难，甚则张口抬肩，鼻翼煽
动，不能平卧为特征。其成因虽多，但主要为
外感与内伤两端。实喘在肺，为外邪、痰浊、
肝郁气逆，邪壅于肺，宣降失司；虚喘当责之
肺肾，为肺不主气，肾失摄纳。随证选用宣
肺、降肺、温肺、清肺、润肺、敛肺、泻肺、
补肺、纳气等不同机制的平喘药。

所取功效及主治特点简括

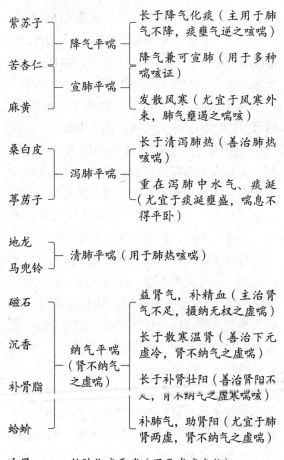

紫苏子 ─┐
　　　　├─ 降气平喘 ─┬─ 长于降气化痰（主用于肺气不降，痰壅气逆之咳喘）
苦杏仁 ─┤　　　　　　├─ 降气兼可宣肺（用于多种喘咳证）
　　　　├─ 宣肺平喘 ─┤
麻黄 ──┘　　　　　　└─ 发散风寒（尤宜于风寒外束，肺气壅遏之喘咳）

桑白皮 ─┐
　　　　├─ 泻肺平喘 ─┬─ 长于清泻肺热（善治肺热咳喘）
　　　　│　　　　　　└─ 重在泻肺中水气、痰涎（尤宜于痰涎壅盛，喘息不得平卧）
葶苈子 ─┘

地龙 ──┐
　　　　├─ 清肺平喘（用于肺热咳喘）
马兜铃 ─┘

磁石 ──┐
　　　　├──────────┬─ 益肾气，补精血（主治肾气不足，摄纳无权之虚喘）
沉香 ──┤　　　　　　├─ 长于散寒温肾（善治下元虚冷，肾不纳气之虚喘）
　　　　├─ 纳气平喘 ┤
　　　　│（肾不纳气 ├─ 长于补肾壮阳（善治肾阳不足，肾不纳气之虚寒喘咳）
补骨脂 ─┤ 之虚喘）
　　　　│　　　　　　└─ 补肺气，助肾阳（尤宜于肺肾两虚，肾不纳气之虚喘）
蛤蚧 ──┘

白果 ── 敛肺化痰平喘（用于哮喘痰嗽）

洋金花 ── 麻醉平喘（成年人咳喘无痰或痰少者）

当归 ── 补血活血平喘（宜于喘咳日久，气滞而致血滞者）

紫苏子——主用于肺气不降，痰壅气逆之咳喘

紫苏子辛温气香，性润下降，主入肺经，既能降肺气化痰涎，又能润肠而通便，故肺气不降，痰壅气逆，咳喘痰多而肠燥便秘者尤宜选用。

使用注意 阴虚喘咳及脾虚便溏者慎用。煎服，5～10g，亦可煮粥食或入丸散。

用药鉴别 麻黄与紫苏子均为平喘常用药，对寒痰咳喘有协同治疗作用。然麻黄能发散风寒，重在宣肺而平喘，对风寒外束，肺气壅遏的喘咳尤宜；紫苏子重在降气化痰而平喘，对肺气不降，痰壅气逆之咳喘尤佳。

紫苏子与厚朴均属降气消痰平喘药，常配伍同用，治疗痰涎壅盛，肺气不降，喘咳而胸膈满闷者，如苏子降气汤。然紫苏子长于化痰，性润，能润肠通便，对肺气不降，咳喘痰多而肠燥便秘者尤宜；厚朴长于降气，性燥，能燥湿行气，故宜于痰湿阻肺，肺气不降，咳喘而胸闷者。

紫苏子与椒目均能降气平喘，用治痰盛咳喘。然紫苏子性温，并能润肠通便，尤宜于咳喘痰多兼肠燥便秘者；椒目性寒，并能利水消肿，尤宜于水肿胀满兼痰饮喘咳者。

苦杏仁——用于多种喘咳证

苦杏仁味苦微温，主入肺经，长于降气，

兼宣散，为治咳喘的要药，随证配伍，可用于多种咳喘病证，即无论寒热新久之咳喘皆宜，对咳喘兼肠燥便秘者用之尤宜。

使用注意 阴虚喘咳及大便溏泻者忌用。有毒之品，用量不宜过大，煎服，3~10g，宜打碎入煎，或入丸散。婴儿慎用。

现代研究 本品所含苦杏仁苷，在消化道分解后，可产生微量氢氰酸，能抑制呼吸中枢而起镇咳平喘作用。

用药鉴别 苦杏仁与甜杏仁功效相似，然前者苦泻降气，平喘止咳力强，且具毒性，故多作药用，常简称杏仁；后者味甘质润，药力平和，兼润肺，适用于肺虚喘咳，现多用于制作食品，少作药用。

苦杏仁与紫苏子皆能降气平喘，又能润肠通便，咳喘兼肠燥便秘者用之尤宜。然苦杏仁兼宣肺，可用于多种咳喘；紫苏子重在降气，并能化痰，尤善治痰壅气逆之咳喘。

麻黄——尤宜于风寒外束，肺气壅遏之喘咳

麻黄辛散苦泄，温通宣畅，主入肺经，为治疗肺气壅遏所致喘咳的要药。

使用注意 肺肾虚喘者当慎用。煎服，2~9g。本品生用发汗力强，蜜炙可减弱发汗力，增强平喘之功，故平喘多炙用。

现代研究 麻黄含麻黄碱、伪麻黄碱等10余种生物碱、挥发油等成分。挥发油、麻黄碱和伪麻黄碱均能缓解支气管平滑肌痉挛，有平喘作用。

用药鉴别 麻黄与苦杏仁同能宣肺平喘，治疗咳喘，常配伍同用。然麻黄能发散风寒，重在宣肺而平喘，故尤宜于风寒外束，肺气壅遏之咳喘；苦杏仁能宣能降，重在降气而平喘，故可用于多种咳喘证。

桑白皮——善治肺热咳喘

桑白皮味甘性寒，主入肺经，既能泻肺火以平定喘咳，又可泻肺气以行水消胀，而且尤善泻肺火，故善治肺热咳喘。

使用注意 肺虚无火，风寒咳嗽者忌服。煎服，5~15g。清泻肺火宜生用；肺虚咳喘宜蜜炙用。

现代研究 葶苈子含有强心作用的物质，能使心肌收缩力增强，心率减慢，对衰弱的心脏可增加输出量，降低静脉压，对心血管疾病的治疗有重要意义。临床有单用本品研末服，或配以生脉散、参附汤等同用，对肺心病心力衰竭见水肿喘咳胀满者有较好疗效。因此，目前的教材已无"肺虚喘咳忌用"之说。

用药鉴别 桑白皮与葶苈子均为泻肺平喘药，既能泻肺火以平定喘咳，又可泻肺气以行水消胀，治肺热及肺中水气、水肿胀满，痰饮咳喘，常相须为用。然桑白皮甘寒，药性较缓，长于清肺热，泻肺火，善治肺热咳喘；葶苈子苦辛大寒，药性较峻，重在泻肺中水饮、痰火，宜治痰涎壅盛，喘息不得平卧之证。

地龙——用于肺热咳喘

地龙咸寒体滑，性善下行降泄而走窜。走肺经，善治邪热壅肺，肺失肃降之喘息不止，喉中哮鸣，单用研末内服即效。

使用注意 地龙口服用量过大可致中毒，主要表现为头痛、头昏、血压先升高后降低、腹痛、心悸、呼吸困难等，故用量不宜大。煎服，4.5～9g。鲜品10～20g。研末吞服，每次1～2g。

现代研究 地龙具有显著的舒张支气管作用，并能拮抗组胺及毛果芸香碱对支气管的收缩作用。

用药鉴别 **地龙**与**马兜铃**均能清肺热、降肺气，为清肺平喘药，主用于肺热咳喘证。然地龙既走肺经，清肺热而平喘，又走肝经，清热息风而定惊，故对火热壅肺，喉间痉挛喘息者尤宜；马兜铃既能清肺平喘，又能清肺化痰，又能清肺止咳，故对热郁于肺，发为咳嗽痰喘者尤宜。

磁石——肾不纳气之虚喘

磁石味咸性寒，质重沉降，主用于肾气不足，摄纳无权之虚喘。

使用注意 因吞服后不易消化，若入丸散，不可多服，每次 1~3g。煎服，15~30g，打碎先煎。脾胃虚弱者慎用。

用药鉴别 磁石与代赭石均为铁矿石，质重潜降而平喘。然磁石能益肾气，补精血，引肺金之气归肾而纳气平喘，故主用于肾不纳气之虚喘；代赭石苦寒重坠，以降为用，虚实喘证皆可选用，尤宜于哮喘有声，睡卧不得之顽固性喘息及肺实肾虚之喘息。

沉香——肾不纳气之虚喘

沉香辛苦微温，质重沉降，能温肾纳气、降逆平喘，尤宜于下元虚冷、肾不纳气之虚喘。

使用注意 阴虚火旺者忌服。气虚下陷者慎服。煎服，1.5~4.5g，宜后下；或磨汁冲服，或入丸散，每次 0.5~1g。

用药鉴别 沉香与磁石，一为木块，一为矿石，但均质重沉降，入肾而纳气平喘，治疗肾不纳气之虚喘。然沉香性温散寒邪，能温肾纳气而平喘，尤宜于下元虚冷、肾不纳气之虚喘；磁石性寒益肾气，能益肾纳气而平喘，尤宜于肾气不足、摄纳无权之虚喘。

补骨脂——肾不纳气之虚喘

补骨脂苦辛而温，入肾脾经，尤善补肾阳、暖水脏，具有补肾助阳、纳气平喘之功。

使用注意 本品性质温燥，易伤阴助火，故阴虚火旺及大便秘结者忌服。煎服，5~15g。

现代研究 本品对组胺引起的气管收缩有明显舒张作用；对支气管哮喘有一定的治疗作用，可不同程度地改善肺功能，使气流呼气流速受阻减轻。

用药鉴别 补骨脂与沉香均辛苦而温，用治肾不纳气之虚寒喘咳。然补骨脂长于补肾壮阳，尤善治肾阳不足、肾不纳气之虚寒喘咳，为温补要药；沉香长于散寒温肾，主用于下元虚冷、肾不纳气之虚喘，但不作补药应用。

蛤蚧——肾不纳气之虚喘

蛤蚧咸平，入肺、肾经，功能补肺气，助肾阳而纳气平喘，为治多种虚证喘咳的佳品，对肺肾两虚、肾不纳气之虚喘用之尤宜。

使用注意 风寒或实热咳喘忌服。煎服，5~10g；研末每次1~2g，日3次；浸酒服用1~2对。

用药鉴别 蛤蚧、核桃仁、紫河车、冬虫夏草均既能补肺，又能补肾而纳气平喘，同可治肺肾两虚、肾不纳气之虚喘。然蛤蚧峻补肺肾而纳气平喘，为治肾不纳气之虚喘的要药，故肾不纳气之喘用之尤宜；核桃仁平喘作用较平和，多与蛤蚧等同用以加强纳气平喘之功，或作食品调补；紫河车能补益人体气血阴阳，增强机体抵抗力，多在缓解期不喘时服用，以固其本；冬虫夏草既能补肾阳，又能益肺阴，能平补肺肾而纳气平喘，并兼止血化痰，故久咳虚喘，痰中带血者用之尤佳。

白果——用于哮喘痰嗽

白果性涩而收，主入肺经，为敛肺定喘的代表药，且兼有化痰之功，故为治喘咳痰多所常用。

使用注意 白果虽性平，但为有毒之品，故不可多用，小儿尤当注意。煎服，5～10g，捣碎。

现代研究 白果能抑制结核分枝杆菌的生长，有一定的祛痰作用，对气管平滑肌有松弛作用。

用药鉴别 白果与五味子均能敛肺而治久喘。然白果以敛肺定喘为主，兼化痰，为治喘咳痰多所常用，尤以肺气不敛者为宜；五味子以敛肺止咳为主，而且既能敛肺气，又能补肺气、滋肾阴，故对肺肾不足之久咳虚喘者用之佳。

洋金花——用于成年人咳喘无痰或痰少者

洋金花辛温有毒，为麻醉镇咳平喘药，故主要适用于成年人（因本品过量中毒者，小儿较为多见）咳喘无痰或痰少者，而且用他药乏效时才选之。多单用作散剂吞服，或适量配烟叶制成卷烟燃吸。

使用注意 麻醉有毒之品，应控制剂量，内服 0.2～0.6g，宜作散剂吞服；配烟叶制成卷烟燃吸，1 日量不超过 1.5g。外感及痰热咳喘、青光眼、高血压、心动过速者禁用。孕妇、体弱者慎用。

现代研究 本品对支气管平滑肌有松弛作用。

当归——尤宜于喘咳日久

当归甘补辛散，苦泄温通，既能补血，又能活血而平喘。对喘咳日久，气滞而致血滞者；或胸部外伤瘀血，以致肺气壅滞上逆而喘咳气急者尤为适宜。

使用注意 湿盛中满、大便泄泻者忌服。煎服，5~15g。

现代研究 当归所含藁本松弛支气管平滑肌，对抗组胺的支气管哮喘，有显著的平喘作用。当归浸膏对慢性气管炎（单纯型、喘息型）有较好的疗效，对慢性气管炎并发的肺气肿和早期或缓解期肺心病有相当疗效，用药后不仅有缓解症状和体征的作用，而且还能显著改善肺通气功能。

随证选药简则

- 寒热虚实多种咳喘，皆宜选用的药物——杏仁
- 寒喘宜选用——麻黄、厚朴、紫苏子、沉香、五味子、蛤蚧、核桃仁、紫河车、冬虫夏草、洋金花

- 热喘宜选用——地龙、马兜铃、桑白皮、葶苈子、椒目、磁石、代赭石
- 虚喘宜选用——蛤蚧、核桃仁、紫河车、冬虫夏草、磁石、沉香、补骨脂、五味子、白果
- 实喘宜选用——麻黄、厚朴、紫苏子、地龙、马兜铃、桑白皮、葶苈子、椒目、代赭石
- 风寒外束，肺气壅遏之喘咳，尤宜选用——麻黄
- 痰涎壅盛，肺气不降，喘咳而胸膈满闷者，尤宜选用——厚朴、紫苏子
- 肾不纳气之虚喘，尤宜选用——蛤蚧、核桃仁、紫河车、冬虫夏草、磁石、沉香、补骨脂
- 肺肾两虚，久咳虚喘，尤宜选用——蛤蚧、核桃仁、紫河车、冬虫夏草、五味子
- 肺肾两虚，久咳虚喘，痰中带血者，尤宜选用——冬虫夏草
- 肾阳不足，肾不纳气之虚寒喘咳，尤宜选用——蛤蚧、核桃仁、紫河车、冬虫夏草、补骨脂
- 喘咳日久，气滞而致血滞，或胸部外伤瘀血，肺气壅滞喘咳者，尤宜选用——当归
- 火热壅肺，喉间痉挛喘息者，尤宜选用——地龙
- 咳喘兼肠燥便秘者，尤宜选用——紫苏子、杏仁
- 水肿胀满兼痰饮喘咳者，尤宜选用——葶苈子、桑白皮、椒目
- 肺气不敛之久喘，尤宜选用——白果

4

痰证通用药

半夏（陈皮、佛手、香橼）

天南星（胆南星） 禹白附 白芥子 皂荚

礞石 桔梗 莱菔子（紫苏子） 川贝母

瓜蒌 竹茹（竹沥、天竺黄）

海蛤壳（海浮石、瓦楞子、海藻、昆布）

常山（瓜蒂、胆矾）

痰证是水液代谢失常，停积于体内所引起的病证，有阻于肺、停于胃、蒙于心、郁于肝、动于肾或流窜经络等部位之别。然无论停于何处，痰证又有寒、热、湿、燥、风等性质之异。治疗痰证的药物也有清热、温化、燥湿、润肺、祛风、软坚或宣肺、健脾、开窍、解等机制的不同。

所取功效及主治特点简括 ▰▰▰▰▰▰▰▰▰▰▰▰▰▰▰▰

半夏
天南星 ┤ 燥湿化痰（善治湿痰、寒痰）
┤ 祛风痰，止痉（善治风痰）
禹白附

白芥子 ── 温肺祛痰（善治寒痰及痰湿流注之阴疽肿毒等）

皂荚
（主治顽痰）┤ 祛顽痰（用于顽痰及痰涎壅盛之关窍阻闭）
┤ 坠痰下气（治顽痰、老痰）
礞石

桔梗 ── 宣肺祛痰（寒痰、热痰均可）

莱菔子 ── 降气化痰，消食（咳喘痰壅，胸闷兼食积者尤宜）

川贝母
瓜蒌 ┤ 清热化痰，润肺化痰（善治热痰、燥痰）

竹茹
清热化痰
（主治热痰）┤ 开郁除烦（善治痰火内忧，胸闷痰多，心烦不寐）
┤ 软坚散结（善治痰火郁结之瘿瘤、痰核）
海蛤壳

常山 ── 涌吐痰涎（主治胸中痰饮）

机制分析与临床应用简述

半夏—善治湿痰、寒痰

　　半夏味辛，性温而燥，入脾、胃、肺经，尤为脾、胃经之主药，能燥湿化痰、温化寒痰，为治湿痰、寒痰之要药，且尤善治脏腑之湿痰。

　　<u>使用注意</u>　反乌头。温燥之品，热痰、燥痰应慎用。煎服，3~10g，宜炮制后用。法半夏长于燥湿，且温性较弱，故治疗湿痰宜选用；竹沥半夏能清化热痰，可用治热痰、风痰之证。

　　<u>现代研究</u>　半夏有祛痰作用，而且其对实验动物还有明显的止咳作用。

　　<u>用药鉴别</u>　**半夏、陈皮、佛手、香橼**均能燥湿化痰，可用治湿痰证，现代研究均表明有祛痰作用。

　　半夏与陈皮均能燥湿化痰，又能温化寒痰，为治疗湿痰、寒痰证的要药，常相须为用。然半夏燥湿力胜，尤为首治脏腑之湿痰；陈皮还能理气健脾，故陈皮不仅为理气佳品，也为治痰要药。

　　陈皮与佛手、香橼均有行气之功，又能燥湿化痰，可用治湿痰证。然陈皮长于理脾气，且温燥之性较强，为治湿痰的常用药；佛手、香橼既能理脾气，又能疏肝气，故痰多咳嗽，气滞而胸胁不利者较为适宜，其中尤以佛手更善疏肝解郁，故咳嗽日久痰多，胸膺作痛者尤佳。

天南星——善治湿痰、寒痰、风痰

天南星苦辛而温燥，归肺脾肝经。入脾肺，能燥湿化痰，功似半夏，且温燥之性更甚，化痰之力更强，故善治湿痰、寒痰，常与半夏相须为用。其入肝经，走经络，又长于祛经络风痰而止痉，故还善治风痰。治疗风痰眩晕，多配半夏、天麻等同用。

使用注意 阴虚燥痰及孕妇忌用。煎服，3～10g，多炮制后用。

现代研究 本品煎剂有明显的祛痰作用，可能与所含皂苷有关。

用药鉴别 **天南星与半夏**均能燥湿化痰，用治湿痰、寒痰证。然天南星主入肝经，专走经络，为开涤风痰之专药，尤善治经络风痰；半夏为脾胃经主药，尤善治脾胃湿痰。故治疗湿痰，以半夏为君，天南星佐之；治疗风痰，以天南星为君，半夏助之。

天南星与胆南星虽同有化痰之功，但性质不同。天南星性温而燥，主治湿痰、寒痰证，而且尤善治风痰；胆南星为天南星用牛胆汁拌制而成的加工品，药性由温变凉，再无燥热伤阴之弊，功在清热化痰、息风定惊，故为治热痰惊厥所常用。

禹白附——善治风痰

禹白附辛温燥烈，其性升散，能引药势上行至头面，具有祛风痰，解痉止痛之功，故善治风痰，而且尤以治头面部风痰实邪为其特点。

使用注意 禹白附为燥烈有毒之品，孕妇不宜用。用量不宜过大，过大易致中毒，严重者可导致死亡。煎服，3～5g；研末冲服，0.5～1g。生品一般不内服，宜炮制后应用。

现代研究 本品有止咳、祛痰、抗结核等作用。

用药鉴别 天南星与禹白附均能祛风痰，止痉，为治风痰之要药。然天南星专走经络，善于祛经络风痰；禹白附性善上行，重在治头面风痰。

白芥子——善治寒痰及痰湿流注之阴疽肿毒

白芥子辛温走散，主入肺经。功能散肺寒，化寒痰，故尤善治寒痰。取其能透达筋骨经络，善除皮里膜外之痰的特点，还可用治痰湿流注所致的阴疽肿毒。

使用注意 本品辛温走散，耗气伤阴，肺虚久咳及阴虚火旺者忌用。因白芥子油对皮肤黏膜有刺激作用，故消化道溃疡、皮肤过敏者忌用。用量不宜过大。煎服，3～6g。外用适量，研末调敷，或作发泡用。

现代研究 白芥子小剂量能引起反射性气

管分泌增加，而有恶心性祛痰作用。

皂荚——用于顽痰及痰涎壅盛之关窍阻闭

皂荚辛咸而温，辛温走窜，能开通关窍之阻闭；味咸软坚，能软化胶结之痰凝。顽痰胶阻于肺，咳喘气逆，痰稠难咯者，可单用本品，研末制成蜜丸，枣汤送服。

使用注意　内服剂量不宜过大，研末服，1～1.5g；亦可煎服，1.5～5g，若剂量过大易引起呕吐、腹泻等。非顽痰、体壮者慎用。孕妇、气虚阴亏及有出血倾向者忌用。

现代研究　皂荚所含皂苷能刺激胃黏膜而反射性地促进呼吸道黏液的分泌，从而产生祛痰作用。

礞石——治顽痰、老痰

礞石味咸软坚，质重性烈，功专坠降。既可用治顽痰、老痰胶结之咳喘气逆，痰壅难咯，亦可用于顽痰壅塞所致的惊风抽搐。有治惊痫之良药之称。

使用注意　本品重坠性猛，不是痰热内结之实证不宜用。脾胃虚弱、小儿慢惊、孕妇均忌用。煎服，6～10g，宜打碎布包先煎。入丸散1.5～3g。

现代研究　本品的组成，存在着静态电位差，能促进阳离子交换，产生吸附作用，是其化痰作用的机制之一。

桔梗——寒痰、热痰均可

桔梗辛苦，性平，主入肺经，以开宣肺气为主要特点。外邪犯肺之痰多咳嗽，无论寒热皆可应用。

使用注意 气机上逆之呛咳、阴虚火旺之咯血者不宜用。用量不宜过大。胃、十二指肠溃疡者慎服。煎服，3~10g；或入丸散。

现代研究 本品有较强的祛痰作用，主要是所含桔梗皂苷对口腔、咽喉部位、胃黏膜的直接刺激，反射性地增加支气管黏膜分泌亢进从而使痰液稀释，易于排出。

莱菔子——痰壅咳喘，胸闷兼食积者尤宜

莱菔子即萝卜子，味辛、甘，性平，归肺脾胃经。善治痰壅咳喘，胸闷兼食积者。

使用注意 本品辛散耗气，气虚及无食积、痰滞者慎用。不宜与人参同用。煎服，6~10g。涌吐风痰生用；消食下气化痰宜炒用。

现代研究 莱菔子有祛痰、镇咳、平喘作用。

用药鉴别 莱服子与白芥子、紫苏子三者均擅长化痰而治痰喘咳嗽，常配伍同用。然莱菔子相对性平和缓，专走脏腑，重在行肺脾胃之气机以消食除胀，故寒痰、热痰均可用之，且尤善治痰壅咳喘，胸闷兼食积者；白芥子辛温燥烈，主走经络，利气机，豁痰结，善除皮里膜外之痰，宜于寒痰咳喘及痰湿流注之阴疽

肿毒；紫苏子辛温气香，性润下降，长于降肺气，化痰涎而止咳喘，并能润肠通便，故肺气不降，痰壅咳喘兼肠燥便秘者尤宜选用。

川贝母——善治热痰、燥痰

川贝母苦寒降泄，主入肺经，能清肺热，化痰涎，又味甘质润，能润肺燥，止咳嗽，故尤善治热痰、燥痰之咳嗽。

使用注意 反乌头。脾胃虚寒及湿痰咳嗽不宜用。煎服，3~10g；研末服1~2g。

现代研究 川贝流浸膏、川贝母碱均有不同程度的祛痰作用。

用药鉴别 川贝母与半夏均能化痰，为治痰证的常用药，但寒、热、润、燥不同。川贝母苦寒而润，长于清热化痰，润肺止咳，善治热痰、燥痰；半夏辛温性燥，长于燥湿化痰，温化寒痰，善治湿痰、寒痰。

瓜蒌——善治热痰、燥痰

瓜蒌又名栝楼、栝蒌。其性味甘、微苦而寒，入肺胃大肠经。可用于热痰、燥痰及痰热结胸、痰气互结之胸痹等。

现入药分为全瓜蒌、瓜蒌皮、瓜蒌仁（子）。瓜蒌皮长于清热化痰，宽胸理气；瓜蒌仁长于润燥化痰，润肠通便；全瓜蒌兼有瓜蒌皮、瓜蒌仁之功效。

使用注意 本品甘寒而滑，脾虚便溏者及寒痰、湿痰证忌用。反乌头。煎服，全瓜蒌10～20g；瓜蒌皮6～12g；瓜蒌仁10～15g，打碎入煎。

现代研究 本品所含皂苷及祛痰作用。

用药鉴别 **瓜蒌与贝母**均能清肺热，润肺燥而化痰，善治热痰、燥痰。然贝母长于清润，化痰力好，以燥痰更宜；瓜蒌长于清热，并理气宽胸，润肠通便，对痰热阻肺，咳嗽痰黄，胸闷而肠燥便秘者用之更佳。

竹茹——主治热痰

竹茹甘寒清润，主入肺经，善于清热化痰，开郁除烦。故既可用于肺热咳嗽，痰黄黏稠，又可用治痰火内扰，胸闷痰多，心烦不寐。

使用注意 胃寒者忌服。煎服，6～10g。清化热痰宜生用。

用药鉴别 **竹茹与竹沥、天竺黄**均来源于竹，三者均能清热化痰，用治热痰证。然竹茹微寒性润，祛痰力缓，主治肺热咳嗽，痰黄黏稠及痰火内扰，心烦不寐等证，竹沥与天竺黄又能清热定惊，但竹沥性寒滑利，多用于成人中风痰迷，惊痫癫狂；天竺黄性缓，多用于小儿惊风，热病神昏。

海蛤壳——热痰及痰火郁结之瘿瘤、痰核

海蛤壳咸寒，主入肺经。能清肺热、化黏痰、软痰核，主治痰热咳喘，痰稠色黄，常与

海浮石、瓜蒌仁等同用。

使用注意 脾胃虚寒者慎服。煎服，10～15g，宜先煎，蛤粉宜包煎；入丸散，1～3g。

用药鉴别 **海蛤壳与海浮石**均能清肺化痰、软坚散结，治疗热痰及痰火郁结之瘿瘤等。然海蛤壳清降痰热之中，尚能利气机，热邪痰结，气机不利之咳嗽胸痛者更宜；海浮石重在化黏痰积块，痰黏成块不易咯出者更佳。不过两者功用基本相似，常配伍同用，尤以海蛤壳用之更多。

海蛤壳与瓦楞子均为贝壳类药，能消痰软坚散结，用于瘿瘤等证。然海蛤壳性寒，痰热咳喘多用；瓦楞子性平，可治一切痰积，又因具有化瘀散结之功，尚可用于痰积及气滞血瘀所致的癥瘕痞块。

海蛤壳、海浮石与海藻、昆布两组药均为咸寒之品，能消痰软坚，用治瘿瘤等证。然海蛤壳、海浮石主入肺经，清降痰热力好，多用于热痰咳喘，可谓有形、无形之痰均可应用；海藻、昆布主入肝经，软坚散结力强，主治瘿瘤、瘰疬、睾丸肿痛，并为治瘿瘤、瘰疬的要药。

常山——主治胸中痰饮

常山苦辛而寒，为有毒之品。可用于痰饮停聚胸中，胸膈壅塞，不欲饮食，欲吐而不能吐者。古人常以本品配甘草，水煎和蜜温服。

使用注意　此为有毒、催吐之品，故用量不宜过大，煎服，4.5～9g。入丸散酌减。涌吐可生用。体虚及孕妇不宜用。

用药鉴别　常山与瓜蒂、胆矾均能涌吐痰涎而治疗痰证。然常山涌吐胸中痰饮；瓜蒂、胆矾涌吐风痰。三者均为有毒之品，且作用峻猛，药后患者反应强烈而痛苦，故现代已少用，本书列举诸药，意在完整介绍中医的治法。

随证选药简则

- 寒痰宜选用——半夏、天南星、陈皮、白芥子、桔梗、莱菔子
- 热痰宜选用——川贝母、浙贝母、瓜蒌、竹茹、竹沥、天竺黄、胆南星、桔梗、海蛤壳、海浮石
- 燥痰宜选用——川贝母、瓜蒌
- 湿痰宜选用——半夏、天南星、陈皮、佛手、天南星
- 风痰宜选用——天南星、禹白附
- 顽痰宜选用——皂荚、礞石
- 痰火郁结之瘿瘤、瘰疬，宜选用——海藻、昆布、海蛤壳、海浮石、瓦楞子
- 涌吐胸中痰饮，可选用——常山、瓜蒂、胆矾
- 痰涎壅盛之闭证神昏，宜选用——皂荚

- 痰多咳嗽，气滞胸胁不利者，尤宜选用——佛手、香橼
- 头面部风痰实邪，口眼㖞斜，尤宜选用——禹白附
- 痰湿流注所致的阴疽肿毒，尤宜选用——白芥子
- 痰壅咳喘，胸闷兼食积者，尤宜选用——莱菔子
- 痰热阻肺，咳嗽痰黄，胸闷而肠燥便秘者，尤宜选用——瓜蒌
- 痰火内扰，心烦不寐，尤宜选用——竹茹

5

汗证通用药

麻黄根（浮小麦、糯稻根须） 龙骨（牡蛎）
五味子（五倍子） 酸枣仁 山茱萸
黄芪（白术） 附子（干姜） 白芍
龟甲 石膏 知母

汗证主要包括自汗、盗汗、战汗、脱汗、黄汗、血汗等。其病因不同，治疗汗证的药物除益气固表、调和营卫，补血敛阴、回阳固脱，滋阴降火、清解邪热而止汗外，尤以收敛固涩止汗者为多，但收敛止汗药多为治标之品，且有恋邪之弊，所以治疗汗证绝不可见汗就收敛，定要辨清虚实，□证施治，以求治本。

所取功效及主治特点简括

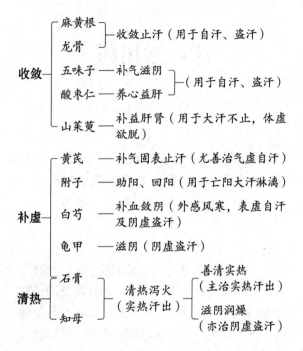

收敛 ┬ 麻黄根 ┐
　　　 龙骨　┴→ 收敛止汗（用于自汗、盗汗）
　　　 五味子 —— 补气滋阴 ┐
　　　 酸枣仁 —— 养心益肝 ┴（用于自汗、盗汗）
　　　 山茱萸 —— 补益肝肾（用于大汗不止，体虚欲脱）

补虚 ┬ 黄芪 —— 补气固表止汗（尤善治气虚自汗）
　　　 附子 —— 助阳、回阳（用于亡阳大汗淋漓）
　　　 白芍 —— 补血敛阴（外感风寒，表虚自汗及阴虚盗汗）
　　　 龟甲 —— 滋阴（阴虚盗汗）

清热 ┬ 石膏 ┐
　　　 知母 ┴ 清热泻火（实热汗出） ┬ 善清实热（主治实热汗出）
　　　　　　　　　　　　　　　　　 └ 滋阴润燥（亦治阴虚盗汗）

机制分析与临床应用简述

麻黄根——用于自汗、盗汗

麻黄甘平，性收涩，能入肺经以行肌表，实卫气而固腠理，敛轻浮而闭毛窍，为敛肺固表止汗之要药，可用治各种虚汗证。

使用注意 有表邪者忌用。煎服，3～9g。外用适量。

现代研究 麻黄根所含生物碱能抑制低热和烟碱所致的发汗。

用药鉴别 麻黄与麻黄根同出一源，但功用截然相反。麻黄用其地上草质茎，功在发汗，主治外感风寒表实无汗证；麻黄根用其地下根及根茎，功专止汗，对外感表证则当忌用。

浮小麦与麻黄根均能实腠理、固皮毛，为收敛固表止汗药，常配伍同用，治疗自汗、盗汗证。然浮小麦还能益气阴、除虚热，为养心敛液、固表止汗之佳品，具有扶正祛邪之意；麻黄根功专收敛止汗，为敛肺固表止汗之要药，无扶正之效。

浮小麦与糯稻根须均既能收敛固表止汗，又兼滋养之功、退虚热之力，同可用治自汗、盗汗证。然浮小麦尤长于益气阴，除虚热，故阴虚发热、骨蒸盗汗用之尤宜；糯稻根须益胃生津力好，故各种虚汗兼有口渴者用之尤佳。

龙骨——用于自汗、盗汗

龙骨味涩质重，性可收敛，重能潜镇。故既能收敛元气而止汗，又可潜阳敛阴而止汗，且收敛正气而不敛邪气，无论自汗、盗汗、脱汗均可用之。

使用注意 湿热积滞者不宜使用。煎服，15~30g；宜先煎。外用适量。治疗汗证宜煅用。

用药鉴别 龙骨与牡蛎均能收敛固涩而止

汗，常相须为用，治疗自汗、盗汗证。然龙骨收敛之功胜于牡蛎。

五味子——自汗、盗汗者

本品五味俱备，尤酸独胜。酸可收敛，酸能生津。既能补敛肺气而固表，又能益气滋阴而生津，故凡气阴两虚之自汗、盗汗均可用之。

使用注意 凡表邪未解，内有实热，咳嗽初起，麻疹初期，均不宜用。煎服，3～6g；研末服，1～3g。

用药鉴别 五味子与五倍子均能敛肺止汗，治疗自汗、盗汗证。然五味子还能补肺气、滋肾阴，用治自汗、盗汗，可标本兼治；五倍子功专收敛，无补益之效，为治标之品。

酸枣仁——尤宜于心肝血虚，心神不宁之自汗、盗汗

酸枣仁味甘酸而性平。甘能补益心肝，酸能收敛止汗，为内补外敛之佳品。常用于体虚自汗、盗汗证；因其能养心阴，益肝血而安神，故心肝血虚，心神不宁而见自汗、盗汗者用之尤为适宜。

使用注意 现代研究，酸枣仁对子宫有兴奋作用，孕妇使用时要注意。煎服，9～15g。研末吞服，每次1.5～2g。炒后捣碎入煎，利于煎出有效成分。

用药鉴别　五味子与酸枣仁均为甘酸之品，既可收敛，又能补益，可配伍同用，治疗自汗、盗汗之证。然五味子上补肺气，下滋肾阴，对气阴两虚而内伤口渴、外溢多汗者用之更宜；酸枣仁能养心阴，益肝血而安神，对心肝血虚、心神不宁而体虚多汗者用之更佳。

山茱萸——用于大汗不止，体虚欲脱

山茱萸酸涩而温，主入肝肾经，既能收敛止汗以秘藏元气，又能补益肝肾以固涩滑脱，为防止元气虚脱之要药。

使用注意　素有湿热者不宜用。煎服，5～10g，急救固脱20～30g。

现代研究　山茱萸所含鞣质有收敛作用。其注射液有抗失血性休克的作用，对临床抢救有确切的效果。

用药鉴别　山茱萸与酸枣仁均味酸，既能收敛，又能补益，可用于自汗、盗汗证。然山茱萸功在补益肝肾阴阳，大能收敛元气，为防止元气虚脱之要药，故尤宜治汗出欲脱或久病虚脱者，酸枣仁功在补益心肝阴血，为养心安神之要药，故尤宜于心肝血虚，心神不宁而体虚多汗者。另外，山茱萸又名枣皮，酸枣仁简称枣仁，两者功用虽有相似之处，但不可混淆。

黄芪——用于气虚自汗及阴虚盗汗

黄芪甘温，归脾、肺经，可用于多种虚证

所致的津液外泄之汗证，但尤以脾肺气虚及表虚自汗为宜。

使用注意 邪热内盛，逼津外出之汗多及阴虚阳亢者忌服。煎服，9~30g。生黄芪偏于走表，益卫固表止汗宜用生黄芪。

用药鉴别 黄芪与白术均能补气而固表止汗，治疗气虚自汗证，常相须为用。然黄芪既能补脾气，又可益肺气，以外达肌表肌肉，固护卫阳，充实表分，为其专长，因此，固表作用胜于白术，可用于诸虚不足之汗出，如气虚自汗、阴虚盗汗等；白术专归脾胃经，长于补脾益气而固表止汗，故善治脾气虚弱，卫气不固，表虚自汗，而阴虚盗汗者，恐其苦温性燥而伤阴，故少有用之。

附子——亡阳大汗淋漓

附子辛甘大热，为通行十二经脉的纯阳之品，上能助心阳以通脉，中能温脾阳以散寒，下能补肾阳以益火，为回阳救逆之要药，能挽回散失之阳气，获起死回生之效果。故而用于大汗淋漓，亡阳欲脱。

使用注意 此为有毒之品，内服须炮制。不宜过量，煎服，3~15g，宜先煎0.5~1小时，至口尝无麻辣感为度。孕妇及阴虚阳亢者忌用。反半夏、瓜蒌、贝母、白蔹、白及。

用药鉴别 附子与干姜均能回阳救逆，治疗亡阳大汗淋漓。然附子回阳力强，干姜回阳力弱，常相须为用，以增强回阳之功。

白芍——阴虚盗汗及外感风寒，表虚自汗

白芍味酸，酸能收敛，可收敛肝阴以养血，敛阴养血而止汗，适用于虚汗证。

使用注意 阳衰虚寒之证不宜用。反藜芦。煎服，5 ~ 15g；大剂量 15 ~ 30g。

龟甲——阴虚盗汗

龟甲甘寒，纯阴之品，虽无止汗专功，但取其既能滋补肾阴，又能潜敛浮阳之效，常用于阴虚阳浮，不能摄敛之阴虚盗汗证。

使用注意 脾胃虚寒者慎服。煎服，9 ~ 24g。宜先煎。

石膏——实热汗出

石膏辛甘大寒，入肺、胃经，为清泻肺胃气分实热之要药，常用于温热病气分实热之壮热汗出等症。

使用注意 脾胃虚寒及阴虚内热者忌用。生石膏煎服，15 ~ 60g。宜先煎。

现代研究 生石膏对发热动物有解热作用，同时可抑制汗腺分泌，使热退汗止。

知母——实热汗出及阴虚盗汗

知母苦甘寒，质柔润，入肺、胃、肾三经，上能清肺热、滋肺阴，中能清胃热、滋胃

阴，下能泻肾火、滋肾阴，故治疗汗证，无论实热、虚热均可。

使用注意 本品性寒质润，有滑肠作用，故脾虚便溏者不宜用。煎服，6~12g。

用药鉴别   **石膏与知母**均能清阳明气分之热，常相须为用，治疗温热病气分实热之壮热汗出等症。然石膏清热泻火力强，内能清实热，外可解肌热，为清解之品，主治实热汗出；知母既能清热泻火除实热，又能滋阴润燥除虚热，为清润之品，故实热汗出、阴虚盗汗均可用之。

随证选药简则

- 阴虚盗汗，可选用——龟甲、知母、白芍、山茱萸、酸枣仁、五味子、五倍子、麻黄根、浮小麦、糯稻根须、龙骨、牡蛎
- 气虚自汗，可选用——黄芪、白术、五味子、酸枣仁、五倍子、麻黄根、浮小麦、糯稻根须、龙骨、牡蛎
- 外感风寒，营卫不和之表虚自汗，宜选用——白芍
- 温热病气分实热之壮热汗出，宜选用——石膏、知母
- 心肝血虚，心神不宁而体虚多汗者，尤宜选用——酸枣仁

- 体虚大汗不止或久病体虚欲脱者，尤宜选用——山茱萸
- 亡阳大汗淋漓，宜选用——附子、干姜
- 亡阳气脱，大汗淋漓者，宜选用——附子、人参

6

血证通用药

***

阿胶　墨旱莲　生地黄　大黄（黄芩）

大蓟　小蓟（白茅根）　侧柏叶　地榆

槐花　茜草　三七　蒲黄（花蕊石）

白及（紫珠）　仙鹤草　炮姜　艾叶

龟甲　棕榈炭　贯众

　　血证是以出血为主要表现的病证。其范围
较广，有咯血、吐血、衄血（鼻衄、齿衄、肌
衄等）、尿血、便血、崩漏及外伤出血等病证
之不同。止血药分凉血止血、温经止血、化瘀
止血、收敛止血四大类，但各药不仅有善治血
热出血、虚寒出血、瘀阻出血等特点之别，又
有善治尿血、便血、崩漏等病证之别，还有止
血是否留瘀等特性之分。

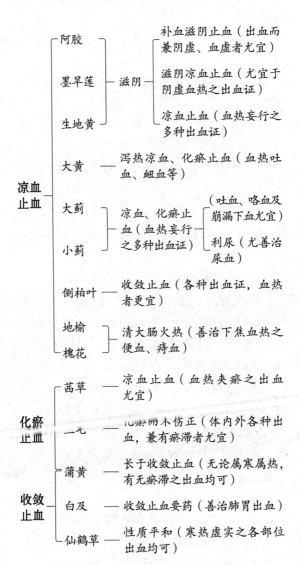

凉血止血

阿胶
墨旱莲
生地黄
——滋阴——
- 补血滋阴止血（出血而兼阴虚、血虚者尤宜）
- 滋阴凉血止血（尤宜于阴虚血热之出血证）
- 凉血止血（血热妄行之多种出血证）

大黄——泻热凉血、化瘀止血（血热吐血、衄血等）

大蓟
小蓟
——凉血、化瘀止血（血热妄行之多种出血证）
- 吐血、咯血及崩漏下血尤宜
- 利尿（尤善治尿血）

侧柏叶——收敛止血（各种出血证，血热者更宜）

地榆
槐花
——清大肠火热（善治下焦血热之便血、痔血）

化瘀止血

茜草——凉血止血（血热夹瘀之出血尤宜）

三七——化瘀而不伤正（体内外各种出血，兼有瘀滞者尤宜）

收敛止血

蒲黄——长于收敛止血（无论属寒属热，有无瘀滞之出血均可）

白及——收敛止血要药（善治肺胃出血）

仙鹤草——性质平和（寒热虚实之各部位出血均可）

6
血证通用药

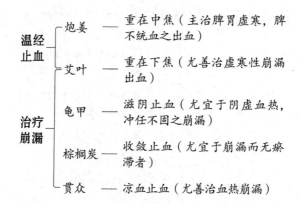

温经止血
- 炮姜 —— 重在中焦（主治脾胃虚寒，脾不统血之出血）
- 艾叶 —— 重在下焦（尤善治虚寒性崩漏出血）

治疗崩漏
- 龟甲 —— 滋阴止血（尤宜于阴虚血热，冲任不固之崩漏）
- 棕榈炭 —— 收敛止血（尤宜于崩漏而无瘀滞者）
- 贯众 —— 凉血止血（尤善治血热崩漏）

机制分析与临床应用简述

阿胶——出血而兼阴虚、血虚者尤宜

阿胶质黏，为血肉有情之品，既为补血要药，又为滋阴主药，而且质黏，还善凝固血络，为止血要药。治疗出血证，单用即可获效，或随证配用效果更佳。

使用注意 本品黏腻，有碍消化，故脾胃虚弱者慎用。5～15g，入汤剂宜烊化冲服。

现代研究 本品含胶原蛋白，具有黏滞性。人体服用后，附着在毛细血管表面，可加速血液的凝固过程，起到了止血作用。

墨旱莲——尤宜于阴虚血热之出血证

墨旱莲甘酸而寒，入肝、肾经，可用于上下内外多种出血证，治疗外伤出血，单用研末外撒于患处即可。尤善治阴虚血热之出血。

使用注意 脾胃虚寒及肾阳不足者忌服。煎服，6～12g。亦可熬膏，或入丸散。

现代研究 墨旱莲有很好的止血作用。

用药鉴别 **阿胶与墨旱莲**均既能滋阴，又能止血。然阿胶为止血要药，还善补血，尤宜于出血而兼阴虚血虚者；墨旱莲还能凉血，为清补之品，尤善治出血而属阴虚血热者。

生地黄——血热妄行之多种出血证

生地黄甘苦而寒，甘寒能养阴生津，苦寒可泄热降火，入营血分，为清热、凉血、止血之要药。可用于温热病热入营血，热盛迫血妄行之多种出血证。

使用注意 脾虚湿滞，腹满便溏者不宜使用。煎服，10～15g。鲜品用量加倍，或以鲜品捣汁入药。

现代研究 本品有缩短凝血时间的作用。

用药鉴别 生地黄包括**鲜生地黄**和**干生地黄**。鲜生地黄苦重于甘，清热凉血力强；干生地黄甘重于苦，养阴生津效佳。干生地黄炒炭即地黄炭，传统认为其止血力更强，专用于出血证。

墨旱莲与生地黄均能滋阴、凉血止血，可用于阴虚血热之出血证。然生地黄清热凉血作用好，主用于温热病热入营血，热盛迫血妄行之多种出血证；墨旱莲滋补阴液力强，主用于阴虚血热之出血，极少用于温热病证，但外用可治外伤出血。

大黄——血热吐血、衄血等

大黄苦寒沉降，功能凉血止血，又能泻下攻积、清热泻火，可在清热凉血止血之时，使上炎之火下泄，则火热不再迫血妄行，上部出血自然而止。故尤宜于血热妄行之吐血、衄血、咯血等上部出血病证。现临床也多有单用大黄粉治疗上消化道出血而获较好疗效者。因大黄还能活血逐瘀，与多数凉血止血药相比，具有止血而不留瘀的特点，故可谓凉血止血之佳品。

使用注意 此为峻烈攻下之品，易伤正气，如非实证，不宜妄用。脾胃虚弱者慎用。孕妇、经期、哺乳期应忌用。煎服，5～15g。外用适量。

现代研究 大黄可明显缩短出血和凝血时间，有止血作用。

用药鉴别 **大黄与黄芩**皆能凉血止血，常配伍同用，治疗血热妄行之吐血、衄血等上部出血证。然大黄凉血止血之时，又善泻下通便，清热泻火，使上炎之火下泄，血热不再溢出上窍，故临床用之更多；黄芩则重在清上焦实热而凉血止血。

大蓟——血热妄行之多种出血证

　　大蓟甘苦而凉，入心、肝经。心主血，肝藏血，心肝得凉，则血热自凉，血热凉则不妄行，故为凉血止血之要药。主治血热妄行之多种出血证，尤多用于吐血、咯血及崩漏下血，可单用，或与小蓟相须为用。可鲜品捣汁饮服，或煎汤内服。若治外伤出血，还可用本品研末外敷。

　　使用注意　性凉且破血，脾胃虚寒而无瘀滞者不宜服用。煎服，10～15g，鲜品加倍。外用适量，捣敷患处。

　　现代研究　大蓟水煎剂能显著缩短凝血时间。

小蓟——用于血热出血，尤善治尿血

　　小蓟性味、归经与大蓟同，功用亦与大蓟相似，善清血分之热而凉血止血，凡血热妄行之吐血、咯血、衄血、尿血、便血、崩漏等皆可选用。单用捣汁服即效。

　　使用注意　脾胃虚寒而无瘀滞者不宜服用。煎服，10～15g，鲜品可用30～60g。外用适量，捣敷患处。

　　现代研究　小蓟能收缩血管，升高血小板数目，促进血小板聚集，增高凝血酶活性，抑制纤溶，从而加速止血。

　　用药鉴别　大蓟与小蓟性状、功用比较相似，均能凉血止血，用治血热出血证。大蓟止血作用广泛，尤以吐血、咯血及崩漏下血尤宜；小蓟能利尿通淋，以治血尿、血淋最佳。

小蓟与白茅根均既能凉血止血，又能利尿，在用治多种血热出血证中，尤善治尿血、血淋，**而白茅根利尿之力胜于小蓟。**

侧柏叶——**各种出血证，血热者更宜**

侧柏叶苦涩性寒，苦寒能清热凉血，味涩能收敛止血，能清能涩，为治各种出血病证之要药。治疗出血无论部位上下，不论属寒属热均可用之，然因其善清解血热，故尤以血热出血尤宜。

使用注意 本品多服、久服，每致胃部不适或食欲减退，若佐以健运脾胃之陈皮、麦芽等同用，可减少其弊。煎服，10~15g。外用适量。止血多炒炭用。

现代研究 侧柏叶煎剂能明显缩短出血时间及凝血时间，其止血有效成分为槲皮素和鞣质。

地榆——**善治下焦血热之便血、痔血、崩漏下血**

地榆味苦酸涩，药性寒凉。苦寒可凉血而止血，酸涩能收敛而止血。故可用治多种血热之出血证。因其性善下降，故尤善治下焦之便血、痔血、崩漏下血。

使用注意 本品性寒酸涩，凡虚寒性便血、下痢、崩漏及出血有瘀者当慎用。煎服，10～15g，大剂量可用至30g；或入丸散。外用适量。

现代研究　地榆煎剂可明显缩短出血时间及凝血时间，生地榆止血作用明显优于地榆炭。

用药鉴别　**地榆与侧柏叶**均既能凉血止血，又能收敛止血，常用于血热出血证。然地榆收涩性强于侧柏叶，并性寒善降，尤善治下焦血热之便血、痔血、崩漏下血，对虚寒性出血则当慎用；侧柏叶为治各种出血病证之要药，无论部位上下，不论属寒属热均可用之，且尤善治血热吐血。

槐花——善治下焦血热之便血、痔血

槐花苦而微寒，功能凉血止血，可用治血热妄行所致的各种出血证。因其尤善清泄大肠之火热而止血，故对大肠血热所致的痔血、便血尤为适宜。

使用注意　脾胃虚寒及阴虚发热而无实火者慎用。煎服，10～15g，外用适量。止血多炒炭用。

现代研究　槐花水浸剂能够明显缩短出血时间及凝血时间，制炭后促进凝血作用更强。

用药鉴别　**地榆与槐花**功能凉血止血，用治血热妄行之多种出血证，且两者又能入大肠，善于清泄大肠火热，故均善治下焦血热之便血、痔血。因地榆凉血之中能收涩，故可用治多种血热出血，亦善治崩漏、血痢等下部血热出血证；槐花无收涩之力，功在大肠，故主治便血、痔血。结合现代研究，地榆生用止血之功优于炒炭；槐花炒炭止血之效优于生用。

茜草——血热夹瘀之出血尤宜

茜草苦寒，善走血分，既能凉血止血，又能活血化瘀，具有凉血止血、化瘀止血的双重作用，故可用于血热妄行或血瘀脉络之出血证，尤宜于血热夹瘀的各种出血证。治疗崩漏，无论虚实，有无瘀血均可，故有茜草尤善治崩漏下血之言。

使用注意 脾胃虚寒者慎服。煎服，10~15g，大剂量可用30g。亦入丸散。止血多炒炭用。

现代研究 本品有明显的促进血液凝固的作用，表现为血浆复钙时间、凝血酶原时间及白陶土部分凝血活酶时间缩短。

三七——体内外各种出血，兼有瘀滞者尤宜

三七甘微苦而温，主入肝经血分，善止血，又可化瘀生新，有止血而不留瘀、化瘀而不伤正之特点，为止血要药。可用于人体内外各种出血，无论有无瘀滞均可，但兼有瘀滞者尤宜，单味内服或外用均有良效。

使用注意 孕妇慎用。多研末吞服，1~1.5g；煎服，3~10g，亦入丸散。外用适量，

研末外掺或调敷。

现代研究 三七能够缩短出血和凝血时间，有止血作用。

蒲黄——无论属寒属热，有无瘀滞之出血均可

蒲黄甘平，功能收敛止血、活血化瘀，为止血化瘀之良药，具有止血而不留瘀的特点，故出血证，无论属寒属热，有无瘀滞，均可选用，但以兼有瘀滞者尤宜。治外伤出血，可单用外掺伤口。且本品止血，又能活血止痛、利尿通淋，对崩漏、血淋、尿血用之更为适宜。

使用注意 孕妇慎用。煎服，3~10g，包煎，亦可入丸散。外用适量，研末外掺或调敷。止血多炒用。

现代研究 本品水浸液、煎剂、50%乙醇浸液，均有促进凝血的作用，且作用显著而持久。

用药鉴别 三七与茜草、蒲黄均为化瘀止血药，具有止血而不留瘀的特点，对出血兼有瘀滞者用之尤宜。然三七为化瘀止血之要药，可广泛用于人体内外各种出血；茜草又能凉血止血，尤宜于血热夹瘀的各种出血，崩漏下血更佳；蒲黄还长于收敛止血，并能活血止痛、利尿，故出血证，无论属寒属热，有无瘀滞，均可选用，尤以崩漏、血淋、尿血更宜。

蒲黄与花蕊石皆为平性药，既能化瘀止血，又能收敛止血，可广泛用治多种内外出血

证。两者不仅可单用治疗诸内出血，对外伤出血，也可单用外掺伤口，尤以出血兼有瘀滞者用之更宜。

白及——善治肺胃出血

白及苦甘涩而寒，其性极黏，主入肺、胃经，为收敛止血之要药。可用治体内外诸出血证，尤善治肺胃出血，可单味研末，糯米汤调服。单味研末外掺或水调外敷，还可用治外伤或金创出血。

使用注意 不宜与乌头类药材同用。煎服，3～10g；大剂量可用至30g；亦可入丸散。外用适量。

现代研究 白及煎剂可明显缩短出血和凝血时间，其止血作用与所含胶质有关。

用药鉴别 **白及与紫珠**均能收敛止血，善治肺胃出血。然白及又能消肿生肌，对出血证还能促进病灶愈合，临床用之更多。

仙鹤草——寒热虚实之各部位出血均可

仙鹤草味涩收敛，性平不偏，有很好的收敛止血作用，无论寒热虚实，全身各部的出血之证，如衄血、咯血、吐血、便血、尿血、崩漏等皆可应用。

使用注意 仙鹤草提取物对人精子有明显的杀灭作用，故男性不育、少精子症者不宜用。煎服，3～10g；大剂量可用至30～60g。

外用适量。

现代研究 仙鹤草醇浸膏能收缩周围血管，有明显的促进血液凝固的作用。

炮姜——主治脾胃虚寒，脾不统血之出血

炮姜为干姜砂烫或炒炭而成，药性由辛热变为苦涩温，其辛散力大减，主入脾经，善温经止血，为治脾胃虚寒，脾不统血之出血证的首选要药。单用即可，或随证配用。

使用注意 阴虚火旺，血热出血者忌服。煎服，3~6g。

现代研究 本品能显著地缩短出血和凝血时间。

艾叶——尤善治虚寒性崩漏出血

本品辛苦而温，气味芳香。为温经止血之要药，适用于虚寒性出血证。因艾叶本为温经止血药，且功在温暖下焦血脉、经络，故尤善治疗虚寒性崩漏出血。

使用注意 阴虚血热者慎用。内服过多可产生咽喉干燥，恶心呕吐，并头痛、耳鸣、震颤、痉挛、谵妄、惊厥，甚至瘫痪，故不宜过量、久服。煎服，3~10g。外用适量。温经止血宜炒炭用。

现代研究 本品能明显缩短出血和凝血时间。

用药鉴别 艾叶与炮姜均能温经止血，用

于虚寒性出血证。然艾叶重在下焦，尤善治虚寒性崩漏出血。炮姜重在中焦，尤善治脾胃虚寒，脾不统血之吐血。

龟甲——尤宜于阴虚血热，冲任不固之崩漏

龟甲甘寒，甘能养阴，寒能清热，主入肝、肾经，长于滋养肝肾之阴，退虚热而又有止血之功，故尤宜于阴虚血热，冲任不固之崩漏、月经过多。用于出血证时，多选用龟甲胶，龟甲胶为龟甲经煎煮、浓缩制成的固体胶，性味、功效与龟甲相似，但滋阴作用较强，止血作用也更明显，故阴虚血热之崩漏更为适宜。

使用注意 脾胃虚寒者慎服。煎服，9～24g。宜先煎。砂炒醋淬后，更容易煎出有效成分，并除去腥气。

棕榈炭——尤宜于崩漏而无瘀滞者

棕榈炭苦涩，涩可固脱，且药性平而不偏，为收敛止血之要药，可广泛用于各种出血证，尤善治崩漏。治疗出血，无论属寒属热，咯血便血（上部下部）均可用之，但因其收敛性强，有留瘀之弊，为防血止留瘀或加重瘀阻，故尤宜于崩漏而无瘀滞者。

使用注意 出血兼有瘀滞，湿热下痢初起者慎用。煎服，3～10g；研末服1～1.5g。

贯众——尤善治血热崩漏

贯众味苦微寒，既能入气分，清气分实热；又能入血分，解血分热毒、止血热出血。故可用于血热衄血、吐血、便血、崩漏等，且尤善治血热崩漏下血。可单味应用，或随证配用。

使用注意 有小毒，用量不宜过大。服用本品时忌油腻。脾胃虚寒及孕妇慎用。煎服，4.5～9g。止血宜炒炭用。

现代研究 贯众炒炭后，能明显缩短小鼠的出血和凝血时间。

用药鉴别 艾叶、茜草、龟甲、贯众、棕榈炭均善治崩漏出血。然艾叶为温经止血药，尤善治虚寒性的崩漏出血；茜草凉血、化瘀而止血，尤善治血热夹瘀之崩漏出血；龟甲滋养肝肾之阴，并能止血，尤善治阴虚血热、冲任不固之崩漏出血；贯众凉血止血，尤善治血热之崩漏出血；棕榈炭收敛止血，尤宜于崩漏而无瘀滞者。

随证选药简则

- 血热妄行之出血，宜选用——生地黄、大黄、黄芩、大蓟、小蓟、白茅根、侧柏叶、地榆、槐花
- 虚寒性出血，宜选用——艾叶、炮姜

- 瘀血阻滞之出血，宜选用——三七、茜草、蒲黄、花蕊石
- 外伤出血，外用宜选——三七、蒲黄、花蕊石、白及、大蓟、墨旱莲
- 尿血，尤宜选用——小蓟、白茅根、蒲黄
- 肺胃出血，尤宜选用——白及、紫珠
- 脾胃虚寒，脾不统血之出血证，尤宜选用——炮姜
- 下焦血热之便血、痔血，尤宜选用——地榆、槐花
- 血热妄行之吐血、衄血、咯血等上部出血证，尤宜选用——大黄、黄芩
- 血热之崩漏出血，尤宜选用——贯众、地榆
- 阴虚血热，冲任不固之崩漏出血，尤宜选用——龟甲
- 血热夹瘀之崩漏出血，尤宜选用——茜草
- 虚寒性的崩漏出血，尤宜选用——艾叶
- 出血而兼阴虚、血虚者，尤宜选用——阿胶
- 阴虚血热之出血，尤宜选用——墨旱莲、生地黄、龟甲

7

心悸通用药

人参　西洋参　甘草　当归（熟地黄）

阿胶　龟甲　麦冬　丹参　附子（肉桂）

桂枝　五味子　茯苓

心悸包括惊悸和怔忡，是指患者自觉心中悸动、惊惕不安，甚则不能自主的一种病证。惊悸多因惊而悸，初起由外因而成，以实证为多；怔忡并无外因，经常心悸，胸闷不舒，发则悸动不能自控，以虚证为多。临证应先别虚实，选用养血补心、益气养心、温补心阳、滋阴降火、镇惊宁心、化瘀通络等药。

因心悸常与失眠、健忘等症同时并见，故许多药物是通过安神而达到治疗心悸者，本章就不一一列出，可参见"失眠通用药"。

补益
心气 ┬ 人参 ── 益心气，止惊悸（心气不足之惊悸、怔忡）

├ 西洋参 ── 益气养阴（气阴两虚之心悸心痛）

└ 甘草 ── 益气复脉（心气不足之心动悸、脉结代）

补养
心血 ┬ 当归 ┐
│   ├ 补血 ┬ 活血（血虚兼血瘀之心悸尤宜）
└ 阿胶 ┘ （血虚心悸） └ 止血，滋阴（出血而致血虚心悸及血虚兼阴虚之心悸尤佳）

滋阴
养心 ┬ 龟甲 ── 养血补心（阴血不足之惊悸）

├ 麦冬 ┐
│   ├ 清心安神 ┬ 滋养心阴（心阴不足，阴虚有热之心悸怔忡）
└ 丹参 ┘   └ 活血凉血（邪热扰心及瘀血阻滞，血不养心之心悸）

温补
心阳 ┬ 附子 ┐
│   ├ 补火助阳 ┬ 峻补肾阳（心阳衰弱，心悸气短）
├ 肉桂 ┘   └ 引火归原（下元虚冷，虚阳上浮之面赤、心悸）
└ 桂枝 ── 温通血脉（心阳不振之心动悸）

宁心
安神 ┬ 五味子 ── 补益心肾（阴血亏虚，心神失养或心肾不交之虚烦心悸）

└ 茯苓 ── 补益心脾（心脾两虚，气血不足之心悸及水气凌心之心悸）

机制分析与临床应用简述

人参——心气不足之惊悸、怔忡

人参甘微苦而平，为大补元气之正品，安神益智之佳品，适用于心气虚衰之惊悸、怔忡、多梦、健忘等，单用即可。

使用注意 不宜与藜芦同用。服用本品时不宜同时吃萝卜或喝茶，以免影响药力。煎服，3~9g。宜文火另煎分次兑服。野山参研末吞服，每次2g，日服2次。

现代研究 本品具有强心作用。

西洋参——气阴两虚之心悸心痛

西洋参甘微苦而凉，功能补益元气，但作用不及人参。药性偏凉，又能养阴生津，故既能补心气、益脾气，又能养心阴、益脾阴，适用于气阴两虚之心悸心痛，可与甘草、麦冬等同用。

使用注意 不宜与藜芦同用。另煎兑服，3~6g。

现代研究 本品作用于心脏，不仅对实验动物的心肌缺血有明显的保护作用，还能抗心肌氧化，增加心肌收缩力，对心律失常也有显著的对抗作用，可明显缩短心律失常时间，纠正房性期前收缩、室性期前收缩、窦性心律不齐和心室颤动。

用药鉴别 人参与西洋参均能补益元气而

补脾气、益心气，用于心气虚之心悸。然人参为大补元气之正品，若元气虚极欲脱，心悸怔忡，脉微欲绝者用之最佳；西洋参补益元气之力不及人参，但性凉又能清热养阴生津，故对气阴两虚有热之心悸心痛用之尤宜。

甘草——心气不足之心动悸、脉结代

甘草味甘性平，可归十二经，主治心气不足之心动悸，脉结代，单用即可。

使用注意 不宜与大戟、芫花、甘遂、海藻同用。不宜大剂量久服，以免水钠潴留而引起水肿。因本品有助湿壅气之弊，故湿盛胀满、水肿者不宜用。煎服，1.5～9g。生用性微寒，蜜炙药性微温，并可增强补益心脾之气的作用，故用治心气不足之心动悸，宜蜜炙用。

现代研究 本品有抗心律失常作用。

当归——血虚心悸，尤宜于血虚兼血瘀之心悸

当归甘温质润，归肝、心、脾经，长于补血，并为补血之圣药，故适用于血虚，血不养心之心悸失眠等，常与熟地黄、白芍等同用。因本品补血之中又能活血，故对血虚兼血瘀之心悸更为适宜。

使用注意 湿盛中满、大便泄泻者忌服。煎服，5～15g。

现代研究 本品对多种原因所致的实验性心肌缺血有明显的保护作用，并能对抗多种药

物所致的心律失常，可使心率减慢，室性、室上性心动过速减少，能使室颤出现推迟，致颤阈提高。

用药鉴别 当归与熟地黄均为补血要药，常相须为用，治疗血虚，血不养心之心悸等。然当归补血之中又能活血，对血虚兼血瘀之心悸尤宜；熟地黄补血之中又能滋阴，对血虚兼阴虚之心悸尤佳。

阿胶——血虚心悸，尤宜于出血而致血虚心悸及血虚兼阴虚之心悸

阿胶为血肉有情之品，甘平质润，为补血要药，常与当归等同用，治疗血虚心悸。尤宜于出血而致血虚以及血虚兼阴虚之心悸。

使用注意 本品黏腻，有碍消化，脾胃虚弱者慎用。5~15g。入汤剂宜烊化冲服。

用药鉴别 阿胶与熟地黄均能补血养阴，常用治血虚心悸及血虚兼阴虚之心悸。然阿胶又有止血之功，故对出血而致血不养心之心悸更为适宜，熟地黄长于滋养肾阴、益精填髓，故精血亏虚之心悸用之更多。

龟甲——阴血不足之惊悸

龟甲甘寒，既能滋阴，又能养血，入肾能滋阴益智，入心能养血补心，可滋养阴血、补益心肾、安神定志，适用于阴血不足，心肾失养之惊悸、健忘、失眠等症。

使用注意　脾胃虚寒者慎服。煎服，9～24g。宜先煎。

用药鉴别　**龟甲与阿胶**均能养阴、补血、止血，可用治阴血不足之心悸失眠等症。然龟甲长于滋养肾阴，并可养血补心，对阴血不足，心肾失养之心悸用之更宜；阿胶长于补血止血，对出血而致血虚，心失血养之心悸用之更佳。

麦冬——心阴不足，阴虚有热之心悸怔忡

麦冬味甘柔润，性偏苦寒，既善于滋养肺胃之阴而清肺胃虚热，又能入心经，养心阴而清心热，并兼可除烦安神，适用于心阴虚有热之心烦失眠、心悸怔忡等。

使用注意　脾虚泄泻者忌服。煎服，6～12g。亦可入丸散。

现代研究　本品能增加冠状动脉流量，对心肌缺血有明显的保护作用，并有抗心律失常、改善心肌收缩力及改善左心室功能的作用。

丹参——邪热扰心及瘀血阻滞，血不养心之心悸

丹参苦而微寒，归心、肝经，入血分，功善活血祛瘀，但药性微寒而和缓，祛瘀生新不伤正。可用于阴虚血少，血不养心之虚烦心悸。尤其对心经热邪内扰及瘀血阻滞，血行不畅所致的血不养心之心悸用之更宜。

使用注意 反藜芦。孕妇慎用。煎服，5～15g。活血祛瘀生新宜酒炙用。

现代研究 本品能增加冠状动脉血流量，改善心肌缺血，促进心肌缺血或损伤的恢复，对缺氧心肌也具有保护作用。

附子——心阳衰弱，心悸气短

附子辛甘温煦，其性善走，能通行十二经脉，补益一身阳气，且尤善峻补肾阳，适用于心阳衰弱，心悸气短。

使用注意 本品有毒，内服须炮制。不宜过量，煎服，3～15g。宜先煎0.5～1小时，至口尝无麻辣感为度。孕妇及阴虚阳亢者忌用。反半夏、瓜蒌、贝母、白蔹、白及。

现代研究 附子对实验动物心脏，不论是正常状态或处于衰竭状态均有明显的强心作用。

用药鉴别 附子与肉桂均能补火助阳，用治阳气虚弱之心悸。然附子补阳力强，能通行一身之阳气，在上可助心阳以通脉，适用于心阳衰弱、心悸气短等；肉桂作用温和，补火助阳之中又能引火归原，使因下元虚衰而上浮之虚阳回归故里，故尤宜于元阳亏虚，虚阳上浮之面赤、心悸等。

桂枝——心阳不振之心动悸

桂枝辛甘而温，适用于心阳不振，不能宣通血脉之心悸不宁。

使用注意 本品辛温助热，易伤阴动血，故外感热病、阴虚火旺而心悸者当忌用。孕妇及月经过多者慎用。煎服，3～9g。

现代研究 本品能增加冠状动脉血流量，改善心肌供血、供氧，但可因作用部位不同，配伍药物不同而异。

五味子——阴血亏虚，心神失养或心肾不交之虚烦心悸

五味子酸甘而温。上入心经，可养心宁心而安神，下入肾经，可固肾滋水而济心，既为酸收之药，又为滋益之品，具有补益心肾、宁心安神之功，适用于阴血亏损，心神失养或心肾不交之虚烦心悸。

使用注意 凡表邪未解，内有实热，咳嗽初起者均不宜用。煎服，3～6g；研末服，1～3g。

现代研究 本品有强心作用。有加强调节心肌细胞和心脏的能量代谢、改善心肌的营养和功能等作用。

茯苓——心脾两虚，气血不足之心悸及水气凌心之心悸

茯苓味甘而淡，能补益心脾而宁心安神，常用治心脾两虚，气血不足之心悸、失眠，多与人参、当归等同用。

使用注意 虚寒滑精者忌服。煎服，9～15g。

現代研究 本品的水、乙醇、乙醚提取物对实验动物都有强心作用，能增加心肌收缩力。

随证选药简则

- 心气不足之心悸，宜选用——人参、西洋参、甘草、茯苓
- 元气虚极欲脱，心悸怔忡，脉微欲绝者，尤宜选用——人参
- 气阴两虚有热之心悸，尤宜选用——西洋参
- 心血不足，心失所养之心悸，宜选用——当归、熟地黄、阿胶
- 血虚兼血瘀之心悸，尤宜选用——当归
- 血虚兼阴虚之心悸，尤宜选用——熟地黄、阿胶、龟甲
- 出血而致血虚，血不养心而心悸者，尤宜选用——阿胶
- 阴虚有热之心悸，尤宜选用——龟甲
- 心阳不足之心悸，宜选用——附子、桂枝
- 下焦虚冷，虚阳上浮之面赤心悸，尤宜选用——肉桂
- 水气凌心之心悸，尤宜选用——茯苓
- 瘀血阻络，血行不畅，心失血养之心悸，尤宜选用——丹参、当归
- 心肾不交之虚烦心悸，尤宜选用——五味子

8

失眠通用药

合欢皮（合欢花） 酸枣仁　柏子仁
灵芝　首乌藤　莲子（莲子心）
远志　茯苓　五味子　人参
大枣（龙眼肉）　丹参　百合　朱砂
磁石　龙骨（龙齿、牡蛎、珍珠母）半夏

失眠是以经常不能获得正常睡眠为特征的
病证，又称"不寐""不得卧""目不瞑"。临
证当以安神为治，可养心安神，或重镇安神，
或补益心脾，或交通心肾，或清泄心肝。

所取功效及主治特点简括

合欢皮 —— 解郁安神（用于愤怒忧郁，烦躁失眠）

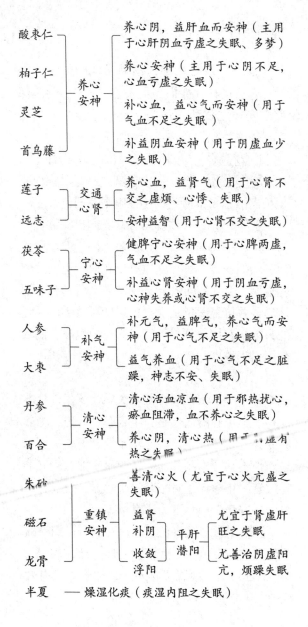

酸枣仁 ┐　　　　养心阴，益肝血而安神（主用
　　　　│　　　　于心肝阴血亏虚之失眠、多梦）
柏子仁 ┤　　　　养心安神（主用于心阴不足，
　　　　├ 养心　心血亏虚之失眠）
灵芝 　 ┤ 安神　补心血，益心气而安神（用于
　　　　│　　　　气血不足之失眠）
首乌藤 ┘　　　　补益阴血安神（用于阴虚血少
　　　　　　　　之失眠）

莲子 　 ┐ 交通　养心血，益肾气（用于心肾不
　　　　├ 心肾　交之虚烦、心悸、失眠）
远志 　 ┘　　　　安神益智（用于心肾不交之失眠）

茯苓 　 ┐ 宁心　健脾宁心安神（用于心脾两虚，
　　　　├ 安神　气血不足之失眠）
五味子 ┘　　　　补益心肾安神（用于阴血亏虚，
　　　　　　　　心神失养或心肾不交之失眠）

人参 　 ┐ 补气　补元气，益脾气，养心气而安
　　　　├ 安神　神（用于心气不足之失眠）
大枣 　 ┘　　　　益气养血（用于心气不足之脏
　　　　　　　　躁，神志不安、失眠）

丹参 　 ┐ 清心　清心活血凉血（用于邪热扰心，
　　　　├ 安神　瘀血阻滞，血不养心之失眠）
百合 　 ┘　　　　养心阴，清心热（用于心虚有
　　　　　　　　热之失眠）

朱砂 　 　　　　善清心火（尤宜于心火亢盛之
　　　　　　　　失眠）

磁石 　 ┐ 重镇　益肾　┐　　　尤宜于肾虚肝
　　　　├ 安神　补阴　├ 平肝　旺之失眠
　　　　│　　　 收敛　│ 潜阳　尤善治阴虚阳
龙骨 　 ┘　　　 浮阳　┘　　　亢，烦躁失眠

半夏　— 燥湿化痰（痰湿内阻之失眠）

合欢皮——愤怒忧郁，烦躁失眠

合欢皮味甘性平，主入心、肝经，为解郁悦心安神之要药，适用于情志不遂，愤怒忧郁，烦躁失眠，心神不宁之症。

使用注意 孕妇慎用。煎服，6～12g。

现代研究 合欢皮水煎液及醇提取物均能延长戊巴比妥钠所致的小鼠睡眠时间。

用药鉴别 合欢皮与合欢花同出一物。一为树皮，一为花蕾，药用部位不同，但功用相似，均能安神解郁，尤以合欢花效力更佳。实验表明，合欢花可抑制小鼠的被动活动和自发活动，并可显著增加戊巴比妥钠所致小鼠入睡的只数。在同等剂量下，合欢花的镇静、催眠作用强于酸枣仁。

酸枣仁——心肝阴血亏虚之失眠、多梦、心悸

酸枣仁甘酸而性平，主入心、肝经，为养心安神之要药，主治心肝阴血亏虚，心失所养之虚烦不眠。本品既能内补营血安神志，又能外敛营阴止虚汗，对心肝阴血亏虚，失眠而见自汗、盗汗者用之更为适宜。

使用注意 酸枣仁对子宫有兴奋作用，故孕妇见失眠者慎用。煎服，9～15g。研末吞服，每次1.5～2g。炒后捣碎入煎，利于煎出有效成分。

酸枣仁与多种镇静催眠药有明显的协同作用，灌服酸枣仁煎剂可明显延长戊巴比妥钠所致小鼠的睡眠时间，对大鼠等实验动物也均有镇静催眠作用。而且本品还有对抗中枢兴奋剂的作用。

柏子仁——心阴不足，心血亏虚之失眠、心悸

柏子仁味甘质润，不寒不燥，性质平和，主入心经，功能养心安神，多用于心阴不足、心血亏虚，心神失养之失眠、心悸等。

使用注意 便溏及多痰者慎用。煎服，10～20g。便溏者宜用柏子仁霜代替柏子仁。

现代研究 柏子仁单方注射液可使猫的慢波睡眠深睡期明显延长，并能显著的恢复体力。而且实验显示柏子仁霜比柏子仁更有明显的镇静安神作用。

用药鉴别 柏子仁与酸枣仁均为养心安神之要药，常相须为用，治疗心阴不足、心血亏虚、心神失养之失眠。然柏子仁性润，偏于养心，兼可滋肾润燥，故心肾不交之失眠心悸也尤为适宜；酸枣仁酸收，偏于养肝，并能收敛止汗，故心肝阴血亏虚，失眠而体虚多汗者用之更佳。

灵芝——气血不足之失眠

灵芝味甘性平，能鼓舞正气、补益气血、保养精神、安定神志，为滋养强壮之珍品。因

其主入心经，故能补心血、益心气、安心神，适用于气血不足，心神失养所致的心神不宁、失眠、惊悸、多梦、健忘、体倦神疲等症。可单用研末吞服，或配当归、酸枣仁、柏子仁等同用。

使用注意 外感初起者不宜用。煎服，6~12g；研末吞服，1.5~3g。

现代研究 本品对心脏有较为全面的保护作用，可改善多种动物心肌血氧供应。

首乌藤——阴虚血少之失眠

首乌藤又名夜交藤，其味甘性平，主入心、肝经，功能补养心肝阴血而安神，适用于阴虚血少，心失濡养之失眠多梦、心神不宁，多作辅药与酸枣仁、柏子仁等配伍同用。

使用注意 据报道，服用首乌藤可致过敏反应，主要表现为全身皮肤发疹，或皮肤刺痛灼痒，畏寒发热，故过敏体质者应注意。煎服，9~15g。

现代研究 本品煎剂有镇静、催眠作用，与戊巴比妥钠合用有明显的协同作用。

用药鉴别 合欢皮与首乌藤均能安神，治疗烦躁失眠，心神不宁。然合欢皮功在舒缓心肝之气郁，尤宜于情志不遂，愤怒忧郁，烦躁失眠，心神不宁；首乌藤功在补养心肝之阴血，适宜于阴虚血少，心失濡养之失眠，心神不宁及阴虚阳亢，烦躁失眠。

莲子——心肾不交之虚烦、心悸、失眠

莲子味甘涩而性平，既为收涩之药，又是补益佳品，尤宜于心肾不交之虚烦、心悸、失眠者，常与酸枣仁、茯神、远志等同用。因其性质平和，可与大枣配用，多作病后调补，炖汤、煮粥皆宜。

使用注意 凡中满痞胀、内有积滞以及大便燥结者忌服。煎服，10～15g，去心打碎用。亦可入丸散，或煮粥。

用药鉴别 莲子与莲子心同出一物。一为成熟种子，一为子中的青嫩胚芽，均能安定神志、交通心肾，用治心肾不交之失眠。然莲子药性平和，功在养心血、益肾气、交通心肾而安神，主用于心肾不交之虚烦失眠；莲子心功在清心热、涩肾精、交通心肾而安神，主用于热入心包、神昏谵语及心肾不交之失眠遗精。

远志——心肾不交之失眠

远志苦辛而温，性善宣泄通达，主用治心肾不交之心神不宁、失眠、惊悸。

使用注意 实热或痰火内盛者，有胃溃疡或胃炎者慎用。煎服，3～9g。

现代研究 本品对巴比妥类药物均有协同作用，其煎剂灌服可使阈下剂量的戊巴比妥钠产生催眠作用。

茯苓——心脾两虚，气血不足之失眠

茯苓甘淡而平，能补益心脾而宁心安神，常用治心脾两虚之失眠、心悸。

使用注意 虚寒滑精者忌服。煎服，9~15g。

现代研究 本品煎剂有较好的镇静作用，能明显降低小鼠的自发活动，并能对抗咖啡因所致小鼠过度兴奋。

用药鉴别 茯苓与远志均能宁心安神，前人有"远志能通肾气上达于心，茯苓能使心气下达于肾"之说，两者常配伍同用，治疗心肾不交之失眠，具有协同作用。然茯苓功在补益心脾而宁心安神，主用治心脾两虚之失眠；远志重在交通心肾而宁心安神，尤宜于心肾不交之失眠。

五味子——阴血亏虚，心神失养或心肾不交之失眠

五味子酸甘而温，可入心、肾经，具有补益心肾、宁心安神之功，适用于阴血亏损，心神失养或心肾不交之失眠多梦，对失眠而伴见自汗、盗汗、遗精、滑精等滑脱之证者用之更宜。

使用注意 凡表邪未解，内有实热者不宜用。煎服，3~6g；研末服，1~3g。

现代研究 本品乙醇提取液可使小鼠自主活动明显减少，可增强中枢安定药对自主活动的抑制作用。

人参——心气不足之失眠

人参为大补元气之正品，通过补元气、益脾气，还能补益心气而安神益智，适用于心气虚衰或心脾两虚，气血不足之失眠多梦、健忘等，单用即可，或配伍使用。

使用注意 不宜与藜芦同用。服用本品时不宜同时吃萝卜或喝茶，以免影响药力。煎服，3～9g。宜文火另煎分次兑服。野山参研末吞服，每次2g，日服2次。

现代研究 本品有镇静和安定等作用。参芦、全参、参根均具有明显的中枢抑制作用，能显著减少小鼠的自发活动，并可明显增强学习和记忆能力。

大枣——心气不足之脏躁，神志不安、失眠

大枣甘温润养，入脾、胃、心经，功能补脾益气，适宜于气血不足，心失充养，心神无主的脏躁，神志不安，为治脏躁的要药。单用即可获效。而且对虚劳烦闷不眠者用之亦甚为适宜。

使用注意 凡有痰湿、食积、虫积、龋齿作痛者均忌服。劈破煎服，6～15g。

现代研究 大枣中的有效成分能降低实验动物的自发运动，并能镇静、催眠，对中枢神经有一定的抑制作用。

用药鉴别 **大枣与龙眼肉**功用相似，均能补益心脾、养血安神，用于气血亏虚，心失充

养之失眠心悸。然大枣长于补脾益气以助生化之源，使心脉充养而养心安神；龙眼肉甘润之气胜于大枣，长于补血养心以除心思劳伤，使气血充足而益脾长智。

丹参——邪热扰心及瘀血阻滞，血不养心之失眠

丹参苦而微寒，归心、肝经，入血分。故本品既可清热凉血而除烦安神，又可活血祛瘀而养血安神，尤宜于心经热邪内扰及瘀血阻滞，血行不畅所致的血不养心之失眠。

使用注意 反藜芦。孕妇慎用。煎服，5～15g。

现代研究 丹参水提液、注射液均对小鼠自主活动有明显的抑制作用，丹参或复方丹参注射液还可增强氯丙嗪、异戊巴比妥钠、环己烯巴比妥钠等的催眠作用。

百合——阴虚有热之失眠

百合甘润滋阴，微寒清热，适宜于阴虚内热，虚热上扰之失眠心悸。因其性质平和，补虚而不碍邪，祛邪而不伤正，故以热病后余热未清，虚烦失眠者用之更宜，可单用煎汤，饮汤食百合；或与大米煮粥食用。

使用注意 脾胃虚寒，大便滑泄者忌服。煎服，6～12g。单用煎汤或煮粥可用至30g。

现代研究 本品水提液具有明显的镇静作

用，能显著地增加戊巴比妥钠的睡眠时间及阈下剂量的睡眠率。

用药鉴别　百合与丹参均能清心安神。然百合为补益之品，能养心阴，清心热而安神，且性质平和，补虚而不碍邪，祛邪而不伤正，尤以热病后余热未清，虚烦失眠者用之更宜，并多用作病后的食物调补；丹参为活血之药，能活血凉血，祛瘀生新而安神，尤以心经热邪内扰及瘀血阻滞，血行不畅所致的血不养心之失眠用之更佳。

朱砂——心火亢盛之失眠

朱砂为硫化物类矿物辰砂族辰砂。其甘寒质重，专入心经，既可重镇安神，又可清心安神，为镇心、清火、安神定志之要药。尤善治心火亢盛，内扰神明之心神不宁、烦躁不眠，多与黄连、栀子等配伍。

使用注意　本品主含硫化汞（HgS），火煅则析出水银，有剧毒，故临证应注意，用量不宜大，不宜入服，不宜入煎剂，只宜入丸散服，每次 0.1～0.5g。另外不宜火煅。孕妇及肝功能不全者忌服。

现代研究　本品能降低大脑中枢神经的兴奋性，有镇静、催眠、抗惊厥作用。

磁石——肾虚肝旺之失眠

磁石咸寒质重，入心、肝、肾经，既能清

泻心肝之火，又能养益肾脏之阴。尤宜于肾虚肝旺，肝火上炎，扰动心神或惊恐气乱，神不守舍所致的心神不宁、惊悸失眠等，多与朱砂、神曲同用。

使用注意　因吞服后不易消化，故入丸散，不可多服，每次 1~3g。煎服，15~30g，宜打碎先煎。脾胃虚弱者慎用。

现代研究　本品对中枢神经系统有一定的抑制作用。

用药鉴别　磁石与朱砂均质重性寒，入心经而镇心安神。然磁石还可入肾经而益肾阴、归肝经而平肝阳，故主治肾虚肝旺，肝火扰心之失眠、心神不宁；朱砂专入心经，既能镇心安神，又善清心热，故尤善治心火亢盛之失眠、心神不宁。

龙骨——阴虚阳亢，烦躁失眠

味甘涩而平，质重镇潜，入心、肝、肾经，功能镇惊安神，并为重镇安神之要药，用治心神不宁、心悸失眠、健忘多梦等症，尤宜于阴虚阳亢，心神被扰之烦躁失眠。

使用注意　湿热积滞者不宜使用。煎服，15~30g，宜先煎。镇惊安神，平肝潜阳多生用。

现代研究　本品水煎剂对小鼠的自主活动有明显抑制作用，能显著增加巴比妥钠诱导小鼠睡眠的入睡率。

用药鉴别　龙骨与龙齿来源、功用相似，均能镇惊安神、潜敛浮阳，用治心神不宁、心悸失眠。然龙齿镇惊安神之力更胜于龙骨。

龙骨与牡蛎、珍珠母均能镇惊安神，潜敛浮阳，尤宜于阴虚阳亢，心神不宁，烦躁失眠。然龙骨镇惊安神之力胜于牡蛎、珍珠母；牡蛎、珍珠母平肝潜阳之效胜于龙骨。

半夏——痰湿内阻之失眠

半夏味辛，性温而燥，为脾、胃经之主药，功能燥湿化痰，温化寒痰，且尤善治脏腑之湿痰。

使用注意 反乌头。温燥之品，热痰、燥痰应慎用。煎服，3～10g，宜炮制后用。法半夏长于燥湿，且温性较弱，故治疗湿痰内盛之失眠宜用之；若痰热内扰，虚烦不眠，宜选用竹沥半夏。

现代研究 本品能显著抑制小鼠的自主运动。

随证选药简则

- 阴血不足之失眠，宜选用——酸枣仁、柏子仁、首乌藤、五味子
- 气血亏虚之失眠，宜选用——人参、灵芝、龙眼肉、大枣、茯苓
- 心肾不交之失眠，宜选用——莲子、远志、

五味子、柏子仁

- 阴虚阳亢之失眠，宜选用——龙骨、龙齿、牡蛎、珍珠母、磁石
- 气血不足，妇女脏躁，神志不安而失眠者，尤宜选用——大枣
- 心肝阴血不足，失眠伴体虚多汗者，尤宜选用——酸枣仁
- 邪热扰心，瘀血阻滞，血不养心之失眠，尤宜选用——丹参
- 心火亢盛之失眠，尤宜选用——朱砂
- 心阴不足，阴虚有热之失眠，尤宜选用——百合
- 痰饮内盛，胃气失和而失眠者，尤宜选用——半夏
- 情志不遂，愤怒忧郁，烦躁失眠，尤宜选用——合欢皮、合欢花

9

胸痹通用药

薤白　桂枝　附子　肉桂　三七　丹参
麝香　山楂　川芎　延胡索　降香
苏合香　檀香　枳实　瓜蒌（半夏）

　　胸痹是指胸部闷痛，甚则胸痛彻背，短气、喘息不得安卧为主症的一种疾病。轻者仅感胸闷如窒，呼吸欠畅，重者胸痛，甚则心痛彻背，背痛彻心。如西医学之冠心病、心绞痛、心肌梗死等即属于本病的范畴。治疗多活血化瘀、辛温通阳、豁痰开结，或温阳补气、益气养阴、滋阴益肾为主。

所取功效及主治特点简括

辛温通阳 ┬ 薤白 ── 通阳散结（寒痰阻滞，胸阳不振之胸痹）

└ 桂枝 ── 温通心阳，散寒止痛（寒凝心脉，胸阳不振之胸痹）

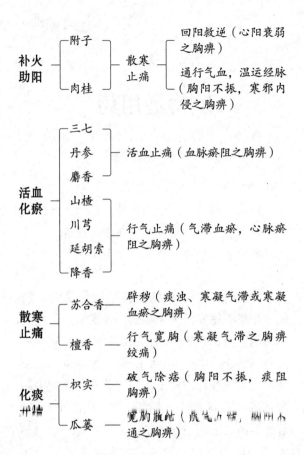

| 补火助阳 | 附子 肉桂 | 散寒止痛 | 回阳救逆（心阳衰弱之胸痹） |
| | | | 通行气血，温运经脉（胸阳不振，寒邪内侵之胸痹） |

补火助阳 ── 附子、肉桂 ── 散寒止痛
- 回阳救逆（心阳衰弱之胸痹）
- 通行气血，温运经脉（胸阳不振，寒邪内侵之胸痹）

活血化瘀
- 三七、丹参、麝香 ── 活血止痛（血脉瘀阻之胸痹）
- 山楂、川芎、延胡索、降香 ── 行气止痛（气滞血瘀，心脉瘀阻之胸痹）

散寒止痛
- 苏合香 ── 辟秽（痰浊、寒凝气滞或寒凝血瘀之胸痹）
- 檀香 ── 行气宽胸（寒凝气滞之胸痹绞痛）

化痰
- 枳实 ── 破气除痞（胸阳不振，痰阻胸痹）
- 瓜蒌 ── 宽胸散结（痰气互结，胸阳不通之胸痹）

机制分析与临床应用简述

薤白——寒痰阻滞，胸阳不振之胸痹

薤白辛散滑利，苦降燥湿，温通散寒，为治胸痹之要药，主用于寒痰阻滞，胸阳不振之胸痹，常与瓜蒌等同用。

使用注意 气虚者慎服。上消化道溃疡患者不宜多服和久服。煎服，5～9g。

现代研究 薤白是一种防治血栓性心血管疾病的良药。

桂枝——寒凝心脉，胸阳不振之胸痹

桂枝辛甘而温，适宜于寒凝心脉，胸阳不振，心脉瘀阻之胸痹心痛，常与枳实、薤白等同用。

使用注意 本品辛温助热，易伤阴动血，故阴虚火旺者当忌用。孕妇及月经过多者慎用。煎服，3～9g。

现代研究 临床证实，本品能改善心肌供血、供氧及临床症状，具有温通心阳、推动血行的作用，是治疗冠心病不可缺少的药物。

附子——心阳衰弱之胸痹

附子辛甘温煦，尤善峻补肾阳，适用于心阳衰弱，阴寒凝滞之胸痹心痛，可配人参、桂甘等同用。

使用注意 本品有毒，内服须炮制，不宜过量，煎服，3～15g。宜先煎0.5～1小时，至口尝无麻辣感为度。孕妇及阴虚阳亢者忌用。反半夏、瓜蒌、贝母、白蔹、白及。

现代研究 本品注射液和水溶部分对急性心肌缺血有明显的保护作用，能延长小鼠耐缺氧时间。

肉桂——胸阳不振，寒邪内侵之胸痹

肉桂辛甘，大热，常用治胸阳不振，寒邪内侵之胸痹心痛，多与附子、干姜等同用。

使用注意 阴虚火旺，里有实热，血热妄行之出血及孕妇忌用。畏赤石脂。煎服，1～4.5g，宜后下或焗服；研末冲服，每次1～2g。

现代研究 肉桂制剂能扩张血管，促进血液循环，增强动物耐缺氧能力，增加冠状动脉血流量，使血管阻力下降，改善急性心肌缺血引起的心电图变化。

用药鉴别 附子与肉桂均能补火助阳，散寒止痛，用治胸阳不振，寒邪内盛之胸痹心痛。然附子辛热燥烈，补阳又能回阳，尤宜于心阳衰弱，阴寒凝滞之胸痹心痛；肉桂甘热温和，长于通经脉，散寒凝，主用于胸阳不振，寒邪内侵之胸痹心痛。

三七——血脉瘀阻之胸痹

三七近代取其活血定痛之功，用治心脉瘀阻之胸痹也效果尤佳，而且三七活血定痛之中，又有补虚强壮之力，使活血而不伤正，补虚而不腻滞，故对心脉瘀阻之胸痹心痛尤为适宜。若体质虚弱者，用之还可起到扶正祛邪之效。

使用注意 孕妇慎用。多研末吞服，1～1.5g；煎服，3～10g，亦入丸散。

现代研究 本品多种有效成分对心肌缺血

9

胸痹通用药

有保护作用，对大鼠心脏缺血再灌注损伤也有保护效应，可使心肌梗死范围明显缩小。

丹参——血脉瘀阻之胸痹

丹参苦而微寒，归心、肝经，入血分，适宜于心脉瘀阻之胸痹心痛，可与檀香等同用。现临床治疗胸痹、胸闷，冠心病、心绞痛的多种中成药，如复方丹参片、复方丹参滴丸、冠心丹参片（《中华人民共和国药典》）等，皆以之为主而组成。

使用注意 反藜芦。孕妇慎用。煎服，5～15g。用治心脉瘀阻之胸痹心痛宜酒炙用。

现代研究 本品能扩张冠状动脉、增加冠状动脉血流量、改善心肌缺血、促进心肌缺血或损伤的恢复，缩小心肌梗死的范围；能提高耐缺氧能力，对缺氧心肌有保护作用；能抑制动脉粥样硬化斑块的形成；改善微循环，促进血液流速；还能扩张血管；对抗血栓形成。

麝香——血脉瘀阻之胸痹

麝香辛温芳香，能通利心脉之壅塞，畅行血中之瘀滞，开心脉，祛瘀滞，通经络而止疼痛，故为治心腹暴痛之佳品，适用于心脉瘀阻之胸痹，可配木香、桃仁等同用。

使用注意 孕妇禁用。入丸散，每次0.03～0.1g。不宜入煎剂。

现代研究 本品具有明显的强心作用，能兴奋心脏，增加心脏收缩振幅，增强心肌功能；对由于血栓引起的缺血性心脏障碍有预防和治疗作用。

山楂——气滞血瘀，心脉瘀阻之胸痹

山楂酸甘而微温，入脾、胃、肝经，适用于瘀滞胸胁疼痛，常与川芎、桃仁等同用。近年取其活血行气止痛之功，用治气滞血瘀，心脉瘀阻之胸痹有较好疗效。

使用注意 脾胃虚弱而无积滞或胃酸分泌过多者应慎用。煎服，10～15g，大剂量30g。

现代研究 本品提取物能扩张冠状动脉，增加冠状动脉血流量，保护心肌缺血缺氧；并能降血脂，消除冠状动脉的脂质沉积、弹性纤维断裂、缺损、溃疡及血栓形成，降低动脉粥样硬化的发生率；并有强心，抗心律失常等作用。

川芎——气滞血瘀，心脉瘀阻之胸痹

川芎辛温，归肝、胆、心包经，为"血中之气药"，具有活血行气之功，适宜于气滞血瘀，心脉瘀阻之胸痹心痛，常与三七、丹参等同用。

使用注意 阴虚火旺者及孕妇当慎用。煎服，3～9g。

现代研究 川芎嗪等成分能扩张冠状动脉、增加冠状动脉血流量，改善心肌的血氧供应，并降低心肌耗氧量；能抑制血小板凝聚，预防血栓的形成；对实验性心梗有缩小梗死范围、减轻病变程度、减少心肌坏死的作用。

延胡索——气滞血瘀，心脉瘀阻之胸痹

延胡索辛苦而温，具有活血、行气、止痛之功，专治一身上下诸痛，而且无论何种原因所致的痛证，均可配用。气滞血瘀之痛证尤为适宜，故有"活血化气第一品药"之称。本品用治气滞血瘀，心脉瘀阻之胸痹心痛，常与丹参、桂枝等配伍。

使用注意 《本草品汇精要》："妊娠不可服。"煎服，3～10g；研粉吞服，每次1～3g。

现代研究 本品有显著镇痛、麻醉作用，能提高常压下实验动物对缺氧的耐受能力，延长高耗氧状态下的存活时间；能扩张冠状血管、提高冠状动脉血流量、改善心肌营养性血流量、改善心肌缺血、坏死程度；并能缩小心肌梗死的范围，还能对抗乌头碱所致的心律失常等。

用药鉴别 川芎与延胡索均能活血，行气、止痛，常用治气滞血瘀，心脉瘀阻之胸痹心痛。然川芎活血行气之力胜于延胡索；延胡索止痛之力胜于川芎。

降香——气滞血瘀，心脉瘀阻之胸痹

降香味辛性温，气味芳香，有化瘀、理气、止痛之功，可用治血瘀气滞之胸胁心腹疼

痛。可单用，或临症配伍。

使用注意 血热出血证忌用。煎服，3~6g，宜后下；研末吞服，每次 1~2g。

现代研究 本品所含挥发油及芳香水可明显抑制大鼠实验性血栓的形成。

苏合香——痰浊、寒凝气滞或寒凝血瘀之胸痹

苏合香辛香气烈，温通走窜，具有芳香辟秽、祛寒止痛之功，适用于痰浊、寒凝血瘀或寒凝气滞之胸腹冷痛满闷，常与冰片等同用。

使用注意 本品性燥温散，阴虚多火者忌服，孕妇慎服。入丸散，0.3~1g。不入煎剂。

现代研究 本品能增强耐缺氧能力，对实验性心肌梗死可减慢心率、改善冠状动脉流量、降低心肌耗氧；并对实验动物血小板聚集有显著抑制作用。

檀香——寒凝气滞之胸痹绞痛

檀香辛温芳香，具有散寒行气止痛之功，为祛寒利膈、宽胸之常用品，适宜于寒凝气滞之胸痹绞痛，可配荜茇、延胡索等同用，或与苏合香等配伍。

使用注意 阴虚火旺者慎用。煎服，2~5g，宜后下；入丸散，1~3g。

现代研究 临床研究以本品为主，配荜茇、细辛等制成滴丸，在心绞痛发作时含服，有较好疗效。

枳实——胸阳不振，痰阻胸痹

枳实苦泄沉降，辛行利气，力强性烈，奏效急速。本品主治胸阳不振，痰阻胸痹之胸中满闷、疼痛，多与薤白、桂枝等同用。

使用注意 孕妇慎用。煎服，3～9g，大剂量可用至30g。炒后性较平和。

现代研究 本品可抑制血栓的形成，其煎剂或酊剂静脉注射对动物离体心脏有强心作用。

瓜蒌——痰气互结，胸阳不通之胸痹

瓜蒌甘微苦而寒，入肺、胃、大肠经，既能上清肺胃之热而涤痰导滞，又能宽中下气以开胸散结，为化痰宽胸散结，治疗胸痹之要药。常用治痰气互结，胸阳不通之胸痹疼痛。然本品药性寒凉，故多与薤白、半夏等温通胸阳，温散寒凝的药物同用。

使用注意 反乌头。煎服，全瓜蒌10～20g，瓜蒌皮6～12g，瓜蒌仁10～15g。治疗胸痹多选用瓜蒌皮。

现代研究 瓜蒌仁、瓜蒌皮及瓜蒌注射液均能扩张冠状动脉，增加冠状动脉流量；对实验所致大鼠急性心肌缺血有明显的保护作用，能显著缩小缺血再灌注心肌的梗死范围。临床研究用瓜蒌注射液、瓜蒌片剂治疗冠心病，也取得了较好疗效。

用药鉴别 瓜蒌与半夏均能化痰，两者常同用治痰浊停滞胸中之胸痹，如瓜蒌薤白半夏汤。然瓜蒌性寒，又能利气宽胸散结，尤宜于痰热气滞闭阻胸中者；半夏性温，又能燥湿消痞散结，尤宜于痰浊壅滞闭结胸中者。

随证选药简则

- 血瘀心脉之胸痹，宜选用——三七、丹参、麝香、山楂、川芎、延胡索、降香、桂枝、肉桂、苏合香
- 气滞瘀阻之胸痹，宜选用——薤白、山楂、降香、檀香、枳实、瓜蒌、川芎、延胡索、苏合香
- 痰浊壅滞之胸痹，宜选用——薤白、苏合香、枳实、瓜蒌、半夏
- 寒凝心胸之胸痹，宜选用——薤白、苏合香、桂枝、肉桂、附子、檀香
- 寒凝气滞之胸痹心痛，尤宜选用——薤白、檀香、苏合香
- 寒凝血瘀，胸阳不振之胸痹，尤宜选用——桂枝、肉桂、苏合香
- 心阳衰弱之胸痹，尤宜选用——附子
- 寒痰湿浊之胸痹，尤宜选用——半夏、薤白、苏合香
- 痰热壅盛之胸痹，尤宜选用——瓜蒌

10

呕吐通用药

藿香　白豆蔻（砂仁）　生姜　丁香
吴茱萸　黄连　芦根　竹茹（枇杷叶）
陈皮（紫苏）　半夏　旋覆花　代赭石

　　呕吐为一个症状，是由于胃失和降，气逆于上而引起的病证。止呕之药虽多，然究其机制，多为祛邪化浊、消食化滞、疏肝和胃、温中散寒、温化痰饮、清泄胃火等。

　　呃逆、嗳气均是胃失和降，气逆于上所致，因止呕之药多能治疗呃逆、嗳气，故不再专门论述，临证可参见本证用药。

所取功效及主治特点简括

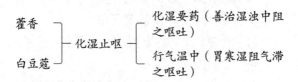

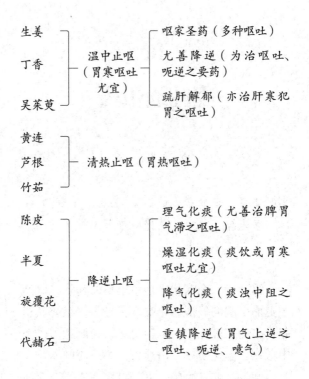

机制分析与临床应用简述

藿香——善治湿浊中阻之呕吐

藿香辛而微温，气味芳香，长于化湿而醒脾，为芳香化湿之要药。以湿浊中阻之呕吐最为适宜，常与半夏、丁香等同用。

使用注意 阴虚血燥者不宜用。煎服，5～10g。鲜品加倍。

现代研究 藿香挥发油能促进胃液分泌，

增强消化功能，对胃肠有解痉作用。以藿香为主组成的藿香正气散，既能解痉，又有较好的镇吐作用。

白豆蔻——胃寒湿阻气滞之呕吐

豆蔻，辛温芳香，具有化湿行气、温中止呕之功。尤以胃寒湿阻气滞之呕吐最为适宜。单用即可，或配藿香、半夏等同用。

使用注意 阴虚血燥者慎用。煎服，3～6g，入汤剂宜后下。

现代研究 本品能促进胃液分泌，增进胃肠蠕动，制止肠内异常发酵，祛除胃肠积气，有良好的芳香健胃作用，并能止呕。

用药鉴别 藿香与白豆蔻既能芳香化湿，又能和中止呕，用治湿浊呕吐。然藿香芳香化湿力强，尤善治湿阻中焦之呕吐，且能发表，故外感夹湿之呕吐也尤为适宜；白豆蔻温中止呕力好，又有行气之功，故胃寒湿阻气滞之呕吐皆为佳品，并尤善治内寒夹湿之呕吐（即寒湿呕吐）。

白豆蔻与砂仁均能化湿行气、温中止呕，用治胃寒、湿浊、气滞呕吐。然白豆蔻止呕力强，故为治胃寒湿阻气滞呕吐的常用品；砂仁又能行气安胎，故妊娠呕吐多选用。

生姜——用于多种，胃寒呕吐尤宜

生姜辛散温通，入脾胃，能温中散寒、和

胃降逆，为温中止呕之佳品，尤善治胃寒呕吐，常与高良姜、白豆蔻等同用。特别对寒犯中焦或脾胃虚寒之胃脘冷痛、食少呕吐者，可收祛寒开胃、止痛止呕之诸效。素有"呕家圣药"之称。

使用注意　热盛及阴虚内热者忌服。煎服，3～9g，或捣汁服。

现代研究　生姜能促进消化液分泌，保护胃黏膜，具有镇痛、镇吐作用。

丁香——胃寒呕吐、呃逆尤宜

丁香辛温，气味芳香，具有温中散寒、降逆止呕之功，且尤善降逆，既可用治呕吐，又能用治呃逆。尤为治疗胃寒呕吐、呃逆之要药。单用即可，或与生姜、半夏等同用。

使用注意　热证及阴虚内热者忌用。畏郁金。煎服，1～3g。

现代研究　本品内服能促进胃液分泌，增强消化功能，减轻恶心呕吐，缓解腹部胀气，为芳香健胃剂。

吴茱萸——胃寒呕吐及肝寒犯胃之呕吐

吴茱萸辛散苦泄，性热祛寒，入肝经能散肝经寒凝，疏肝经郁滞；入脾胃能温中散寒，降逆止呕，能制酸止痛。故既可用于胃寒呕吐，又善治肝寒犯胃之呕吐。治胃寒呕吐，常配半夏、生姜等同用。

使用注意 本品辛热燥烈，易耗气动火，故不宜多用，煎服，1.5～4.5g，而且不宜久服。阴虚内热者忌用。

现代研究 本品水煎剂有抗动物实验性胃溃疡的作用；对药物所致动物胃肠痉挛有对抗作用，并有明显的镇痛作用。吴茱萸单用也有明显的止呕作用，与生姜同服，能加强止呕作用。

用药鉴别 生姜与丁香、吴茱萸均能温中止呕，用治胃寒呕吐。然生姜长于发散温中，以治外寒犯胃及胃中寒饮呕吐最好；丁香尤善降逆，以治胃寒呕逆尤宜，故既可用于胃寒呕吐，又可用治胃寒呃逆；吴茱萸长于暖肝疏肝而降逆，以治肝寒犯胃，呕吐吞酸最佳。

黄连——胃热呕吐

黄连大苦大寒，尤长于清中焦湿热，泻心胃之火，能清胃止呕，适用于胃热呕吐，可配石膏同用。

使用注意 本品大苦大寒，不可过量，煎服，2～5g，五十两八服。脾胃虚寒者忌用。阴虚津伤者慎用。

用药鉴别 黄连与吴茱萸常配伍同用，治疗肝火犯胃之呕吐吞酸，然黄连为苦寒之品，功在清胃热、除湿热、止呕吐，尤善治胃热呕吐，且以治呕吐苦水为主；吴茱萸为辛苦热之药，功在散胃寒、疏肝郁、止呕吐，尤善治胃寒呕吐及肝寒犯胃之呕吐，且以治呕吐酸水为佳。

芦根——胃热呕吐

芦根甘寒而质轻，善清肺胃之热，为清胃止呕之佳品，治疗胃热呕吐，可单用煎浓汁频饮，或配竹茹、生姜等同用，如芦根饮子。

使用注意 脾胃虚寒者忌服。煎服，干品15～30g；鲜品加倍，或捣汁用。

用药鉴别 **黄连**与**芦根**均能清热止呕，用治胃热呕吐。然黄连清热力强，并善清中焦湿热，故胃中湿热或胃火炽盛之呕吐用之尤宜；芦根又能清热生津，故热病伤津之呕吐用之尤佳。

竹茹——胃热呕吐，妊娠恶阻

竹茹甘寒而降，善除阳明一切火热痰气，具有清热降逆止呕之功，为治热性呕逆之要药。

使用注意 胃寒及伤食之呕吐忌服。煎服，6～10g。止呕宜姜汁炙用。

用药鉴别 **竹茹**与**枇杷叶**、**芦根**均能清热止呕，常用于胃热呕吐。然竹茹止呕之功胜于枇杷叶，并善治妊娠呕吐；芦根清胃热之力胜于竹茹、枇杷叶，但止呕之力不及。

陈皮——尤善治脾胃气滞之呕吐

本品又名橘皮，性味苦辛而温，气味芳香，具有理气健脾、降逆止呕、燥湿化痰之功，适用于脾胃气滞，呕吐、呃逆之证。

使用注意 吐血证慎服。煎服，3～9g，或入丸散。

现代研究 陈皮的不同制剂对胃肠道平滑肌有直接抑制作用，能抑制实验性胃溃疡的发生。

用药鉴别 陈皮与紫苏均能行气和胃而止呕，用于中焦气滞之恶心呕吐。然陈皮又能燥湿，对寒湿阻中，脾胃气滞之呕吐也尤为适宜；紫苏又能安胎，对胎气上逆，妊娠呕吐用之更佳。

半夏——痰饮或胃寒呕吐尤宜

半夏辛开滑降，性温而燥，为脾胃经主药，燥湿化痰之要药，又为止呕要药。故各种原因之呕吐，皆可随证配用，尤以痰饮或胃寒所致呕吐尤宜。

使用注意 反乌头。煎服，3～10g，一般宜制过用。取其止呕，多用姜半夏。

现代研究 半夏有显著的抑制胃液分泌作用，亦可抑制胃液酸性成分的变化，并可抑制呕吐中枢而镇吐。

用药鉴别 半夏与陈皮均能燥湿化痰，降逆止呕，用治寒湿、痰饮阻滞中焦之呕吐。然半夏长于燥湿温化痰饮，故痰饮或胃寒呕吐尤为多用；橘皮长于理气健脾，故脾胃气滞之呕吐尤为多用。

半夏与生姜均能降逆止呕，常配伍同用，或将半夏以姜汁炮制，用于胃寒呕吐。然半夏功能燥湿化痰，尤善治痰饮阻中之呕吐痰涎者；生姜功能发表散寒，尤善治外寒犯胃之呕吐清水者。

旋覆花——痰浊中阻之呕吐

旋覆花苦辛而咸，既能降肺气化痰饮，又能降胃气止呕噫，故在多种呕吐、噫气之中，尤善治痰浊中阻，胃气上逆之噫气呕吐。胃脘痞硬者，常配代赭石、半夏等同用。

使用注意 因本品有绒毛，易刺激咽喉作痒而致呛咳呕吐，故须布包入煎。煎服，3~10g，或入丸散。

现代研究 以旋覆花为主组成的旋覆代赭汤，具有松弛胃肠道平滑肌、减少胃酸分泌、祛痰、止呕、抗炎等作用。还能有效防治恶性肿瘤患者化疗的恶心呕吐反应。

代赭石——胃气上逆之呕吐、呃逆、噫气

代赭石苦寒，质重性降，为重镇降逆之要药。尤善降上逆之胃气而止呕、止呃、止噫，凡胃气上逆之呕吐、呃逆、噫气不止，皆可用之，常与旋覆花、半夏等配伍。

使用注意 孕妇慎用。因含微量砷，故不宜长期服用。煎服，10~30g，宜打碎先煎。入丸散，每次1~3g。降逆止呕宜生用。

用药鉴别 旋覆花与代赭石均能降胃气而止呕、止噫，常相须为用，治疗呕吐、噫气之证。然代赭石性寒，长于重镇降逆，止呕噫力强，尤

善治肝火横逆犯胃，胃气上逆之呕噫；旋覆花性温，长于下气消痰，尤善治痰浊中阻之呕噫。

随证选药简则

- 胃寒呕吐，宜选用——生姜、丁香、吴茱萸、半夏
- 胃热呕吐，宜选用——黄连、芦根、枇杷叶、竹茹、代赭石
- 痰浊呕吐，宜选用——半夏、陈皮、旋覆花
- 湿浊呕吐，宜选用——藿香、白豆蔻、砂仁、陈皮、黄连
- 妊娠呕吐，宜选用——砂仁、紫苏、竹茹
- 脾胃气滞之呕吐，宜选用——陈皮、白豆蔻、砂仁、紫苏
- 胃寒湿阻气滞之呕吐，尤宜选用——白豆蔻
- 热病伤津，胃热津伤之呕吐，尤宜选用——芦根
- 胃热呕吐，或胃火上盛之呕吐苦水者，尤宜选用——黄连
- 肝寒犯胃，呕吐吞酸者，尤宜选用——吴茱萸
- 外寒犯胃，呕吐清水者，尤宜选用——生姜
- 寒湿、痰饮中阻，呕吐痰涎者，尤宜选用——半夏
- 肝火横逆犯胃，胃气上逆之呕吐、呃逆、噫气，尤宜选用——代赭石

11

泄泻、痢疾通用药

❦

葛根　车前子　茯苓（薏苡仁）

白术（苍术）　山药　干姜（炮姜）

补骨脂（益智仁）　吴茱萸　肉豆蔻

五味子（五倍子、乌梅）　诃子

莲子（芡实）　仙鹤草　椿皮（石榴皮）

黄连（黄芩、黄柏、苦参、穿心莲、胡黄连）

白头翁（金银花、马齿苋、鸦胆子）

木香（槟榔、薤白）　山楂　大黄

泄泻是指排便次数增多，粪便稀薄，甚至泻出如水样的病证。痢疾是以腹痛、里急后重，下痢赤白脓血为特征的病证。两者病变均在肠胃，故将两者合而论之。治疗泄泻的药物多可治疗痢疾，治疗痢疾的药物亦多可治疗泄泻，故《中药学》教材将既可治疗泄泻又可治疗痢疾的药物合称为治疗"泻痢"。

所取功效及主治特点简括

葛根 —— 升阳止泻（用于热泻热痢，脾虚泄泻）

车前子 ┐
　　　├ 利水渗湿 ┐ 善渗湿止泻（尤宜于小便不利之水泻）
茯苓 ┘ 　　　　　└ 既能利湿，又能健脾（尤善治脾虚湿盛之泄泻）

白术 ┐
　　　│ 健脾止泻 ┬ 健脾益气，燥湿（主治脾虚湿盛之泄泻）
山药 │ 　　　　　├ 能补能涩（用于脾虚便溏或泄泻）
　　　│ 　　　　　└ 健运脾阳，温中散寒（用于脾胃虚寒之泄泻）
干姜 ┘

补骨脂 ┐
　　　　├ 助阳止泻，温脾补肾（尤善治脾肾阳虚之五更泄泻）
吴茱萸 ┘

肉豆蔻 ┐ 温中暖脾（主用于虚寒泻痢）

五味子 ┤ 甘温而涩（主用于脾肾虚寒，久泻不止）

诃子 ┤ 涩肠止泻 ┬ 性平而善涩肠（主用于久泻，久痢）

莲子 ┤ 　　　　　├ 既能涩肠，又能健脾（主用于脾虚泄泻）

仙鹤草 ┤ 收敛止血（血痢及久病泻痢尤宜）

椿皮 ┤ 清热燥湿 ┬ 既能涩肠止泻，又能清热燥湿（久泻久痢，湿热泻痢均可）

黄连 ┘ 　　　　　└ 善除大肠湿热（尤善治湿热泻痢）

白头翁
金银花 }清热解毒, 凉血止痢 (用于热毒血痢, 下痢脓血)

木香
山楂 }行气止痛 {善行大肠气滞 (尤宜于湿热泻痢, 里急后重)
消食 (用于食积泄泻)

大黄 —— 泻下攻积 (用于湿热痢疾初起及食积泄泻)

机制分析与临床应用简述

葛根——热泻热痢, 脾虚泄泻

葛根味辛升散, 性凉清热, 适用于热泻热痢, 脾虚泄泻。主治表证未解, 邪热入里, 身热, 下利臭秽, 或湿热泻痢, 热重于湿者。

使用注意 《本草正》言葛根"易于动呕, 胃寒者所当慎用"。煎服, 9~15g。升阳止泻宜煨用。

现代研究 葛根复方制剂葛芩散具有抑制胃肠推进运动的作用, 有较强的缓急、止痛、镇静功能。葛根芩连口服液能明显地对抗乳糖所致的大鼠腹泻。

车前子——小便不利之水泻

车前子甘寒而利, 善通利水道, 渗泄水湿, 分清别浊而止泻。故尤宜于小便不利之水泻, 单用即可。本品降泄滑利, 通过利小便以实大便。

使用注意 肾虚精滑者慎用。煎服，9～15g。宜包煎。

茯苓——脾虚湿盛之泄泻

茯苓甘淡而平，既能利水渗湿又能健脾补中而止泻，故尤善治脾虚湿盛之泄泻，常与山药、白术等同用。

使用注意 虚寒精滑者忌用。煎服，9～15g。

用药鉴别 茯苓与薏苡仁均能利水渗湿，健脾补中而止泻，且补而不滞，药性平和，既可入药以渗湿理脾，又可食用以调养正气，常相须为用，治疗脾虚湿盛之泄泻。然茯苓性平不偏，寒热湿泻均宜；薏苡仁性偏寒凉，以湿泻夹热者更佳。

茯苓与猪苓、泽泻均能利水渗湿，治疗水湿内盛，小便不利之泄泻。然茯苓有利有补（健脾），尤宜于脾虚湿盛之泄泻；猪苓、泽泻有利无补，主在通利小便，分清别浊而治疗水湿泄泻。

白术——脾虚湿盛之泄泻

白术甘苦而温，气味芳香，专归脾、胃经，为补气健脾之第一要药。主治脾虚湿盛之泄泻，常与人参、茯苓、薏苡仁等同用。

使用注意 本品性偏温燥，热病伤津及阴虚燥渴者不宜用。煎服，6~12g。炒用可增强补气健脾止泻作用。

现代研究 白术对肠管活动有双向调节作用，当肠管兴奋时呈抑制作用，而肠管抑制时则呈兴奋作用。

用药鉴别 **白术与茯苓**均能健脾祛湿而止泻，治疗脾虚湿盛之泄泻，常配伍同用。然茯苓甘淡平，长于利水渗湿，补脾力缓；白术甘苦温，长于补气健脾，燥湿力强。

白术与车前子均可治疗湿盛之泄泻。然白术偏走中焦，长于补脾气，燥脾湿，以治脾气虚弱，水湿内生之泄泻最佳；车前子偏走下焦，长于利小便，分清浊，以治小便不利之水泻尤宜。

白术与苍术均能燥湿健脾，治疗湿盛之泄泻。然白术长于补脾，尤宜于脾虚湿盛或脾气虚弱之泄泻；苍术长于燥湿，尤宜于湿盛泄泻偏于实证者。

山药——脾虚便溏或泄泻

山药甘平，作用和缓，既能补脾益气，又能滋养脾阴，补而不滞，为平补脾胃之常用品。无论药用、食用，均用量宜大。

使用注意 湿盛气满或积滞内停者不宜用。煎服，15~30g。麸炒可增强补脾止泻作用。因山药所含淀粉酶是健脾助运的活性物质，故不宜与碱性药混合，亦不宜煎熬过久，否则易致淀粉酶失效。

<u>现代研究</u>　山药对实验大鼠脾虚模型有预防和治疗作用，对离体肠管运动有双向调节作用。有助消化、止泻作用，其止泻机制是能保护肠黏膜，调节肠道酸碱度，使细菌失去生存环境而止泻。

<u>用药鉴别</u>　**白术与山药**均能补脾益气，常相须为用，治疗脾虚泄泻及便溏。然白术为补气健脾第一要药，补益力强，并有燥湿之功，故既善治脾虚泄泻，亦多用于脾虚湿盛之泄泻；山药为平补之品，能药能食，入药多作辅药以加强人参、白术之功效，入食多作长期调补之品。

干姜——脾胃虚寒之泄泻

干姜辛热燥烈，主入脾胃，为温暖中焦之主药。对脾胃虚寒之泄泻，使中寒得热而温暖，脾阳得温而健运，虚寒泄泻自然止。故治疗中寒水泻，可单用为末服，亦可配党参、白术等同用。

<u>使用注意</u>　此为辛热燥烈之品，阴虚内热、血热妄行者忌用。煎服，3～10g。

<u>用药鉴别</u>　**干姜与炮姜**均能温暖脾胃而止泻，治疗脾胃虚寒之泄泻。然干姜性热，辛烈之性较强，以温中散寒见长，适用于脾胃虚寒之重证；炮姜性变苦温，辛散作用大减，温中止泻之力不及干姜，应用也不及干姜普遍。

补骨脂——脾肾阳虚之五更泄泻

补骨脂苦辛而温，主入肾、脾经。本品既能补肾壮阳以促气化蒸腾，又能温补脾土以使水谷腐熟，并兼有涩性。善治脾肾阳虚之五更泄泻。

使用注意 阴虚火旺及大便秘结者忌服。煎服，5~15g。

用药鉴别 补骨脂与益智仁均能补肾助阳、温脾止泻，常相须为用，治疗脾肾阳虚之泄泻不止。然补骨脂助阳力强，作用偏于肾，以肾阳虚之泄泻用之更佳；益智仁助阳力较弱，作用偏于脾，以脾阳虚之泄泻用之更宜。

吴茱萸——脾肾阳虚之五更泄泻

吴茱萸大热燥烈，功能温脾补肾、助阳止泻，为治脾肾阳虚，五更泄泻之常用药，多与五味子等药同用。

使用注意 此为辛热燥烈之品，易耗气动火，不宜多用、久服。阴虚有热者忌用。煎服，1.5~4.5g。外用适量。

现代研究 本品对离体兔小肠活动表现为双向作用，这种双向作用有利于调节机体的肠道运动。水煎剂有止泻作用，既可减少蓖麻油引起的腹泻次数，又可显著减少番泻叶引起的小鼠大肠刺激性腹泻次数，其作用随剂量增大而提高，作用产生虽缓慢，但持续时间较长。

肉豆蔻——虚寒泻痢

肉豆蔻辛温芳香，性燥而涩，入脾、胃、大肠经，为治虚寒性泻痢之要药。治疗脾胃虚寒之久泻、久痢，常与肉桂、干姜、白术等配伍。对脾肾阳虚之五更泄泻，亦可与补骨脂、五味子、吴茱萸同用。取本品芳香健胃，涩肠止泻之功，与使君子、神曲、麦芽等同用，还可用治虫积腹痛、小儿消化不良、腹胀泄泻等，如肥儿丸（《太平惠民和剂局方》）。

使用注意　湿热泻痢者忌用。煎服，3～9g；入丸散服，每次0.5～1g。内服须煨熟去油用。

现代研究　肉豆蔻煨后抑制肠蠕动而止泻的作用显著高于生品，这与传统炮制方法为去掉肉豆蔻挥发油中滑肠部分的理论相符。故本品内服须煨熟去油用。

用药鉴别　补骨脂与吴茱萸、益智仁、肉豆蔻常合用治疗脾肾阳虚之五更泄泻。然补骨脂助阳力最强，长于助肾阳，以肾阳虚之泄泻用之最佳；吴茱萸助阳力较强，且大热燥烈，长于散寒，以虚寒泄泻兼寒湿者用之最宜；益智仁助阳力略逊，长于温脾阳，以脾阳虚之泄泻用之最好；肉豆蔻助阳力弱，长于固涩，以肠胃不固、久泻不止用之最优。

肉豆蔻与赤石脂均能涩肠止泻，用治久泻久痢。然肉豆蔻又能温暖脾胃，对脾胃虚寒之久泻久痢用之更佳，并为治疗虚寒性泻痢的要药；赤石脂尚能收敛止血，对虚寒下痢，便下脓血不止者用之更宜，故为治疗久泻久痢，下痢脓血的常用品。

五味子——脾肾虚寒，久泻不止

五味子味酸收敛，甘温能补，适用于脾肾虚寒之久泻不止，常与吴茱萸同炒香研末，米汤送服。

使用注意　凡表邪未解，内有实热者均不宜用。煎服，3~6g；研末服，1~3g。

用药鉴别　**五味子与五倍子、乌梅**均味酸收敛，能涩肠止泻，治疗久泻不止。然五味子性温，偏于温补，为治脾肾虚寒之久泻的常用品；五倍子性寒，长于降火，功专固涩，无补益之功；乌梅至酸性平，善生津止渴，久泻津伤者更宜。

诃子——久泻，久痢

诃子又名诃黎勒。其味酸涩，善收敛，入大肠能涩肠止泻，为治久泻、久痢之常用药。单用即可奏效。

使用注意　凡外有表邪、内有湿热积滞者忌用。煎服，3~10g。涩肠止泻宜煨用。

现代研究　本品水煎剂除对各种痢疾杆菌有效外，对大肠埃希菌等常见的人体致病菌均有明显的抗菌活性。

莲子——脾虚泄泻

莲子味甘而涩，性质平和，入脾、肾、心经，善补益脾气、涩肠止泻，对脾虚泄泻者用之可收标本兼顾之效。

使用注意 内有积滞及大便燥结者忌服。煎服，10～15g。去心打碎用。

用药鉴别 莲子与芡实性味功用基本相似，皆能补能涩，入脾经，能补脾益气、涩肠止泻，治疗脾虚泄泻，常相须为用。然莲子补益力强，临床用之尤多；芡实能除湿，对脾虚湿盛，久泻不愈者，用之尤宜。

莲子与诃子均能涩肠止泻，常用于久泻不止证。然莲子涩肠之中，又能补脾益气，脾虚久泻用之可标本兼顾；诃子功专固涩，涩肠力强，长于治标。

仙鹤草——血痢及久病泻痢

仙鹤草味涩收敛，药性平和，既能收敛止血，又能涩肠而止泻止痢，并能补虚，故对血痢及久病泻痢者尤为适宜。单用即可。

使用注意 仙鹤草提取物对人精子有明显的杀灭作用，故男性不育、少精子症者不宜用。煎服，3～10g；大剂量可用至30～60g。

用药鉴别 仙鹤草与诃子均能涩肠止泻、涩肠止血，用于久病泻痢。然仙鹤草涩中有补，止血力强，用治血痢及久病泻痢可标本兼顾；诃子功专固涩，止血不及仙鹤草，然涩肠力强，虽长于治标，但临证用之较多。

椿皮——久泻久痢，湿热泻痢

椿皮苦涩而寒，既可用治久泻久痢，又可用治湿热泻痢。

使用注意 脾胃虚寒者慎用。煎服，6～9g。

现代研究 本品水煎剂在体外对福氏痢疾杆菌、宋氏痢疾杆菌和大肠埃希菌有抑制作用，臭椿酮对阿米巴原虫有强烈的抑制作用。

用药鉴别 **椿皮与石榴皮**均能涩肠止泻、收敛止血，可用治久泻久痢。然椿皮性寒，又能清热燥湿，故涩肠止泻之时而无敛邪之弊，并可用治湿热泻痢；石榴皮性温，功专固涩，尤长于涩肠，故主用于久泻久痢而无邪滞者。

黄连——湿热泻痢

黄连大苦大寒，尤善祛脾胃大肠之湿热，为治泻痢之要药。

使用注意 本品大苦大寒，不可过量、久服，煎服，2～5g。脾胃虚寒者忌用。阴虚津伤者慎用。

现代研究 本品具有广谱抗菌作用，尤其对多种痢疾杆菌有较强的抑制作用。其抗腹泻作用不仅能停止腹泻，还能降低腹泻的发生率及严重程度。

用药鉴别 **黄连与黄芩、黄柏、苦参、穿**

心莲、胡黄连均为苦寒之品，功能清热燥湿，可用于湿热痢疾。然黄连为治痢要药，效果最佳，故临床用之最多；黄芩略逊；黄柏又逊于黄芩；苦参、穿心莲、胡黄连均可代黄连用治痢疾，但药力不及黄连。

白头翁——热毒血痢，下痢脓血

白头翁苦寒降泄，主入胃、大肠经，功能清热解毒、凉血止痢，尤善除胃肠湿热及血分热毒，为治热毒血痢之良药。

使用注意 虚寒泻痢忌服。煎服 9～15g，鲜品 15～30g。

现代研究 本品对痢疾杆菌有明显的抑制作用，并有显著的抗阿米巴原虫作用。

用药鉴别 白头翁与金银花、马齿苋、鸦胆子均能清热解毒、凉血止痢，皆可单用或配用治疗热毒痢疾，下痢脓血。然白头翁为治痢专药，作用较强，既善治热毒血痢，又主休息痢；金银花主治热毒血痢，炒炭后治血痢作用更佳；马齿苋主治热毒血痢，既可治疗痢疾，又可预防痢疾，作用平和，可药可食，且多单用煮粥空腹食用，或捣汁蜜调服；鸦胆子既主治热毒血痢，又可用于冷积久痢，迁延不愈，或时愈时发之休息痢，尤以休息痢多用。

木香——湿热泻痢，里急后重

木香辛行苦降，性温通利，善于通畅气机

而止痛，为行气止痛之要药。为治疗湿热泻痢，里急后重之要药。

使用注意 阴虚津少者慎服。煎服，1.5～6g，不宜久煎。用于泄泻腹痛宜煨用。

现代研究 本品对胃肠道有兴奋和抑制的双向作用，能促进消化液分泌，通过胃肠蠕动加快，促进胃排空。

用药鉴别 黄连与木香常配伍同用，治疗湿热泻痢，腹痛里急后重。然黄连取清热燥湿之功，以清除湿热，为治泻痢之本；木香取行气止痛之效，以除腹痛里急后重，为治泻痢之标。两者配用，可标本兼治。

木香与槟榔、薤白均能行气而消积导滞，治疗气滞泻痢，里急后重。然木香疗泻痢用之更多，且多与黄连配伍，治疗湿热泻痢；槟榔导滞力优，并能缓泻通便，治疗肠道积滞，泻痢后重，既能行气而宽肠导滞，又能通便而排除积滞，故效果较好，临证亦多选用；薤白辛通滑利，通畅大肠气滞效果亦佳，但因蒜味浓烈，临证用之较少。

山楂——食积泄泻

山楂酸甘，微温不热，入脾胃经，功能消食化积，尤善消油腻肉食积滞，而且还有行气止痛之功，炒用又能止泻止痢。单用或配伍使用。

使用注意 脾胃虚弱而无积滞或胃酸分泌

过多者应慎用。煎服，10~15g，大剂量30g。治疗泻痢宜用焦山楂、山楂炭。

现代研究　本品对痢疾杆菌及大肠埃希菌有较强的抑制作用。能促进消化，对胃肠功能有一定的调整作用。

大黄——湿热痢疾初起及食积泄泻

大黄苦寒沉降，力猛善走，能荡涤肠胃、推陈致新，有较强的泻下作用，取其泻下之功。因湿热蕴结肠道，则气机壅塞不通，大便泻而不畅，腹痛里急后重。大黄苦寒，泻下攻积之时，又善清泄湿热，可导湿热随大便而下，使湿热去而痢自止，此即"通因通用"也。

使用注意　此为峻烈攻下之品，易伤正气，如非实证，不宜妄用。脾胃虚弱者慎用。孕妇、经期、哺乳期应忌用。煎服，5~15g。外用适量。治泻痢宜用生大黄后下。

现代研究　大黄对痢疾杆菌、大肠埃希菌等菌种有抑制作用，特别对痢疾杆菌有较强的抑制作用。

用药鉴别　大黄与车前子均能治疗泄泻，但作用机制、止泻途径不一。大黄取泻下攻积之功，通过通利大便而排除湿热食积，即"通因通用"泻积滞，适用于湿热、食积阻滞肠道之泄泻，泻而不畅者；车前子取利水渗湿之功，通过通利小便而分清别浊，即"急开支河"实大便，适用于小便不利之水泻、暑湿泄泻等。

- 湿热泻痢，宜选用——大黄、黄连、黄芩、黄柏、苦参、穿心莲、胡黄连、椿皮、葛根、木香

- 热毒下痢，宜选用——金银花、白头翁、马齿苋、鸦胆子

- 食积泻痢，宜选用——山楂、大黄、木香、槟榔

- 脾虚泄泻，宜选用——茯苓、薏苡仁、白术、苍术、山药、葛根、莲子、芡实

- 脾虚湿盛之泄泻，宜选用——茯苓、薏苡仁、白术、苍术

- 久泻、久痢，宜选用——五味子、诃子、五倍子、乌梅、莲子、芡实、仙鹤草、椿皮、石榴皮、肉豆蔻、赤石脂

- 胃肠气滞，泻痢里急后重，宜选用——木香、槟榔、薤白、山楂

- 小便不利，水湿泄泻，宜选用——车前子、茯苓、薏苡仁、猪苓、泽泻

- 虚寒泄泻，宜选用——干姜、炮姜、吴茱萸、补骨脂、益智仁

- 虚寒下痢，便下脓血不止者，尤宜选用——赤石脂

- 夏天用作食品以预防痢疾，可选用——马齿苋

12

胃痛、腹痛通用药

木香　陈皮　枳实　厚朴　砂仁

川楝子　荔枝核　延胡索（川芎、五灵脂）

乳香（没药）　干姜（生姜、吴茱萸）

高良姜（花椒、胡椒、小茴香、荜茇、丁香）

肉桂　白芍　蜂蜜（饴糖）　甘草

山楂　莱菔子　海螵蛸

牡蛎（海蛤壳、瓦楞子）　大黄

　　胃痛是以上腹胃脘部近心窝处发生的疼痛，故又称胃脘痛。腹痛是指胃脘以下，耻骨毛际以上的部位发生疼痛。治疗方面多以"通"为法。可行气止痛、活血止痛或散寒止痛等，使气血通畅，疼痛自止。

木香 ┐
陈皮
枳实
厚朴
砂仁 ├ 行气止痛
川楝子
荔枝核
延胡索
乳香 ┘

健脾（尤善治脾胃气滞，脘腹胀痛）

健脾，燥湿（寒湿阻中之脾胃气滞，脘腹胀痛尤宜）

消积导滞（用于胃肠积滞，脘腹胀痛）

燥湿，消积（用于湿阻、气滞、食积之脘腹胀痛）

化湿（用于湿阻、气滞之脘腹胀痛）

清肝火，泄郁热（用于肝郁气滞或肝郁化火之肝胃气痛、腹痛）

疏肝和胃（用于肝气郁结，肝胃不和之胃痛）

止痛力强 ┐
         ├ 活血（用于血瘀气滞之胃痛、腹痛）
消肿生肌 ┘

（寒热虚实之胃痛皆宜）

（胃溃疡之胃痛尤宜）

干姜 ┐
高良姜 ├ 散寒止痛
肉桂 ┘

既温中散寒，又能回脾阳（用于中寒脘腹冷痛，实寒、虚寒均可）

长于散寒止痛（用于胃寒脘腹冷痛）

助阳补虚（寒邪内侵或脾胃虚寒之脘腹冷痛均可）

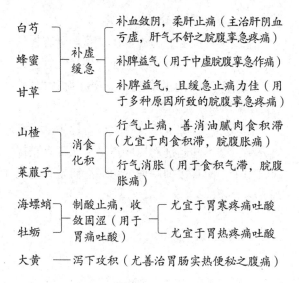

白芍
蜂蜜　补虚
缓急
甘草

补血敛阴，柔肝止痛（主治肝阴血亏虚，肝气不舒之脘腹挛急疼痛）

补脾益气（用于中虚脘腹挛急作痛）

补脾益气，且缓急止痛力佳（用于多种原因所致的脘腹挛急疼痛）

山楂　消食
化积
莱菔子

行气止痛，善消油腻肉食积滞（尤宜于肉食积滞，脘腹胀痛）

行气消胀（用于食积气滞，脘腹胀痛）

海螵蛸　制酸止痛，收
敛固涩（用于
牡蛎　　胃痛吐酸）

尤宜于胃寒疼痛吐酸

尤宜于胃热疼痛吐酸

大黄　——　泻下攻积（尤善治胃肠实热便秘之腹痛）

机制分析与临床应用简述

木香——脾胃气滞，脘腹胀痛

木香辛行苦泄，性温能通，且香气浓郁而入脾胃，善于通行脾胃之滞气，既为行气止痛之要药，又为健脾消食之佳品，尤善治脾胃气滞，脘腹胀痛。单用即可，或与砂仁等同用。

使用注意　阴虚津少者慎服。煎服，1.5～6g，不宜久煎。行气止痛宜生用。

现代研究　木香对胃肠道有兴奋或抑制的双向作用，能促进消化液分泌，通过胃肠蠕动加快，促进胃排空。

陈皮——尤以寒湿阻中之气滞尤宜

陈皮辛苦而温，芳香入脾，可用于脾胃气滞，脘腹胀痛，尤以寒湿阻中之气滞尤宜。

使用注意 阴虚燥热、胃痛吐血者慎服。煎服，3~9g，或入丸散。

现代研究 陈皮所含挥发油可促进消化液的分泌。其不同制剂对胃肠道平滑肌都有直接抑制作用，而直接抑制胃肠道平滑肌是它的主要解痉方式。

枳实——胃肠积滞，脘腹胀痛

枳实辛行苦降，行气力强，为通塞破气之要药，具有破气除痞、消积导滞之功，常用治饮食积滞，脘腹痞满胀痛，多与山楂、麦芽、神曲等同用。

使用注意 孕妇慎用。煎服，3~9g，大剂量可用至30g。炒后性较平和。

现代研究 本品对胃肠平滑肌有双重调节作用，对非生理性收缩具有抑制作用；而对胃、肠瘘狗的胃肠收缩节律呈现兴奋作用。

厚朴——湿阻、气滞、食积之脘腹胀痛

厚朴苦辛而温，临床所见胀满，多为气滞、湿阻、食积所致。而厚朴既有燥湿之功，又有行气、消积之效，故为消除胀满的要药，可用于湿阻、气滞、食积之脘腹胀痛。以治实胀为主。

使用注意 本品辛苦温燥，易耗气伤津，故气虚津亏者及孕妇当慎用。煎服，3～10g。或入丸散。

现代研究 本品对肠管，小剂量出现兴奋，大剂量则为抑制，对组胺所致的十二指肠痉挛有一定的抑制作用。并对实验性胃溃疡有防治作用。

用药鉴别 枳实与厚朴均能行气消积，常相须为用，治疗胃肠气滞、脘腹胀痛等症。然枳实行气力强，长于破气除痞；厚朴行气力缓，长于行气消胀，为消除胀满的要药。

砂仁——湿阻、气滞之脘腹胀痛

砂仁辛散温通，气味芳香，温燥舒达，为醒脾调胃之要药。凡湿阻、气滞之脘腹胀痛皆可选用，尤以寒湿气滞者尤宜。

使用注意 阴虚血燥者慎用。煎服，3～6g。入汤剂宜后下。

现代研究 本品煎剂可增强胃的运动功能，但抑制消化液的分泌，并可增进肠道运动，排出消化管内的积气，起到帮助消化，消除肠胀气等症状的作用。

川楝子——肝郁气滞或肝郁化火之肝胃气痛、腹痛

本品又名金铃子，味苦性寒，主入肝经，功能清肝火、泄郁热、行气止痛，故常用于肝

郁气滞或肝郁化火之肝胃气痛、腹痛，多与延胡索配伍同用。

使用注意　本品性寒、有毒，不宜过量或持续服用；脾胃虚寒者慎用。煎服，4.5～9g。炒用寒性减低。

荔枝核——肝气郁结，肝胃不和之胃痛

荔枝核辛温疏散，苦泄温通，入肝、胃经，尤善行肝经之气滞，散厥阴之寒邪，具有疏肝行气、散寒止痛之功，可用治肝气郁结，肝胃不和之胃脘久痛，常与木香同用。

使用注意　《本草从新》谓："无寒湿滞气者勿服。"煎服，4.5～9g，或入丸散剂。

用药鉴别　川楝子与荔枝核均能疏肝理气而止痛，且同入肝、胃经，为治肝胃不和之胃痛、腹痛的常用药。然川楝子药性寒凉，善清肝火、泄郁热，用治胃痛、腹痛，尤以症见热象者为宜。荔枝核性温祛寒，长于散寒止痛，用治胃痛、腹痛，尤以寒凝气滞者为宜。

12　延胡索——血瘀气滞之胃痛、腹痛

延胡索又名玄胡索、玄胡、元胡索、元胡。其辛散苦降温通，入心、肝、脾经，既有活血之功，又有行气之效，为活血行气止痛之良药，无论何种痛证，均可配伍应用。虽尤善治疗气滞血瘀所致胃痛，但对偏寒、偏热、属虚、属实者均可用之。

使用注意 《本草品汇精要》："妊娠不可服。"煎服，3~10g；研粉吞服，每次1~3g。

现代研究 延胡索粉有显著的镇痛、麻醉作用。去氢延胡索甲素能抑制胃液分泌，减少胃酸及胃蛋白酶的量。

用药鉴别 **延胡索与川芎**均能活血行气止痛，可用于气滞血瘀之脘腹疼痛等症。然延胡索止痛力强，其用治胃痛、腹痛，无论偏寒、偏热、属虚、属实皆可；川芎活血行气力强，并能活血调经，为妇科要药，故还常用治妇科瘀阻之腹痛。

延胡索与五灵脂均为常用的活血止痛药，同可治血瘀之脘腹疼痛。然延胡索止痛力强，并能行气，还可用治气滞及多种原因之脘腹胀痛；五灵脂止痛力弱于延胡索，多与蒲黄配用，其止痛力增强，但血虚无瘀者不宜用。

乳香——血瘀气滞之胃痛、腹痛

乳香辛散走窜以行气滞，味苦通泄以祛血瘀，可用治一切气滞血瘀之症，并为治气滞血瘀之心腹痛的要药。其治疗胃脘疼痛，多与没药、延胡索等同用。且本品止痛之时，还能消肿生肌，故对胃溃疡及十二指肠溃疡之胃痛，不仅止痛，还可加速病灶的愈合。治疗产后瘀阻腹痛亦可选用。

使用注意 胃弱者慎用，孕妇及无瘀滞者忌用。煎服，3~10g，宜炒去油用。

现代研究 本品有镇痛作用，能明显减轻阿司匹林、保泰松、利血平所致的胃黏膜损伤及应激性黏膜损伤，减低幽门结扎性溃疡指数及胃液游离酸度。

用药鉴别 **乳香与没药**均能活血行气止痛，消肿生肌，两者并用，为宣通脏腑、流通经络之要药，可用治气滞血瘀诸痛证。虽然乳香偏于行气；没药长于活血，但治疗血瘀气滞较重之胃痛，两者多配伍同用。

干姜——中寒脘腹冷痛

干姜辛热燥烈，主入脾胃经，既能祛脾胃寒邪，又能助脾胃阳气，为温中散寒之主药，故中寒之证，无论实寒、虚寒均可用之。

使用注意 此为辛热燥烈之品，阴虚内热、血热妄行者忌用。煎服，3～10g。

现代研究 本品有明显的镇痛抗炎作用，对应激性溃疡有明显的抑制作用，而其抑制应激性溃疡是与其能抑制胃液酸度和胃液分泌有关。

用药鉴别 **干姜与生姜**本为一物，因干鲜不同、采收时间之异而分为两药，但均具有温中散寒止痛之功，可用于寒犯中焦或脾胃虚寒之胃脘冷痛。然干姜辛热，尤善祛脾寒，故脘腹冷痛兼泻痢者多用；生姜辛温，长于散胃寒，并为"呕家圣药"，故胃脘冷痛兼呕吐者多用。

干姜与吴茱萸均能温中散寒止痛，可用治中寒脘腹冷痛。然干姜重在中焦，既能祛脾胃寒邪，又能助脾胃阳气，为温中止痛之主药，实寒、虚寒均可用之；吴茱萸还善散肝经之寒凝，疏肝经之郁滞，故又为治肝气犯胃、肝胃不和之脘腹疼痛的常用药。

高良姜——胃寒脘腹冷痛

高良姜味辛性热，专散脾胃之寒邪，尤善散寒而止痛，故为治胃寒脘腹冷痛之常用药，每与炮姜相须为用。

使用注意 胃燥津枯，阴虚有热者忌服。煎服，3~6g。研末服，每次3g。

现代研究 本品水提取物具有镇痛抗炎作用，能对抗动物实验性胃溃疡的形成。

用药鉴别 **高良姜与干姜**皆为温中散寒止痛之要药，常用治胃寒脘腹冷痛。然高良姜温中偏治胃，尤善祛胃寒，故胃寒冷痛兼呕吐者多用；干姜温中偏治脾，尤善温脾寒，故腹部寒痛兼泻利者多用。

高良姜与生姜均能温中散寒止痛，且同善祛胃寒，多用于胃寒冷痛兼呕吐者。然高良姜辛热，热重于辛，偏于走里，为治胃寒脘腹冷痛之常用药；生姜辛温，辛重于温，偏于走表，若寒犯中焦兼有表证者用之更宜。

高良姜与花椒、胡椒、小茴香、荜茇、丁香均为温中散寒止痛药，可用治中寒脘腹冷痛。而且现代研究表明，这些药物多具有镇痛及抗动物实验性胃溃疡的作用。

肉桂——胃寒脘腹冷痛

肉桂辛甘大热，辛热散寒以止痛，甘热助阳以补虚，既可用于寒邪内侵之脘腹冷痛的实寒证，又可用于脾胃虚寒的脘腹冷痛。单味应用即能奏效，或与干姜、高良姜等配伍。

使用注意 阴虚火旺，里有实热，血热妄行之出血及孕妇忌用。畏赤石脂。煎服，1~4.5g，宜后下或焗服；研末冲服，每次1~2g。

现代研究 本品所含桂皮油不仅有镇痛作用，并能促进肠运动，使消化道分泌增加，增强消化功能，排出消化道积气、缓解胃肠痉挛性疼痛。

白芍　脘腹挛急疼痛

白芍味苦、酸，性微寒，入肝、脾经。具有柔肝缓急止痛之功，主治肝血亏虚、肝阴不足、肝气不舒所致的脘腹拘挛作痛，每与甘草同用，以增强止痛之效。

使用注意 虚寒腹痛泄泻及中寒胃冷者慎服。反藜芦。煎服，5~15g；大剂量15~30g。

现代研究 芍药苷对醋酸引起的扭体反应有明显的镇痛效果，与甘草合用有协同镇痛作用。还具有抗溃疡作用，对大鼠应激性溃疡有预防效果。

蜂蜜——中虚脘腹挛急疼痛

蜂蜜甘平质润，为富含营养成分的补脾益气、止痛药，对中虚脘腹疼痛，不仅可补中益气，还能缓急止痛，可收标本兼顾之效。单用即可，或与白芍、甘草等配用，或作食品服用。

使用注意 本品助湿壅中，并能润肠，故湿阻中满及便溏泄泻者慎用。煎服或冲服，15～30g；大剂量30～60g。

用药鉴别 蜂蜜与饴糖均为富含营养的补脾益气，缓急止痛药，可用于中虚脘腹疼痛。然蜂蜜性平，多作食品长期服用，尤多作为补脾益气丸剂、膏剂的赋形剂；饴糖性温，尤宜于脾胃虚寒之脘腹疼痛，可单用或与白芍、甘草等同用，如小建中汤（《伤寒论》）。

甘草——脘腹挛急作痛

甘草甘平，主入中焦，既能补脾益气，又善缓急止痛，常用于脾虚肝旺的脘腹挛急作痛。因其缓急止痛力佳，与白芍同用，不仅用于脾虚肝旺的脘腹挛急作痛，随证配伍还可用于血虚、血瘀、寒凝等多种原因所致的脘腹疼痛。

使用注意 不宜与大戟、芫花、甘遂、海藻同用。不宜大剂量久服，以免水钠潴留而引起水肿。因本品有助湿壅气之弊，故湿盛胀满、水肿者不宜用。煎服，1.5～9g。缓急止痛可用炒甘草、炙甘草。

现代研究 本品能保护溃疡面，促进溃疡愈合，有抗溃疡的作用。能抑制胃酸分泌，缓解胃肠平滑肌痉挛，并有镇痛作用，与芍药的有效成分芍药苷有协同作用。

山楂——尤宜于肉食积滞，脘腹胀痛

山楂酸甘，微温不热，功能消食化积，可用治各种饮食积滞，且尤善消油腻肉食积滞。故凡肉食积滞之脘腹胀满疼痛，均可用之。单用即可奏效，若配伍消食行气药同用，则疗效更佳。

使用注意 脾胃虚弱而无积滞或胃酸分泌过多者应慎用。煎服，10～15g，大剂量30g。消食散瘀而止痛多用生山楂、炒山楂。

现代研究 本品所含脂肪酸能促进脂肪消化，并能增加胃消化酶的分泌而促进消化，而且对胃肠功能还有一定调整作用。

莱菔子——食积气滞，脘腹胀痛

莱菔子味辛行散，能消食积、除胀满、止气痛，即消食化积之中，尤善行气消胀。故常用治食积气滞所致的脘腹胀满或疼痛。

使用注意 本品辛散耗气，气虚及无食积者慎用。若非虚不受补者，不宜与人参同用。

煎服，6～10g。消食导滞宜炒用。

现代研究 本品炒后粉碎入药，能增强实验动物胃和小肠的运动功能。

海螵蛸——胃痛吐酸

海螵蛸又名乌贼骨，味咸而涩，具有广泛的收敛固涩之功，并有良好的制酸止痛之效，为治疗胃脘痛、胃酸过多之佳品。常与延胡索、白及等同用。若胃溃疡及十二指肠溃疡患者出现胃痛吐酸者，用之在制酸止痛的同时，又能收敛生肌、收敛止血，可促进病灶的愈合。因其温涩收敛，故尤宜于胃寒疼痛吐酸。

使用注意 阴虚多热者慎服。性温涩，多服易致便秘，可适当配润下药同用。煎服，6～12g，散剂酌减。胃痛反酸及消化道出血，以粉剂为佳。

现代研究 本品具有抗消化性溃疡的作用，海螵蛸中所含碳酸钙、磷酸钙能中和胃酸，改变胃内容物的 pH 值，降低胃蛋白酶活性，促进溃疡面愈合。

牡蛎——胃痛吐酸

牡蛎煅制后，味涩收敛，既能收敛固涩，又可制酸止痛，亦为治胃痛反酸的常用药，因其微寒清热，尤宜于胃热疼痛吐酸。多与海螵蛸、浙贝母同研为细末，内服取效。

使用注意 煎服，9～30g；宜打碎先煎。

用治胃痛反酸宜煅后应用。

现代研究　本品有明显的镇痛作用。煅制后不仅有效成分煎出率明显增加，并有明显的抗实验性胃溃疡的作用。还能抑制胃酸分泌，对胃黏膜具有保护作用。

用药鉴别　**牡蛎与海蛤壳、瓦楞子**均为贝壳类药，同能制酸止痛，可用于胃痛吐酸之证。然牡蛎较海蛤壳多用；瓦楞子更善治肝胃不和而胃痛吐酸者，现用治胃溃疡，也能中和胃酸，减轻胃溃疡之疼痛。

大黄——胃肠实热便秘之腹痛

大黄苦寒沉降，有较强的泻下作用，为治疗积滞便秘的要药，故可用于多种原因所致的便秘。尤善治胃肠实热便秘，腹满胀痛。临床常以大黄为主，配伍清热解毒药、活血化瘀药等，用于胆石症、胆囊炎、急性胰腺炎、肠梗阻等脘腹疼痛者，取得了较好疗效。

使用注意　此为峻烈攻下之品，易伤正气，如非实证，不宜妄用。脾胃虚弱者慎用。孕妇、经期、哺乳期应忌用。煎服，5～15g。治胃肠实热便秘，腹满胀痛，宜用生大黄后下。

随证选药简则

• 胃肠气滞，脘腹胀痛，宜选用——木香、陈

皮、枳实、厚朴、砂仁

- 气滞血瘀，脘腹胀痛，宜选用——延胡索、川芎、乳香、没药、五灵脂
- 饮食积滞，脘腹胀痛，宜选用——山楂、莱菔子、枳实、陈皮、厚朴
- 脾胃虚弱，脘腹疼痛，宜选用——蜂蜜、饴糖、甘草、白芍
- 肝胃不和，脘腹胀痛，宜选用——川楝子、荔枝核、吴茱萸
- 中寒脘腹冷痛，宜选用——干姜、生姜、吴茱萸、高良姜、花椒、胡椒、小茴香、荜茇、丁香、肉桂
- 胃痛吐酸，宜选用——海螵蛸、牡蛎、海蛤壳、瓦楞子
- 胃肠实热便秘，腹满胀痛，宜选用——大黄
- 寒犯中焦兼有表证的胃寒冷痛，尤宜选用——生姜
- 中焦虚寒之脘腹冷痛，尤宜选用——干姜、肉桂
- 肝胃气滞，脘腹疼痛，见热象者，尤宜选用——川楝子
- 寒凝肝胃，脘腹疼痛，尤宜选用——荔枝核、吴茱萸

13

便秘通用药

大黄　芒硝　番泻叶（芦荟）巴豆
火麻仁（郁李仁）柏子仁（松子仁）
决明子　苦杏仁（桃仁、紫苏子）
瓜蒌仁（牛蒡子）蜂蜜（黑芝麻）
白术　肉苁蓉（锁阳、核桃仁）
当归（何首乌、桑椹）
生地黄（玄参、麦冬）

便秘是大便秘结不通，排便时间延长，或欲大便而艰涩不畅的一种病证。其病因有肠胃积热，阴寒凝滞，热盛伤津，气机郁滞，或体气血阴阳亏虚等。因此，治疗不能通用攻下法，应分辨寒热，权衡虚实，随证选用清热攻下、温通冷积、润肠通便、补气养血、温阳通便及行气导滞等不同机制的通便药。

所取功效及主治特点简括

大黄 ─┐
芒硝 ─┤ 清热攻下 ─┬─ 泻下攻积，清热泻火（尤善治热结便秘）
番泻叶 ─┘   ├─ 润燥软坚（善治实热积滞，大便燥结）
                 └─ 清导实热（主治热结便秘）

巴豆 ── 峻下冷积（主治寒积便秘）

火麻仁 ─┐
柏子仁 ─┤
决明子 ─┼ 润肠通便 ─┬─ 兼滋养补虚（用于老人、产妇及体弱津血不足的肠燥便秘）
苦杏仁 ─┤   ├─ 兼滋补阴液（用于阴虚血亏，老人、产后肠燥便秘）
瓜蒌仁 ─┘   ├─ 清热（尤善治内热肠燥，大便秘结）
                 ├─ 止咳平喘（咳喘兼肠燥便秘者尤宜）
                 └─ 清热化痰，利气宽胸（痰热咳嗽，胸闷而大便不畅者尤宜）

蜂蜜 ─┐   ┌─ 补气润肠通便（用于体虚津亏，肠燥便秘）
白术 ─┤   ├─ 补气健脾（用于气虚便秘）
肉苁蓉 ─┼ 滋养补虚 ─┼─ 补肾助阳，润肠通便（尤宜于肾阳不足，津血亏虚的肠燥便秘）
当归 ─┤   ├─ 补血润肠通便（用于血虚肠燥便秘）
生地黄 ─┘   └─ 清热养阴（用于热病伤阴，津伤便秘）

机制分析与临床应用简述 ▐▬▬▬▬▬▬▬▬

大黄——尤善治热结便秘

大黄苦寒沉降，有较强的泻下作用，为治疗积滞便秘的要药，故可用于多种原因所致的便秘。但终为苦寒沉降之品，长于荡涤胃肠实热积滞，故尤善治热结便秘。

使用注意 此为峻烈攻下之品，易伤正气，如非实证，不宜妄用。脾胃虚弱者慎用。孕妇、经期、哺乳期应忌用。煎服，5～15g。从麻子仁丸中用大黄可见，大黄随用量的减少，泻下力也减弱，特别是 3g 以下时，泻下作用不明显，并能通过清泄胃热而达到健胃之效，用于胃热盛所致的食欲不振。除上述论及的用量及配伍可影响大黄的泻下作用外，煎法、炮制等也可影响大黄的泻下力量。如久煎泻下力减弱，后下泻下力较强；生用泻下力强，制用泻下力缓，炒炭几乎无泻下作用。因此，治胃肠实热便秘，腹满胀痛，且用生大黄。

现代研究 大黄能增加肠蠕动，抑制肠内水分吸收，促进排便。并有利胆和健胃作用。

芒硝——善治实热积滞，大便燥结

芒硝咸苦而寒，咸能软坚，苦可降下，寒以清热，主入阳明经，能荡涤肠胃实热而除燥屎。故为治疗实热积滞，大便燥结之要药，常与大黄相须为用。

使用注意 孕妇及哺乳期妇女忌用或慎用。10～15g。冲入药汁内或开水溶化后服。

现代研究 芒硝主含硫酸钠，人体服用后不易被肠壁吸收，存留肠内形成高渗溶液，阻止肠内水分的吸收，使肠内容积增大，引起机械性刺激，促进肠蠕动而致泻。

用药鉴别 大黄与芒硝均能清热泻下，常相须为用，治疗热结便秘。然大黄味苦，泻下力强，偏于攻积，善推荡，为治热结便秘之主药；芒硝味咸，偏于软坚，主除燥屎，为治疗实热燥结之要药。两者合用，攻润相济，使芒硝得大黄的推荡作用而陈腐自下，大黄得芒硝的软坚作用而积滞自除。

番泻叶——主治热结便秘

番泻叶甘苦而寒，甘寒润滑，苦寒降泄，既能泻下导滞，又能清导实热，尤善治热结便秘，亦可用于习惯性便秘及老年便秘，多单味泡服。若热结便秘，腹满胀痛者，可配枳实、厚朴同用，以通行腑气，增强泻下之功。

使用注意 妇女哺乳期、月经期及孕妇忌用。本品小剂量可起缓泻作用，因此，用于习惯性便秘及老年便秘时用量宜小。大剂量则可攻下，故治疗热结便秘可大剂量泡服，用量为1.5～3g；煎服，可用2～6g，宜后下。

现代研究 本品所含蒽醌衍生物，其泻下作用及刺激性比含蒽醌类的其他泻下药更强，因而泻下时可伴有腹痛。

用药鉴别 番泻叶与芦荟均既能泻下通便，又能清导实热，善治热结便秘。然番泻叶主入大肠经，功专泻热通便；芦荟又可入肝经，清肝火，除烦热，故热结便秘兼心肝火旺、烦躁失眠者用之更宜。两者泻下作用均较猛烈，都可引起腹痛、盆腔充血。

巴豆——主治寒积便秘

巴豆辛热大毒，主治寒邪食积，大便不通，腹满胀痛。病起急骤，气血未衰者，可配大黄、干姜同用，亦可单用巴豆霜装入胶囊服用。

使用注意 孕妇及体弱者忌用。不宜与牵牛子同用。巴豆具有强烈的毒性，而且主要在巴豆油中，研究表明，口服半滴至1滴巴豆油，即可导致多次大量水泻，伴有剧烈腹痛和里急后重，并产生严重口腔刺激症状，故传统应用多制成巴豆霜，以减低毒性。并应严格掌握用量，入丸散服，每次 0.1～0.3g。

用药鉴别 巴豆与大黄均为攻下药，可用治大便秘结。然巴豆辛热，功在峻下冷积，主治寒积便秘，但大毒之品，治疗量与中毒量非常接近，故不易掌握，一般应用较少，多在病急症重，气血未衰时选用；大黄苦寒，主在清热攻积，善治热结便秘，通过配伍，亦可用于寒积、燥结之便秘。

火麻仁——老人、产妇及体弱津血不足的肠燥便秘

火麻仁味甘性平，质润多脂，善润肠通便，能滋养补虚，适用于老人、产妇及体弱津血不足的肠燥便秘，单用即效。

使用注意 脾虚便溏者不宜。煎服，10~15g，打碎入煎。

现代研究 火麻仁有润滑肠道的作用，同时在肠中遇碱性肠液后产生脂肪酸，刺激肠壁，使蠕动增强而达到通便作用。

用药鉴别 火麻仁与郁李仁均为种仁类药，富含油脂，功能润肠通便，常相须为用，治疗肠燥便秘。然火麻仁能滋养补虚，尤宜于老人、产妇及体弱津血不足的肠燥便秘，单用即效。郁李仁兼可行大肠气滞，适用于大肠气滞，肠燥便秘，因无滋养补虚之力，有利水消肿之功，故治疗津血亏虚之肠燥便秘时，为防津液亏损，燥结愈甚，多与滋养性润肠药同用。

柏子仁——阴虚血亏，老人、产后肠燥便秘

柏子仁味甘质润，不寒不燥，性质平和，富含油脂，功能润肠通便，兼可滋补阴液，故常用于阴虚血亏，老年、产后等肠燥便秘。因本品具有养心安神作用，故阴虚血亏，心悸失眠兼肠燥便秘者用之更宜。

使用注意 便溏及多痰者慎用。煎服，10~20g。

用药鉴别 柏子仁与松子仁均能润肠通便，治疗津枯肠燥便秘，常配伍同用。然柏子仁不寒不燥，药性平和，并能养心安神，兼滋补阴液，故阴虚血亏，心悸失眠兼肠燥便秘者用之尤宜；松子仁虽药性偏温，但滋润之力胜于柏子仁，并能润肺止咳，故肺燥咳嗽兼肠燥便秘者用之最佳。

决明子——内热肠燥，大便秘结

决明子为种子类药，富含油脂，味甘苦咸，性微寒。甘寒滋润，苦寒清热，咸寒软坚，入大肠能清热润肠通便，尤善治内热肠燥，大便秘结，可与火麻仁、瓜蒌仁等同用。

使用注意 气虚便溏者不宜用。煎服，10~15g；用于肠燥便秘，不宜久煎。

现代研究 决明子所含蒽醌类物质有缓和的泻下作用。其多种浸出液都有降低血压、降低血浆总胆固醇和甘油三酯的作用。故现代临床常单用本品开水浸泡后代茶饮，治疗高脂血症、高血压病。

苦杏仁——咳喘兼肠燥便秘者尤宜

苦杏仁为植物的种仁，质润多脂，且味苦下气，具有润肠通便之功，可用于津枯肠燥便秘等。本品既能苦降肺气而止咳平喘，又能滋润肠道而润肠通便，故肺气不降，咳喘兼肠燥便秘者用之更宜。

使用注意 本品有小毒，用量不宜过大，煎服，3～10g，宜打碎入煎，或入丸散。婴儿慎用。

现代研究 苦杏仁油有润滑性通便作用。

用药鉴别 苦杏仁与桃仁均为水果的种仁，具有润肠通便之功，常配伍同用，治疗肠燥便秘。然苦杏仁以气分病用之尤宜；桃仁以血分病用之尤佳。两者还有止咳平喘之效，故咳喘兼肠燥便秘者也尤宜选用。

苦杏仁与紫苏子皆能入肺、大肠经。两者既能降肺气止咳平喘，又能润肠通便，故肺气不降之咳喘兼肠燥便秘者尤宜选用。然苦杏仁质润多脂，润燥作用优于紫苏子，为润肠通便的常用药，如麻子仁丸、五仁丸中均有杏仁；紫苏子重在降气止咳平喘，故主用于肺气不降，咳喘兼肠燥便秘者。

瓜蒌仁——痰热咳嗽，胸闷而大便不畅者尤宜

本品甘寒滋润，入大肠经，能润肠燥，滑肠道而通便，可用于肠燥便秘，常与火麻仁、郁李仁等同用。而且本品还可入肺经，清肺热，润肺燥而化痰，并能宽胸散结。故以痰热咳嗽，胸闷而大便不畅者尤宜。

使用注意 反乌头。煎服，10～15g，打碎入煎。

现代研究 瓜蒌仁有致泻作用。

用药鉴别 瓜蒌仁与牛蒡子均能滑肠通

便。然瓜蒌仁重在甘寒润肠，并能润肺化痰，宽胸散结，故痰热咳嗽，胸闷而大便不畅者尤宜；牛蒡子苦寒，清热滑肠力强，并能疏散风热、清热解毒，故外感风热，热毒内盛兼大便热结不通者尤为适宜。

蜂蜜——体虚津亏，肠燥便秘

蜂蜜甘平质润，以能滋养润燥为特长。可用于肠燥便秘，尤善治老人、小儿、久病体虚津液不足之肠燥便秘。可单用冲服，或随证配伍。

使用注意 湿阻中满及便溏泄泻者慎用。煎服或冲服，15~30g，大剂量30~60g。外用适量，作栓剂肛门给药，通便效果较口服更捷。

现代研究 蜂蜜有促进实验动物肠道推进运动的作用，能显著缩短排便时间。

用药鉴别 蜂蜜与黑芝麻均能润肠通便，治疗肠燥便秘。然蜂蜜长于补脾肺之气而润燥，尤善治气虚津亏之肠燥便秘；黑芝麻长于滋补肝肾之阴而润燥，尤善治精亏血虚之肠燥便秘。两者皆性质平和，为富含营养的滋补佳品，中、老年体虚者可作为营养滋补品少量（不宜大量应用，以防滑肠泄泻）长期食用，有延年益寿，抗衰老之功。

13

便秘通用药

白术——用于气虚便秘

白术甘苦性温，归脾、胃经，为"补气健脾第一要药"。临床有生用、炒用之分，炒后温燥之性增加，重在健脾燥湿，常用于脾虚湿盛者或脾虚便溏、泄泻。生用则甘而柔润，健脾益气，升清降浊，且无伤阴之弊，故又为治疗气虚便秘的佳品。笔者临床重用生白术治疗多年不愈的气虚便秘，屡获良效。

使用注意 热病伤津及阴虚燥渴者不宜用。煎服，通便可用 20～30g。

现代研究 白术内酯Ⅰ具有增强唾液淀粉酶活性、促进营养物质吸收、调节胃肠道功能的作用。白术水煎液能促进小鼠胃排空及小肠推进功能。

肉苁蓉——尤宜于肾阳不足，津血亏虚的肠燥便秘

肉苁蓉甘咸而温，善治老人肾阳不足，精血亏虚之肠燥便秘。

使用注意 阴虚火旺及大便泄泻者不宜服。肠胃实热、大便秘结者亦不宜服。煎服，10～15g。

用药鉴别 肉苁蓉、锁阳与核桃仁既能补肾助阳，又能润肠通便，肾阳不足兼肠燥便秘者皆可选用。然肉苁蓉、锁阳功用基本相似，常相须为用；核桃仁还能补肺定喘，故尤宜于老人或病后，肺肾不足，咳喘兼肠燥便秘者，

且核桃仁药力较缓，富含营养，可作食品少量常服，能起到滋补强壮，保持肠道通畅之效。

当归——血虚肠燥便秘

当归甘温质润，长于补血，为补血之圣药，既能补心肝之血，又能润肠胃之燥，有补血而润肠通便之功，故尤善治血虚肠燥便秘，多与火麻仁、柏子仁、何首乌等同用。

使用注意 湿盛中满、大便泄泻者忌服。煎服，5～15g。

用药鉴别 当归、何首乌与桑椹既能补血，又能润肠通便，可用治血虚肠燥便秘。然当归为补血之圣药，血虚肠燥便秘用之最多；何首乌长于滋补肝肾精血，尤善治老人精血亏虚之肠燥便秘；桑椹长于滋补肝肾之阴，更宜于血虚阴亏之肠燥便秘。

生地黄——热病伤阴，津伤便秘

生地黄甘苦而寒，且寒养阴，苦甘清热，质地滋润，故能养阴清热并生津。可用于热病伤阴，津伤便秘。

使用注意 脾虚湿滞，腹满便溏者不宜使用。煎服，10～15g。鲜品用量加倍，或以鲜品捣汁入药。

用药鉴别 生地黄与玄参、麦冬均能养阴清热、润肠通便，用于热病伤阴，津伤便秘，常配伍同用。然生地黄养阴生津力好；玄参清热作用最佳；麦冬尤长于养阴。

随证选药简则

- 热结便秘，宜选用——大黄、芒硝、番泻叶、芦荟
- 寒积便秘，病急症重，气血未衰时，可选用——巴豆
- 津血亏虚，肠燥便秘，宜选用——火麻仁、郁李仁、柏子仁、松子仁、当归、何首乌、桑椹、黑芝麻
- 大肠气滞，肠燥便秘，尤宜选用——郁李仁
- 气虚津亏之肠燥便秘，尤宜选用——蜂蜜
- 肾阳不足兼肠燥便秘者，尤宜选用——肉苁蓉、锁阳、核桃仁
- 血虚肠燥便秘，尤宜选用——当归、何首乌、桑椹、黑芝麻
- 阴虚血亏，心悸失眠兼肠燥便秘者，尤宜选用——柏子仁
- 肺气不降，咳喘兼肠燥便秘者，尤宜选用——杏仁、紫苏子、桃仁
- 肺肾不足，咳喘兼肠燥便秘者，尤宜选用——核桃仁
- 肺燥咳嗽兼肠燥便秘者，宜选用——松子仁、瓜蒌仁

- 痰热咳嗽，胸闷而大便不畅者，尤宜选用——瓜蒌仁
- 热病伤阴，津伤便秘，尤宜选用——生地黄、玄参、麦冬
- 内热肠燥，大便秘结，尤宜选用——决明子
- 外感风热，热毒内盛兼大便热结不通者，尤宜选用——牛蒡子
- 热结便秘，兼心肝火旺，烦躁失眠者，尤宜选用——芦荟

14

虫证通用药

───────❖───────

乌梅　花椒　使君子（芦荟、牵牛子）
鹤虱　苦楝皮（川楝子）　榧子　贯众
槟榔　雷丸　南瓜子　鹤草芽　百部　大蒜

　　虫证是指寄生在人体肠道的虫类所引起的
病证。常见的肠道寄生虫有蛔虫、绦虫、钩
虫、蛲虫及姜片虫等。治疗虫证的药物较多，
有广泛用治多种虫证者，有善治蛔虫者，有善
治绦虫者，虽各有特点，但目的皆为驱除虫体
以消除病因，使脾胃健运，症状改善。

所取功效及主治特点简括

乌梅 ——— 安蛔止痛（治疗蛔厥腹痛）

花椒 ——— 驱蛔杀虫（善治蛔虫病，亦治蛲虫病）

使君子 —— 善治蛔虫病 —— 味甘气香 —— 杀虫消积（善治蛔虫病及蛔疳）—— 尤宜于小孩蛔虫病，亦治蛲虫病

鹤虱 —— 苦降辛行 —— 亦治蛲虫、钩虫、绦虫病

苦楝皮 ——— 杀虫（善治蛔虫病，亦治蛲虫、钩虫病）

榧子 ——— 杀虫消积，润肠通便（多用于钩虫病，亦用治蛔虫、绦虫、姜片虫）

贯众 —— 杀虫（善治绦虫病）—— 善治绦虫病、钩虫病，亦用治蛲虫病、蛔虫病

槟榔 —— 消积（善治绦虫病，亦用治蛔虫病、钩虫病、蛲虫病、姜片虫病）

雷丸 —— 消积（善治绦虫病，亦用治蛔虫病、蛔虫病）

南瓜子 —— 驱杀绦虫而不损伤正气

鹤草芽 —— 泻下（为驱杀绦虫之要药）

百部 ——— 杀虫（善治蛲虫病）

大蒜 ——— 杀虫（善治钩虫病）

机制分析与临床应用简述

乌梅——治疗蛔厥腹痛

乌梅味极酸，蛔得酸则静，故其治疗蛔厥病证，不在杀虫，而在安蛔止痛，加之又有和胃止呕之功，故为安蛔之良药。适用于蛔虫所致的腹痛、呕吐、四肢厥逆的蛔厥病证。

使用注意 外有表邪或内有实热积滞者均不宜服。煎服，3～10g，大剂量可用至30g。

现代研究 乌梅煎剂有松弛奥狄括约肌作用，对胆囊有轻度收缩作用，能促进胆汁分泌，刺激蛔虫后退，也有蛔虫头折回，从管内退出，而起到缓解胆绞痛的效果。

花椒——善治蛔虫病，亦治蛲虫病

花椒味辛，有较好的驱蛔杀虫之功。因蛔虫得辛则伏，得酸则静，得苦则下，故常与乌梅、干姜、黄连等苦、辛、酸的药物同用，治疗虫积腹痛、手足厥逆、吐蛔等症，使蛔虫得酸、辛之味能安静停伏下来，加上苦味而排出体外。临床也有单用本品加食醋煎煮，取汤内服，治疗胆道蛔虫病而获较好疗效者。而且单用花椒煎汤保留灌肠，亦可治小儿蛲虫病及肛周瘙痒。

使用注意 《随息居饮食谱》谓之"多食动火堕胎"，故阴虚火旺者忌服。孕妇慎服。煎服，3～6g。

花椒所含挥发油在保温的任氏液中能使猪蛔虫严重中毒，且各种浓度的花椒油都较其他驱虫药为优。

使君子——善治蛔虫病及蛔疳

使君子味甘气香而不苦，药性缓和而不伤正，既有良好的驱杀蛔虫之功，又有缓慢的滑利通肠之性，故为驱蛔之要药，且尤宜于小儿蛔虫病。若与百部、槟榔同用，还可治疗蛲虫病。

使用注意 因本品大量服用或与热茶同服，易出现呃逆、腹泻等反应，故不宜大量服用；不宜与热茶同服。煎服，9～12g，捣碎；取仁炒香嚼服，6～9g，小儿每岁1～1.5粒，1日总量不超过20粒。空腹服用，每日1次，连用3天。

现代研究 本品提取物对蛔虫有较强的麻痹作用，对人体及动物均有明显的驱蛔效果。使君子粉还有驱杀蛲虫的作用。

用药鉴别 使君子与芦荟、牵牛子均善驱杀蛔虫，治疗虫积腹痛。然使君子、芦荟又能消积疗疳，以蛔虫所致的小儿疳积用之尤宜；芦荟、牵牛子驱虫又能泻下，可促使虫体排出。因三者中使君子的药性缓和而不伤正，故用之也更多。

鹤虱——多种肠道寄生虫病

鹤虱现代入药主要为天名精的果实（南鹤

虱）与野胡萝卜的果实（北鹤虱）。其性味苦辛而平，苦能降，辛能行，虫得辛则伏、得苦则下，故有杀虫消积之功，可用于多种肠道寄生虫病。对蛔虫腹痛、面色萎黄、形体瘦弱的小儿蛔疳证尤为适宜。

使用注意 本品有小毒，服后可有头晕、恶心、耳鸣、腹痛等反应，故孕妇、腹泻者忌用。南鹤虱有抗生育作用，孕妇忌用。煎服，3～10g，或入丸散。外用适量。

现代研究 研究表明，南、北鹤虱均有驱蛔作用，南鹤虱强于北鹤虱，并能杀灭绦虫。

苦楝皮——多种肠道寄生虫病，尤善驱杀蛔虫

苦楝皮苦寒有毒，有较强的杀虫之功。可用治蛔虫、蛲虫、钩虫等多种肠道寄生虫病，故为广谱驱虫药，且尤善驱杀蛔虫。

使用注意 本品有毒，不宜过量或持续服用。煎服，4.5～9g；鲜品15～30g。有效成分难溶于水，需文火久煎。

现代研究 本品水煎液及醇提取物均对猪蛔虫有抑制以至麻痹作用。其主要成分为川楝素，能透过虫体表皮，作用于蛔虫肌肉，造成能量供不应求，致收缩性痉挛而疲劳，使虫体不能附着肠壁而被排出体外。

用药鉴别 苦楝皮与使君子均能杀虫，为驱蛔之要药。然苦楝皮苦寒有毒伤脾胃，虽驱虫力强于使君子，但易蓄积中毒，故不及使君

子常用；使君子甘温消积益脾胃，作用平和而气香，尤宜于小儿用之。

苦楝皮与川楝子均能杀虫、治疗蛔虫病。然苦楝皮驱虫力强，且驱虫谱也较广；川楝子虽驱虫力不及苦楝皮，但能降泄气机而行气止痛，尤宜于蛔虫等引起的虫积腹痛。

榧子——多种肠道寄生虫病，多用于钩虫病

榧子味甘性平，功能杀虫消积、润肠通便，故既能杀虫，又能促使虫体排出，不必与泻下药同用，而且甘平无伤胃之弊，是安全而有效的驱虫药。可用于钩虫、蛔虫、绦虫、姜片虫等多种肠道寄生虫引起的虫积腹痛。

使用注意　大便溏薄者不宜用。服榧子时，不宜食绿豆，以免影响疗效。煎服，10～15g；炒熟嚼服，一次用15g。

现代研究　本品含有驱除猫绦虫的有效成分。榧子浸膏体外对猪蛔虫等有毒性作用。榧子油有驱钩虫作用。

用药鉴别　**鹤虱与榧子**均为广谱驱虫药，可用于多种肠道寄生虫病。然鹤虱又能消积，尤宜于蛔疳证；榧子还能润肠通便，并多用于钩虫病。两者皆作用缓和，在驱虫方中常作辅药配用。

14
虫证通用药

贯众——多种肠道寄生虫病，善治绦虫、钩虫病

贯众苦而微寒，可用于驱杀绦虫、钩虫、蛲虫、蛔虫等多种肠道寄生虫，尤多用于绦虫病、钩虫病。驱杀绦虫，常与槟榔同用。治疗钩虫病，可与槟榔、榧子配伍。

使用注意 本品有小毒，用量不宜过大。脾胃虚寒者及孕妇慎用。贯众所含绵马素有毒，中毒时引起中枢神经系统障碍。绵马素一般在肠道不吸收，但肠道有过多脂肪时，可促进其吸收而致中毒，故服用本品时忌油腻。煎服，4.5～9g。杀虫宜用生贯众。

现代研究 本品所含绵马酸、黄绵马酸有较强的驱虫作用，对绦虫有强烈毒性，可使绦虫麻痹，不能附着肠壁，利用泻药的作用将绦虫驱出体外；也可使钩虫麻痹而被排出，对蛔虫等寄生虫也有一定的杀虫作用。

槟榔——多种肠道寄生虫病，尤善治绦虫病

槟榔苦辛而温，入胃与大肠经，有较强的杀虫消积之功，且驱虫谱广，可用于绦虫、蛔虫、蛲虫、钩虫、姜片虫等多种肠道寄生虫病，并以泻下而驱除虫体为其优点。特别善治绦虫病，单用即可。现代多与南瓜子合用，驱杀绦虫之效果更佳。配使君子、苦楝皮，亦可用治蛔虫病、蛲虫病。与乌梅、甘草同用，可治疗姜片虫病。

脾虚便溏或气虚下陷者忌用。孕妇慎用。煎服，3～10g。驱绦虫、姜片虫30～60g。生用力佳，炒用力缓，鲜品优于陈久者。

本品能使绦虫虫体引起弛缓性麻痹，触之则虫体伸长而不易断，故能驱除全虫。槟榔碱对猪肉绦虫有较强的麻痹作用，能使全虫各部位都麻痹；对牛肉绦虫仅能使头节和未成熟节片麻痹。另外对蛲虫、蛔虫、钩虫等均有麻痹或驱杀作用。

雷丸——尤善治绦虫病

雷丸苦寒降泄，既能杀虫，又能消积，为广谱驱虫药，可用治多种肠道寄生虫病，尤以驱杀绦虫为佳。治疗绦虫病，可单用研末吞服，每次 20g，每日 3 次，多数患者在第 2～3 日全部或分段排出虫体；治疗钩虫、蛔虫病，可与槟榔、苦楝皮等同用；治疗蛲虫病，可与大黄、牵牛子等配伍。

不宜入煎剂。因本品含蛋白酶，加热 60℃左右即易破坏而失效。有虫积而脾胃虚寒者慎服。入丸散，15～21g。1 次 5～7g，饭后用温开水调服，1 日 3 次，连服 3 天。

本品主要成分为一种蛋白水解酶，称雷丸素，其驱杀绦虫是通过雷丸素的作用，使绦虫的虫体蛋白分解破坏，虫头不再附于肠壁而排出。

南瓜子——善治绦虫病

南瓜子甘平无毒，杀虫而不伤正气，可用治绦虫等多种寄生虫病，然尤善治绦虫病，单用就可获效，与槟榔同用，疗效更佳。临床治疗绦虫病，用南瓜子 60～120g，研粉，冷开水调服；2 小时后服槟榔 60～120g 的水煎剂，再过半小时，服玄明粉 15g，促使泻下，诸药合用，排出虫体效果甚佳。

使用注意 南瓜子对正常小鼠的肝、肺、肾、十二指肠可出现暂时病理损伤，使肝糖原减少与脂肪增加，停药后可迅速恢复正常。研粉，60～120g，冷开水调服。

现代研究 本品对牛肉绦虫或猪肉绦虫的中段和后段节片均有麻痹作用。

鹤草芽——为驱杀绦虫之要药

鹤草芽在历代本草中未见记载，乃民间所习用，因治疗绦虫病效果很好，经实验室研究发现，主要是所含成分鹤草酚的作用，故被开发为治疗绦虫病的新药。本品杀虫的同时，又能泻下，有利于虫体的排出。多单用研粉，晨起空腹顿服 30～45g，即可获效，一般服药5～6 小时可排出虫体。

使用注意 因鹤草酚不溶于水，且遇热易被破坏，故不入煎剂，多入丸散剂。研粉吞服，每日 30～45g，小儿 0.7～0.8g/kg，每日 1 次，早起空腹服。

现代研究　本品所含鹤草酚为驱杀绦虫的有效成分，其不仅作用于绦虫的头节，对颈节、体节亦有作用。能抑制虫体的糖原分解，使虫体痉挛而死亡。

用药鉴别　槟榔与鹤草芽、南瓜子、雷丸同为善驱绦虫之药，治疗绦虫病均可单用而获效。

槟榔与鹤草芽还有缓泻作用，可促使虫体排出。其中尤以鹤草芽作用最佳，为驱杀绦虫之要药，但驱虫谱不广；槟榔为广谱驱虫药，可用于多种肠道寄生虫病。

槟榔与南瓜子均能杀虫，且尤善治疗绦虫病，单用或配用均可收效，若两者联合应用，疗效更好。槟榔为广谱驱虫药，可用治多种肠道寄生虫病，并能泻下；南瓜子甘平，杀虫而不伤正气。

结合现代研究比较，槟榔、南瓜子主要使虫体麻痹，两者配伍可显著提高疗效。因为槟榔对牛肉绦虫仅能使头节和未成熟节片麻痹，而南瓜子正好对绦虫的中段和后段节片均有麻痹作用，故两者同用可取长补短，增强疗效。鹤草芽则可作用于整个虫体，抑制虫体的糖原分解而杀死虫体；雷丸主要使绦虫的虫体蛋白分解破坏，虫头不再附于肠壁而排出体外。

百部——善治蛲虫病

百部味苦降泄，有较好的杀虫之功，可用

于蛲虫、蛔虫等多种人体寄生虫病，治疗肠道寄生虫尤以蛲虫病为多用。治蛲虫病，肛门瘙痒，常单用浓煎，睡前保留灌肠，或外洗肛门。亦可配使君子、槟榔等煎服，或外用。

使用注意 脾虚便溏者不宜用。煎服，5～15g，外用适量。

现代研究 本品有杀死蛲虫的作用。用50%的百部药液，体外20小时能杀死全部鼠蛲虫。

大蒜——善治钩虫病

大蒜味辛性温，其气熏烈。虫得辛则伏，得熏烈之气则杀灭。多用于钩虫病及蛲虫病。治疗钩虫病，常作为预防用药，每于下田前将捣烂的大蒜泥涂抹四肢，以预防钩虫感染。治疗蛲虫病可将大蒜捣烂，加茶油少许调匀，睡前涂于肛门周围，或用大蒜泥与等量凡士林调匀，睡前涂于肛门周围，若同时吃煨熟的大蒜，则效果更佳。

使用注意 大蒜汁、大蒜泥局部应用对皮肤有较强的刺激性，可引起皮肤发红、灼热甚至起疱，故不可敷之过久；皮肤过敏者慎用。阴虚火旺者不宜内服。孕妇忌灌肠用。外用适量，捣敷。内服，5～10g，煨熟食，或生食，或制成糖浆服。

随证选药简则

- 治疗蛔虫证宜选用——乌梅、花椒、使君子、苦楝皮、川楝子、槟榔、贯众、雷丸、芦荟、牵牛子、鹤虱、榧子
- 治疗绦虫证宜选用——槟榔、雷丸、鹤草芽、南瓜子、鹤虱、贯众、榧子
- 治疗钩虫证宜选用——榧子、贯众、大蒜、槟榔、苦楝皮、雷丸
- 治疗蛲虫证宜选用——百部、苦楝皮、贯众、槟榔、花椒、鹤虱
- 治疗姜片虫证宜选用——槟榔

15

胁痛通用药

柴胡　薄荷　青皮　佛手（香橼）
玫瑰花（绿萼梅）　香附　川楝子（青木香）
郁金（姜黄）　川芎　延胡索　龙胆
白芍（赤芍）　鳖甲

　　胁痛是以一侧或两侧胁肋疼痛为主要表现的病证。其成因多为肝气郁结、瘀血停着、肝胆湿热、肝阴不足等。一般气滞、血瘀、湿热所致胁痛为实证；肝阴不足所致者为虚证。故临证当结合成因，分清虚实、气血，分别选用疏肝理气、活血祛瘀、清热利湿、养阴柔肝之药，使气行血畅、热邪得清、阴血滋养而胁痛自止。

所取功效及主治特点简括 ▪▪▪▪▪▪▪▪▪▪▪▪▪▪▪▪▪

柴胡 ┐
　　├ 疏肝 ┬ 治疗肝郁气滞之主药（肝郁气滞之胸胁胀痛）
薄荷 ┘ 解郁 └ 肝郁气滞之胁肋胀痛，伴胸闷者尤佳

青皮 —— 疏肝破气（肝郁气滞之胸胁胀痛较重者）

佛手 —— 疏肝解郁，理气和中（肝郁气滞或肝胃不和之胁肋胀痛）

玫瑰花 ┐
　　　├ 疏肝解郁，行气止痛 ┬ 醒脾和胃（肝郁犯胃之胁肋胀痛）
香附 ├ 　 为疏肝解郁，行气止痛之要药（肝气郁结之胁肋胀痛）
川楝子 ┘ 　 清肝火，泄郁热（肝郁化火之胁痛）

郁金 ┐
　　├ 活血祛瘀，行气止痛 ┬ 疏肝解郁（尤宜于肝郁气滞血瘀之胁痛）
川芎 ├ 　 活血行气力优（气滞血瘀之胁痛）
延胡索 ┘ 　 止痛（气滞血瘀及湿热之胁痛）

龙胆 —— 泻肝胆火（肝胆实火之胁痛）

白芍 —— 补血，柔肝止痛（血虚肝郁之胁痛）

鳖甲 —— 滋阴，软坚散结（肝、脾大，癥瘕积聚之胁痛）

15
胁痛通用药

174

机制分析与临床应用简述

柴胡——肝郁气滞之胁肋胀痛

柴胡辛行苦泄，性喜条达，善疏泄，长于疏肝气，解肝郁，为治疗肝郁气滞之主药。因本品治疗胁痛效果较好，故除用治内伤肝郁之胁痛外，还可用治外伤跌仆之胁痛。

使用注意　本品性升散，对阴虚阳亢、肝风内动、阴虚火旺及气机上逆者忌用或慎用。煎服，3～9g。疏肝解郁宜醋制用。

现代研究　本品具有镇痛、镇静等广泛的中枢抑制作用。有较好的抗脂肪肝、抗肝损伤、利胆、降低转氨酶等作用。

薄荷——肝郁气滞之胁肋胀痛

薄荷辛凉，气香辛行而凉散，入肝经，能疏肝气、解肝郁，可用于肝郁气滞，胸胁胀痛之证。因本品既能疏肝解郁，又具芳香发散之特性，故对胁肋疼痛而伴胸闷者，用之尤佳。

使用注意　体虚多汗者不宜使用。煎服，3～6g，宜后下。本品清凉辛散，发汗力强，故用于疏肝解郁，量宜轻。

现代研究　薄荷油能对抗乙酰胆碱而呈现解痉作用。并有消炎、止痛、局部麻醉和抗刺激作用。薄荷醇等多种成分有明显的利胆作用。

青皮——肝郁气滞之胸胁胀痛

青皮辛散苦泄，温通峻烈，主入肝胆经，长于疏利肝胆，破气散结而止痛，故为行气力猛的疏肝破气药。尤宜于肝郁气滞，胸胁胀痛之证情较重者，如胁痛而见气滞血结之肿块者。因本品既能疏利肝胆，又能入胃而行气止痛，故肝胃郁热，症见胃脘连及胁肋灼热胀满疼痛者，亦可配伍使用。

使用注意 破气之品，气虚体弱者慎服。煎服，3～9g。醋炙疏肝止痛力增强。

现代研究 本品能舒张胆囊平滑肌，有利胆作用。

佛手——肝郁气滞及肝胃不和之胁肋胀痛

佛手味辛而苦，气味清香，味辛入肝可疏肝气，苦泄温通能止气痛，清香入脾而醒脾气，故既善疏肝解郁而止痛，又能醒脾理气而和中，适用于肝郁气滞及肝胃不和之两胁胀痛、胃脘疼痛等。

使用注意 《本草便读》曰："佛手，理气快膈，惟肝脾气滞者宜之，阴血不足者，亦嫌其燥耳。"本品专破滞气，若见气虚者，亦非其所宜。煎服，3～9g。

用药鉴别 **佛手与香橼**均能疏肝解郁，理气和中，治疗肝郁犯胃之胁痛。然佛手疏肝力胜于香橼。两者虽能行气止痛，但止痛力弱，疏肝之功似香附，但不及香附应用广。

玫瑰花——肝郁犯胃之胁肋胀痛

玫瑰花甘而微苦，性温芳香，主入肝、脾经，既能疏肝解郁，又可醒脾和胃，并能行气止痛，适用于肝郁犯胃之胸胁脘腹胀痛，常与香附、佛手等同用。

使用注意　煎服，1.5～6g，亦可泡茶饮。本品虽作用和缓，可长期饮用，但终为温通活血之品，故阴虚血热，月经过多者不宜用。

现代研究　玫瑰油对大鼠有促进胆汁分泌的作用。

用药鉴别　**玫瑰花与绿萼梅**均能疏肝解郁，醒脾和胃，适用于肝郁犯胃之胸胁脘腹胀痛，然绿萼梅疏肝解郁之功较玫瑰花更为平和。

香附——肝气郁结之胁肋胀痛

香附味辛芳香，能行散滞气，性质平和，无寒热之偏，主入肝经，善散肝气之郁结。郁结之证，多为肝气不舒、肝气横逆所致，本品味辛以疏肝经之郁滞，微苦可平肝气之横逆，为疏肝解郁、行气止痛之要药，李时珍称之为"气病之总司"。

使用注意　阴虚血热者忌服。血虚气弱者慎用。煎服，6～9g。醋炙止痛力增强。

现代研究　香附与制香附均有镇痛作用。香附煎剂对正常大鼠有较强的利胆作用，可促进胆汁分泌，提高胆汁流量；同时对肝损伤大鼠的肝细胞有保护作用。

用药鉴别 香附与玫瑰花功效相似，均既能入肝经气分而疏肝解郁，又可入肝经血分，治疗肝郁胁痛，临床两者可相互代用。然香附为疏肝解郁、行气止痛之要药；玫瑰花则走血分作用强于香附，功能活血止痛。

川楝子——肝郁化火之胁痛

川楝子又名金铃子。其苦寒降泄，主入肝经，故善治肝气不舒，肝郁化火之胁痛。

使用注意 本品性寒、有毒，不宜过量或持续服用。脾胃虚寒者慎用。煎服，4.5～9g。炒用寒性减低。

现代研究 本品水煎剂口服后有松弛奥狄括约肌、收缩胆囊、促进胆汁排泄的作用。

用药鉴别 川楝子与青木香均为药性寒凉的疏肝行气止痛药，同可用治肝胃气痛，尤以肝胃气滞之胁痛而兼有热象者，用之尤宜。然川楝子尤善清肝火、泄郁热，多用治肝郁化火之胁痛；青木香既能行气疏肝，又能和胃止痛，肝胃气滞之胁痛，用之更多。

郁金——尤宜于肝郁气滞血瘀之胁痛

郁金辛苦而寒，主入肝经，为治疗气滞血瘀痛证的佳品，且尤宜于肝郁气滞之胸胁刺痛，可配香附、川芎等同用。因其行气活血似川芎但较之力缓；疏肝解郁似香附而较其力强；清泄肝热似川楝且较之力胜。因此，与诸药配用，效力更佳。

使用注意　畏丁香。煎服，5～12g；研末服，2～5g。

现代研究　本品有保护肝细胞、促进肝细胞再生、祛脂和抑制肝细胞纤维化的作用，能对抗肝脏毒性病变。并有一定的抗炎止痛作用。

用药鉴别　郁金与姜黄为同一植物，均能活血行气止痛，用于气滞血瘀之胁痛。然郁金药用其块根，辛寒行散，行气力强，尤宜于肝郁气滞之胁痛有热者；姜黄药用其根茎，辛温行散，活血力强，尤宜于肝胃气滞寒凝之胁痛。

川芎——气滞血瘀之胁痛

川芎辛温，能温通血脉，辛散气滞，通达气血，故主治气滞血瘀之胁痛。

使用注意　阴虚火旺，热盛及无瘀之出血证患者和孕妇均当慎用。煎服，3～9g。

现代研究　本品有明显的镇痛作用，能扩张微动、静脉，调节血管张力，降低红细胞的黏稠度和血小板聚集性，改善血液的流动状态，增加微循环血流，从而消除瘀血。

延胡索——气滞血瘀之胁痛

本品又名元胡、元胡索、玄胡、玄胡索。其辛苦而温，主入肝经，为活血行气止痛之第一品药，且尤长于止痛。无论何种痛证，气滞、血瘀、偏寒、偏热均可配用，故专治一身上下诸痛。

使用注意 《本草品汇精要》："妊娠不可服。"煎服，3 ~ 10g。研粉吞服，每次 1 ~ 3g。

现代研究 四氢帕马丁有显著的镇痛作用，甲素和丑素的镇痛作用也较为明显。特别是酒石酸法炮制的延胡索，用于慢性迁延性肝炎患者的胁肋疼痛，其镇痛效应更优于醋制延胡索。

用药鉴别 延胡索与川芎、郁金均能活血行气止痛，治疗气滞血瘀之胁肋胀痛或气滞血结、癥瘕积聚之胁肋刺痛。然延胡索止痛力优，治疗胁痛无论气滞血瘀、偏寒偏热均可配用；川芎活血行气力强，为血瘀气滞之胁痛的常用品；郁金活血行气力较川芎为缓，但能疏肝解郁，尤宜于肝郁气滞血瘀之胁痛。

龙胆——肝胆实火之胁痛

龙胆大苦大寒，泻火力强，主入肝胆经，善泻肝胆之实火，主用于肝胆实火，胁痛口苦之证。对肝经实火夹湿热，或肝胆湿热所致的胁痛口苦用之亦尤为适宜。

使用注意 脾胃虚寒者不宜用，阴虚津伤者慎用。煎服，3 ~ 6g。

现代研究 本品水提物、注射液及有效成分龙胆苦苷对实验动物肝损伤均有保护作用，可减轻给药组动物肝坏死和肝细胞病变程度等。

白芍——血虚肝郁之胁痛

白芍苦酸而微寒，主入肝经，长于养肝血，敛肝阴，柔肝、缓急而止痛。常用于血虚肝旺之胁肋疼痛。

使用注意　阳衰虚寒之证不宜用。反藜芦。煎服，5~15g；大剂量15~30g。

现代研究　本品有明显的镇痛效果。白芍水提取物能使肝细胞的病变恢复正常；醇提取物也对肝损伤有预防或逆转作用。但白芍预防作用与肝损害的程度有关，若肝组织严重损害时则作用不明显。

用药鉴别　白芍与赤芍在《神农本草经》不分，通称芍药，唐宋时将两者分开，其主要区别在"白补赤泻，白收赤散"。两药均能治疗肝郁胁痛，然白芍功在补血敛阴，柔肝止痛，对血虚肝旺之胁痛用之尤宜；赤芍功在清热凉血，活血止痛，对肝郁血滞之胁痛用之尤佳。

鳖甲——肝脾大，癥瘕积聚之胁痛

鳖甲甘咸而寒，入肝、肾经，适用于肝血瘀阻，肝脾大，癥瘕积聚之胁肋刺痛，可配牡丹皮、桃仁等同用。近代以之配伍鸡血藤膏、白芍、青皮等养血柔肝、益气疏肝药同用，治疗久患肝病，胁下有积块之慢性肝炎、迁延性肝炎，或有早期肝硬化趋势者，收到较好疗效。

使用注意　煎服，9～24g。宜先煎。醋制后善入肝经，软坚散结之功较强，故治疗肝脾大，癥瘕积聚之胁痛宜用醋鳖甲。

现代研究　本品能抑制结缔组织增生，故可消散肿块。

随证选药简则

- 肝气郁滞之胁肋疼痛，宜选用——柴胡、薄荷、青皮、香附、佛手、香橼、玫瑰花、绿萼梅、川楝子、青木香、郁金
- 气滞血瘀之胁肋疼痛，宜选用——郁金、姜黄、川芎、延胡索、赤芍
- 肝气犯胃，肝胃不和之胁肋脘腹胀痛，宜选用——佛手、香橼、玫瑰花、绿萼梅、川楝子、青木香
- 肝血瘀阻、癥瘕积聚之胁肋刺痛，宜选用——鳖甲、青皮、川芎、郁金、姜黄
- 血虚肝郁之胁肋疼痛，尤宜选用——白芍
- 肝阴不足，肝血瘀阻之胁肋刺痛，尤宜选用——鳖甲
- 肝胆实火或肝胆湿热之胁肋疼痛，尤宜选用——龙胆
- 肝气不舒，肝郁化火之胁肋胀痛，尤宜选用——川楝子

15

胁痛通用药

16

黄疸通用药

茵陈　栀子　虎杖　金钱草（垂盆草）
郁金　大黄　龙胆（黄柏、苦参）
秦艽　瓜蒂

　　黄疸以目黄、身黄、小便黄为主症，尤以目黄为本病的主要特征。其病之关键是湿邪为患，病位主要责之脾胃、肝胆，多由于湿阻中焦，脾胃升降功能失常，影响肝胆疏泄，致胆汁不循常道，渗入血液，溢出肌肤，发为黄疸。临床有阳黄（湿热发黄）、急黄（湿热夹毒）、阴黄（寒湿发黄）之分，现主要分阳黄、阴黄两大类。治疗的基本大法为化湿邪，利小便，此乃"治湿不利小便，非其治也"，使湿邪得化，湿随小便而出，湿有出路，黄疸自退。临床可随证配伍清热或温里药，以清利湿热或温化寒湿。

所取功效及主治特点简括

```
茵陈 ┐                    ┌ 治疗黄疸之要药（阳黄、
                           阴黄均可用）

栀子                        清热力强（尤宜于湿热
                           黄疸，热重于湿者）

虎杖 ├ 利湿退黄 ┤          用于湿热黄疸，热重于
                           湿，湿重于热皆宜

金钱草                      用于湿热黄疸，湿重于
                           热者

郁金 ┘                    └ 活血化瘀（湿热黄疸，
                           瘀血阻滞者尤宜）
```

大黄 —— 泻下攻积（用于湿热黄疸，热重于湿者）

龙胆 —— 善清下焦湿热（用于湿热黄疸，热重于湿者）

秦艽 —— 清肝胆湿热（用于湿热黄疸日久不退者）

瓜蒂 —— 祛湿退黄（用于湿热黄疸）

机制分析与临床应用简述

茵陈——阳黄、阴黄均可

茵陈苦而微寒，气味清香，入脾、胃、肝、胆经，为治黄疸之要药，无论阳黄、阴黄皆用为主药。

使用注意 蓄血发黄者及血虚萎黄者慎用。煎服，6～15g。

现代研究 本品热水提取物、醇提取物等

均有促进胆汁分泌和排泄的作用，在增加胆汁分泌的同时，也增加胆汁中固体物、胆酸和胆红素的排出量。并有较好的保肝作用。

栀子——用于湿热黄疸，热重于湿者

栀子苦寒，功能清泻三焦，且尤善清利下焦肝胆湿热而利小便，主用于肝胆湿热郁蒸之黄疸，尤以热重于湿者尤宜。

使用注意 苦寒之品，易伤脾胃，故脾虚便溏者不宜用。煎服，5~10g。

现代研究 本品对肝脏有保护作用。水煎剂、醇提取物可使胆囊收缩，胆汁分泌量增加，并能降低血中胆红素，促进胆红素的代谢。

虎杖——湿热黄疸，热重于湿，湿重于热皆宜

虎杖苦寒，入肝胆经，功能清利湿热、利胆退黄，为治疗湿热黄疸之良药，无论热重于湿，或湿重于热者皆宜，用煎服即效，若配茵陈、栀子等同用，效力更佳。而且于甲肝流行期，单用本品煎服，还有较好的预防作用，可减少发病率，减轻症状。

使用注意 孕妇忌服。煎服，9~15g。

现代研究 本品有明显增加家犬肝胆汁分泌和松弛奥狄括约肌的作用。虎杖制剂能明显抑制乙型肝炎表面抗原，通过减轻肝损伤、促进肝细胞的修复等，使肝功能恢复，黄疸消退。

大黄与虎杖均能清利湿热，使湿热之邪随小便而去，又能通导大肠，使瘀热从大便而出，为治疗湿热黄疸的常用药。然大黄重在通利大便，清泄湿热而退黄；虎杖重在通利小便，清利湿热而退黄。

金钱草——用于湿热黄疸，湿重于热者

金钱草甘咸而微寒，入肝胆经，有清热利湿、利胆退黄、利胆排石之效，既可用治湿热黄疸，又善治肝胆结石。治湿热黄疸，常与茵陈、栀子等同用。治疗肝胆结石，尤其对结石阻滞胆道而见黄疸者，用之更宜。

使用注意 据报道金钱草能引起接触性皮炎和过敏反应，故过敏体质者用之宜慎。煎服，15～60g。鲜品加倍。

现代研究 本品有明显促进胆汁分泌和排泄的作用。肝胆管内胆汁增多，内压增高，使胆管泥沙状结石易于排除，胆管阻塞和疼痛减轻，黄疸消退。

用药鉴别 **金钱草与垂盆草**均能利湿退黄，清热解毒，且尤长于利湿，故湿热黄疸，湿重于热者，两者皆用之尤宜。金钱草味咸软坚，又善治肝胆结石，尤以结石阻滞胆道而见黄疸者，用之更佳；垂盆草虽不能消结石，但保肝护肝、降转氨酶作用较好，亦为治疗湿热黄疸的常用药。

郁金——湿热黄疸，瘀血阻滞者尤宜

郁金辛苦而寒，入肝胆经，能散肝经郁滞，清肝胆湿热而利胆退黄，主治湿热黄疸，其善活血化瘀，故湿热黄疸，瘀血阻滞者用之尤宜。

使用注意　畏丁香。煎服，5～12g；研末服，2～5g。

现代研究　本品所含姜黄素和挥发油能使胆囊收缩，促进胆汁分泌和排泄，具有利胆作用。并能保护肝细胞、促进肝细胞再生、纠正肝细胞脂肪变性、抑制肝细胞纤维化，对抗肝脏毒性病变而有保肝作用。

用药鉴别　郁金与金钱草均能清利湿热，利胆退黄，常配伍同用，治疗湿热黄疸及砂石堵塞胆道之黄疸。然金钱草利胆排石力佳，对结石阻滞胆道而见黄疸者，用之更宜；郁金活血疏肝力好，亦可用治瘀血阻滞之发黄。

大黄——用于湿热黄疸

大黄苦寒沉降，取其荡下之功，通利前后二阴，排除湿邪而退黄，为治疗湿热黄疸的常用药。

使用注意　峻烈攻下之品，易伤正气，故非实证不宜妄用。脾胃虚弱者慎用。孕妇、经期、哺乳期应忌用。煎服，5～15g。

现代研究　本品对实验性肝损伤有明显的保护作用。对急性黄疸型肝炎也具有较好的治疗效果，可使肝细胞变性、坏死均有不同程度的减轻。并能促进胆汁分泌，使胆红素和胆汁酸的含量增加，有明显的利胆作用。而且大黄还有明显的利尿作用，证实了大黄可通利二便，清泄湿热的论述。

用药鉴别 茵陈与栀子、大黄均能清利湿热，退黄疸，常配伍同用，如治疗黄疸的要方茵陈蒿汤。然茵陈长于利湿，为利胆退黄之要药，阳黄、阴黄皆用为主药；栀子与大黄皆为苦寒之品，主治阳黄证，尤宜于湿热黄疸，热重于湿。然栀子长于清热，并通利三焦，能清能利，可导湿热从小便而出；大黄功在泻下，能通导大肠，清泄湿热，又能利湿，可使湿热从二便而去。

龙胆——湿热黄疸，热重于湿者

龙胆大苦大寒，泻火力强，主入肝、胆经，适用于肝经实火夹湿热，或肝胆湿热蕴结之阳黄证。

使用注意 脾胃虚寒者不宜用，阴虚津伤者慎用。煎服，3～6g。

现代研究 本品水提物、注射液及有效成分龙胆苦苷对实验动物肝损伤均有保护作用，可减轻给药组动物肝坏死和肝细胞病变程度等，并能显著地增加胆汁分泌量，有利胆作用。

用药鉴别 龙胆与黄柏、苦参均为苦寒之品，功能清热燥湿，用治湿热黄疸，热重于湿者。然龙胆善泻肝胆实火，清下焦湿热，故尤宜于肝胆湿热蕴结之阳黄证；黄柏泻火解毒力强，以湿热黄疸，热重于湿者用之更佳；苦参又能利尿，故湿热黄疸，热重于湿，湿重于热者用之尤宜。

秦艽——湿热黄疸，日久不退者尤宜

秦艽味苦性平，入胃与肝胆经，为治湿热黄疸的常用药。可单用研末服。本品性质平和，偏润不燥，素有"风药中润剂，散药中补剂"之称，故祛湿而不损伤阴液，对黄疸日久不退者用之无伤阴之弊。

使用注意 脾虚便溏者忌服。煎服，3～9g。

现代研究 本品所含有效成分龙胆苦苷能抑制化学和免疫所致小鼠肝损伤，降低血清转氨酶，抑制肿瘤坏死因子产生而具有抗肝炎作用。

用药鉴别 秦艽与龙胆均为龙胆科植物，同能清肝胆湿热而退黄，可用治湿热黄疸。然秦艽性平而不燥，祛湿而不损阴，尤且于黄疸日久不退者；龙胆大苦大寒，长于泻肝胆实火，清下焦湿热，尤善治湿热黄疸。

瓜蒂——湿热黄疸

瓜蒂苦寒有毒，性峻而急，既能升引，又能降泻。其治疗湿热黄疸，取其升引或降泻之特性，引去头目湿气，消散皮肤水湿，逐出阳明湿热而达到祛湿退黄之目的。据临床报道，现多取研末吹鼻之法，以渗出黄水，内服则少有用之。

使用注意 体虚、吐血、咯血、胃弱、孕妇及上部无实邪者忌用。煎服，2.5～5g；入丸散服，每次0.3～1g；外用适量；研末吹鼻，待鼻中黄水出即可停药。

现代研究 本品能明显降低血清谷丙转氨酶（ALT），对肝脏的病理损害有一定的保护作用。

随证选药简则

- 湿热黄疸，热重于湿者，宜选用——茵陈、大黄、栀子、虎杖、龙胆、黄柏、苦参
- 湿热黄疸，湿重于热者，宜选用——茵陈、金钱草、虎杖、垂盆草、苦参
- 湿热黄疸，热毒盛者，宜选用——茵陈、栀子、大黄、虎杖、黄柏
- 外用引鼻中黄水出，治疗黄疸，宜选用——瓜蒂
- 瘀血阻滞之发黄，可选用——郁金、大黄、虎杖
- 结石阻滞胆道之黄疸，尤宜选用——金钱草、郁金
- 黄疸日久不退者，尤宜选用——秦艽

17

头痛通用药

❖

羌活（防风、独活） 藁本

白芷（苍耳子、辛夷） 细辛 吴茱萸

柴胡 葛根 薄荷（菊花） 蔓荆子

川芎（牛膝） 代赭石（石决明）

天麻（钩藤） 全蝎（蜈蚣） 石膏

禹白附（半夏）

　　头痛为临床常见的自觉症状，可单独出现，亦可出现在多种急慢性疾病中。其病因多端，病情复杂，有外感、内伤之分；虚证、实证之别。治疗首先当分清外感内伤，辨别虚实善去。同时还应根据头痛部位之异，选用不同的引经药物，以直达病所。故本证所选药物一方面突出病因，如风寒、风热头痛等，同时凸现病位，如太阳、阳明头痛等。

所取功效及主治特点简括

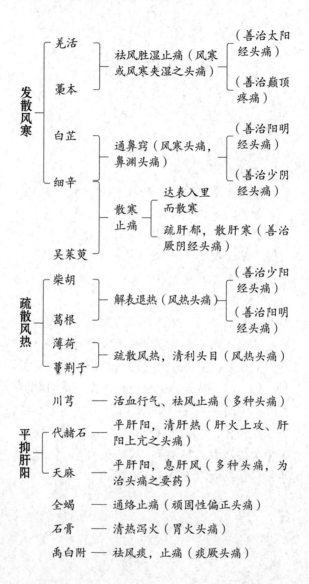

发散风寒
- 羌活 ┐
- 藁本 ┘ 祛风胜湿止痛（风寒或风寒夹湿之头痛）
  - （善治太阳经头痛）
  - （善治巅顶疼痛）
- 白芷 ┐
- 细辛 ┘ 通鼻窍（风寒头痛，鼻渊头痛）
  - （善治阳明经头痛）
  - （善治少阴经头痛）
- 细辛
- 吴茱萸 ┘ 散寒止痛
  - 达表入里而散寒
  - 疏肝郁，散肝寒（善治厥阴经头痛）

疏散风热
- 柴胡 ┐
- 葛根 ┘ 解表退热（风热头痛）
  - （善治少阳经头痛）
  - （善治阳明经头痛）
- 薄荷 ┐
- 蔓荆子 ┘ 疏散风热，清利头目（风热头痛）

平抑肝阳
- 川芎 —— 活血行气、祛风止痛（多种头痛）
- 代赭石 —— 平肝阳，清肝热（肝火上攻、肝阳上亢之头痛）
- 天麻 —— 平肝阳，息肝风（多种头痛，为治头痛之要药）
- 全蝎 —— 通络止痛（顽固性偏正头痛）
- 石膏 —— 清热泻火（胃火头痛）
- 禹白附 —— 祛风痰，止痛（痰厥头痛）

17 头痛通用药

机制分析与临床应用简述

羌活——风寒或风寒夹湿之头痛，太阳经头痛

羌活辛苦而温，主入太阳膀胱经，主散肌表游风及太阳经风寒湿邪，为治太阳头痛（头痛自脑后上至巅顶，并见项强、脊痛）之主药，尤以风寒夹湿之头痛项强者尤宜。

使用注意 辛温香燥之性较烈，故阴血亏虚者慎用。用量不宜过大，否则易致呕吐。脾胃虚弱者不宜服用。煎服，3～9g。

现代研究 羌活注射液及羌活所含挥发油均有镇痛及解热作用。

用药鉴别 **羌活**与**防风**均能祛风解表，胜湿止痛，常相须为用，治疗风寒、风湿、风寒夹湿之头痛。然羌活辛香温燥而性雄烈，善入太阳膀胱经，尤长于治疗太阳头痛；防风甘缓微温而不峻烈，长于祛风，并为风药之润剂，寒热头痛皆可用之，故有"头痛吃防风"之论。

羌活与**独活**均能散风寒湿而解表、止痛，可用于风寒夹湿之头痛、头重。然羌活性较燥烈，善入太阳膀胱而解表邪，长于治疗太阳头痛；独活性较缓和，善入肾经而搜伏风，长于治疗少阴头痛。

藁本——风寒或风寒夹湿之头痛，巅顶疼痛

藁本辛温升散，归膀胱经，以发散太阳经之风寒、风湿、寒湿、风寒湿邪见长，且止痛

力强。常用治太阳风寒，循经上犯之头痛，尤其巅顶痛甚者。

使用注意 辛温香燥之品，对阴血亏虚、肝阳上亢、火热内盛之头痛均当忌服。煎服，3～9g。

现代研究 本品所含挥发油具有镇静和镇痛等作用。

白芷——善治风寒头痛，阳明经头痛

白芷辛散温通，适用于外感风寒之头痛，善治阳明经头痛（痛在额前，常痛连目珠），尤以外感风寒之阳明经头痛尤宜。单用即可。

使用注意 本品辛香温燥，阴虚血热者忌服。病因火热者，不宜单独使用。血虚气虚者不宜久用。内服，煎汤3～9g，或入丸散。

现代研究 本品有镇痛作用，不论是水煎剂，还是醇提液、醚提液、水提液均可明显提高实验动物的痛阈值。

用药鉴别 白芷与苍耳子、辛夷均能散风寒，通鼻窍，用治外感风寒头痛及鼻渊头痛。然白芷长于止痛，且善入足阳明胃经，尤善治疗阳明经头痛；苍耳子、辛夷长于通鼻窍，故一般外感风寒头痛少用，多在外感风寒头痛伴鼻塞不通及鼻渊头痛时选用。

细辛——风寒头痛，少阴经头痛

本品辛温发散，能上达巅顶，善于祛风散

寒，且止痛力强，故尤宜于外感风寒之头痛，还善治少阴头痛（寒邪侵犯少阴所致），还可治疗鼻渊头痛。

使用注意 本品辛温走窜，血虚头痛、阴虚阳亢之头痛忌用。不宜与藜芦同用。煎服，1～3g。散剂每次服 0.5～1g。

现代研究 细辛有良好的镇痛作用。

用药鉴别 **细辛与独活**均能祛风散寒止痛，善治少阴头痛。然细辛尤宜于寒邪侵犯少阴，足寒气逆之少阴头痛；独活尤宜于风扰肾经，伏而不出之少阴头痛。

吴茱萸——善治厥阴经头痛

吴茱萸辛散苦降，性热祛寒，主入肝经，功能散寒止痛、疏肝解郁，为治肝寒气滞诸痛之主药，故凡寒滞肝脉诸痛证皆可选用。治疗头痛，也以寒邪内客，浊阴上逆，厥阴头痛（痛在头顶）者尤宜。

使用注意 本品辛热燥烈，易耗气动火故不宜多用、久服。阴虚有热者忌用。煎服，1.5～4.5g。外用适量。

现代研究 本品对中枢神经系统有一定的作用，主要表现在镇痛方面，能显著延迟痛觉反应时间。

柴胡——风热头痛，少阳经头痛

柴胡苦泄辛散，微寒清热，主入足少阳胆

经。故善疏散少阳半表半里之邪，为治少阳头痛（痛在两头角或颞部）之引经药。尤以外感风热，少阳头痛者最为适宜。

使用注意　本品性升散，古人有"柴胡劫肝阴"之说，故阴虚阳亢，肝风内动，阴虚火旺及气机上逆者忌用或慎用。煎服，3~9g。

现代研究　本品对多种实验所致疼痛均有明显的镇痛效果，而且还有镇静、解热等广泛的中枢抑制作用，并有一定的麻醉作用。

葛根——风热头痛，阳明经头痛

葛根甘辛性凉，入脾胃经，主升阳明之清阳而解肌退热。故外感表证，无论风寒、风热所致之发热头痛，皆可用之，尤以外感风热之阳明头痛用之尤宜。

使用注意　《本草正》言：葛根"易于动呕，胃寒者所当慎用"。煎服，9~15g。治疗头痛多生用。

现代研究　葛根的黄酮能扩张脑血管，使脑血流量迅速而明显地增加，脑血管阻力下降，有温和改善脑循环的作用。并能直接扩张血管，使外周阻力下降，可较好的缓解高血压患者的"项紧"症状。

薄荷——风热头痛

薄荷辛凉，善疏散上焦风热而清利头目。故主用于风热上攻之头痛。

使用注意 本品芳香辛散，发汗耗气，故体虚多汗者不宜使用。煎服，3～6g，宜后下。外感头痛宜用薄荷叶。

现代研究 本品不仅能发汗解热，还有抗炎、镇痛等作用。

用药鉴别 **薄荷与菊花**均能疏散风热，清利头目，用治风热头痛。然薄荷发散力强，为治外感风热，发热头痛之常用药；菊花虽发散之力不及薄荷，但能清肝热，平肝阳，还常用于肝火上攻，肝阳上亢之头痛。

蔓荆子——风热头痛

蔓荆子辛苦微寒，虽解表力弱，但长于清利头目，疏散头面风热，尤善治风热头痛及偏头痛。

使用注意 血虚有火之头痛及胃虚者慎服。煎服，5～9g。

现代研究 本品有一定的镇痛、镇静、解热作用。

用药鉴别 **薄荷与蔓荆子**均能疏散风热，清利头目，用治风热头痛。然薄荷发散力强，外感风热，发热头痛用之最多；蔓荆子性质平和，发散力弱，但长于清利头目，疏散头面之邪，凡风邪上攻之头痛皆可用之，尤多用于太阳穴周围之偏头痛。

川芎——多种头痛

川芎辛散温通，为治头痛之要药。无论风寒、风热、风湿、血瘀、血虚等头痛皆可随证配用，尤以血瘀气滞及风邪所致头痛更佳。从归经而言，虽主入少阳，然其辛温走窜，对各部位头痛均可用之，尤以偏头痛更为适宜，近代用川芎治疗偏头痛的报道也较多。

使用注意 川芎虽可用治多种头痛，但因其辛散温通，性善上行，故阴虚火旺之头痛应慎用。多汗、热盛及无瘀之出血证患者和孕妇也当慎用。煎服，3～9g。

现代研究 本品所含川芎嗪可扩张脑血管，降低血管阻力，显著增加脑血流量，改善微循环，对脑血管功能具有保护作用。脑血栓患者使用川芎嗪后，明显改变了血液流变性，使血液黏度降低、红细胞及血小板电泳加快。

用药鉴别 川芎与牛膝均能活血化瘀，治疗头痛。然川芎乃取其"上行头目"，祛风止痛，而治头痛，可广泛用于风寒、风热、风湿、血瘀、血虚等多种头痛；牛膝则取其"引热下行"，以降上炎之火而治疗头痛，似于用于肝阳上亢之头痛。

代赭石——肝火上攻、肝阳上亢之头痛

代赭石苦寒，主入肝经，长于镇潜肝阳、清泄肝火，为重镇潜阳之佳品。常用治肝阳上亢之脑部热痛等症，对肝火上炎之头痛也有较

好疗效。

使用注意　孕妇慎用。因含微量砷，故不宜长期服用。煎服，10～30g，宜打碎先煎。入丸散，每次1～3g。平肝潜阳宜生用。

现代研究　本品对中枢神经系统有镇静作用。

用药鉴别　**代赭石与石决明**均能平肝潜阳、清泄肝火，可用于肝阳上亢之头痛等症。然代赭石重在平降逆气，清降肝火；石决明既为凉肝、镇肝之要药，又能滋养肝阴，故肝肾阴虚、肝阳上亢之头痛眩晕者用之有标本兼顾之效。

天麻——多种头痛

天麻味甘质润，药性平和，主入肝经，既能息肝风，又能平肝阳，还有较好的止痛之功。其治疗头痛，不论虚证、实证皆可随证配用，故为治头痛之要药，尤以肝阳上亢之头痛及风痰上扰之眩晕头痛用之更多。单用即可，或随证配伍。

使用注意　个别病例过量服用天麻引起面部灼热、乏力、头痛、头晕、昏迷等中毒现象，故不宜过量服用。煎服，3～9g；研末冲服，每次1～1.5g。

现代研究　本品能降低外周血管、脑血管阻力，并有降压、镇痛等作用。

用药鉴别　**天麻与钩藤**均能平肝阳，息肝风，常相须为用，治疗肝阳上亢之头痛等症。

然天麻性质平和，不仅善治肝阳上亢之头痛，又为治肝风头痛之要药，而且配用可治多种原因所致的头痛；钩藤药性寒凉，平肝阳，息肝风之中又能清肝热，故主用于肝阳上亢、肝火上攻之头痛。

功能平肝阳而治疗肝阳上亢之头痛者，除上述两组药物外，质重能平肝潜阳的药物还有珍珠母、牡蛎、龙骨、磁石等，植物药能平抑肝阳的还有刺蒺藜、罗布麻叶、菊花、桑叶、白芍等，这些药物均可用治肝阳上亢之头痛。

全蝎——顽固性偏正头痛

全蝎辛平而有毒，主入肝经，有较强的搜风通络止痛之功，故主用于瘀血内阻，经络不通，经久不愈的顽固性偏正头痛，单用研末服即可取效，或配川芎、天麻、蜈蚣等活血通络止痛药同用，效果更佳。

使用注意 本品有毒，用量不宜过大，煎服，3～6g。研末冲服，每次0.6　1g。因可引起子宫收缩，故孕妇忌用。

现代研究 本品提取液有抑制动物血栓形成和抗凝作用；蝎身及蝎尾制剂对动物躯体痛或内脏痛均有明显的镇痛作用；蝎尾镇痛作用比蝎身强约5倍。

用药鉴别 全蝎与蜈蚣均能搜风通络止痛，治疗顽固性偏正头痛，常相须为用，有协同增效作用。然全蝎性平，搜风通络止痛力不及蜈蚣；蜈蚣力猛性燥，更善走窜通达，故搜风通络止痛力胜于全蝎。

石膏——胃火头痛

石膏辛甘而大寒，入肺、胃经。其治胃火头痛，即取其长于泻胃经实火，解阳明邪热，清头面郁热，使阳明循经上攻之火得清，而头痛自止。对其他火热上攻之头痛亦可用之。

使用注意 脾胃虚寒及阴虚内热者忌用。煎服，15～60g，清热泻火治疗头痛宜用生石膏，打碎先煎。

禹白附——痰厥头痛

禹白附辛温燥烈，能引药势上行至头面，功能祛风痰而止痛，尤以治头面部风痰实邪为主要特点。故常用治痰厥头痛，多与半夏、天南星等同用。

使用注意 本品辛温燥烈，阴虚、血虚动风或热盛动风及孕妇均不宜用。煎服，3～5g；研末服，0.5～1g，宜炮制后用。

现代研究 本品有明显的镇静及镇痛作用。

用药鉴别 禹白附与半夏均能化痰，并有止痛之功，可用于痰邪上犯清阳之头痛。然禹白附善祛风痰，且尤善治头面诸疾，故多用于风痰壅盛之痰厥头痛，亦可治偏头风痛；半夏善治湿痰，主治湿痰上犯之头痛，甚则呕吐痰涎者。

- 太阳头痛，尤宜选用——羌活、藁本
- 阳明头痛，尤宜选用——白芷、葛根
- 少阳头痛，尤宜选用——柴胡
- 少阴头痛，尤宜选用——细辛、独活
- 厥阴头痛，尤宜选用——吴茱萸
- 鼻渊头痛，尤宜选用——白芷、细辛、苍耳子、辛夷
- 太阳风寒，循经上犯之巅顶头痛，尤宜选用——藁本
- 外感风寒之阳明头痛，尤宜选用——白芷
- 外感风热之阳明头痛，尤宜选用——葛根
- 风寒头痛，宜选用——白芷、细辛、防风、羌活、藁本
- 风湿头痛，尤宜选用——防风、羌活、藁本
- 风热头痛，宜选用——薄荷、菊花、蔓荆子、柴胡、葛根
- 风热头痛，项背强痛，尤宜选用——葛根
- 血瘀之头痛，尤宜选用——川芎、牛膝
- 肝阳上亢之头痛，宜选用——石决明、代赭石、天麻、钩藤、牛膝、珍珠母、菊花
- 肝火上炎之头痛，宜选用——钩藤、代赭石、石决明、牛膝、珍珠母、菊花
- 胃火上攻之头痛，尤宜选用——石膏
- 顽固性的偏正头痛，尤宜选用——全蝎、蜈蚣
- 风痰上扰之头痛，尤宜选用——禹白附
- 湿痰上犯之头痛，尤宜选用——半夏

18

眩晕通用药

❖

石决明（决明子、代赭石、珍珠母、紫贝齿）

龙骨（牡蛎、磁石）　菊花（罗布麻）

天麻（钩藤）　白芍　熟地黄（何首乌）

枸杞子（女贞子、墨旱莲）　牛膝

白术（茯苓）　半夏（天南星、禹白附）

　　眩是眼花，晕是头晕，两者常同时并见，故统称"眩晕"。其成因多为肝阳上亢、气血亏虚、肾精不足、痰湿中阻，治疗以平肝潜阳、滋养补益、燥湿祛痰为主。

所取功效及主治特点简括

石决明 —— 清泄肝热,滋养肝阴(肝肾阴虚、肝阳上亢之眩晕尤宜)

龙骨 —— 平抑肝阳(肝阳上亢之眩晕) —— 镇静安神,益阴(尤宜于肝肾阴虚、肝阳上亢之眩晕烦躁)

菊花 —— 清肝热(尤宜于肝阳上亢、肝火上攻之眩晕)

天麻 —— 药性平和(各种眩晕均可)

白芍 —— 平抑肝阳(血虚及肝阳上亢之眩晕)

熟地黄 —— 补血(血虚眩晕) —— 补肝血,滋肾阴(血虚眩晕及肝肾阴虚之眩晕)

枸杞子 —— 长于滋补肝肾之阴(肝肾阴虚之眩晕)

牛膝 —— 引热下行(肝阳上亢之眩晕)

白术 —— 补气健脾,燥湿利水(脾虚停饮之眩晕)

半夏 —— 燥湿 / 化痰 —— 燥湿化痰(善治湿痰眩晕)

天南星 —— 燥湿化痰,祛风止痉(尤善治风痰眩晕)

机制分析与临床应用简述

石决明——肝肾阴虚、肝阳上亢之眩晕尤宜

石决明咸寒质重，专入肝经，为平肝、清肝之要药，并兼有滋养肝阴之功，对肝肾阴虚、肝阳上亢之眩晕用之尤宜。

使用注意　本品药性寒凉，易伤脾胃，故脾胃虚寒，食少便溏者慎用。煎服，3~15g；打碎先煎。平肝清肝宜生用。

用药鉴别　石决明与决明子均能清肝热，用治肝热眩晕。然石决明咸寒质重，偏于平肝潜阳，能滋养肝阴，尤宜于肝肾阴虚、肝阳上亢之眩晕；决明子苦寒，偏于清泻肝火，尤宜于肝经实火之眩晕。

石决明与代赭石均能平肝潜阳，用治肝阳上亢之眩晕。然石决明能滋养肝阴，故肝肾阴虚、肝阳上亢之眩晕用之尤宜；代赭石苦寒重坠，沉降力强，主用于肝阳上亢之眩晕。

石决明与牡蛎、珍珠母、紫贝齿皆为贝壳类药物，质重沉降，具有平肝潜阳之功，同可用治肝阳上亢之眩晕，故素有"介类潜阳"之说，其中石决明、珍珠母潜阳之中，又能益阴，对阴虚阳亢之眩晕尤为适宜。

龙骨——尤宜于肝肾阴虚、肝阳上亢之眩晕
　　烦躁

龙骨甘涩而平，质地沉重，入心、肝、肾

经，常用治肝阴不足，肝阳上亢之眩晕、烦躁易怒等症。

使用注意 湿热积滞者不宜使用。煎服，15～30g；宜先煎。治疗肝阳上亢之眩晕多生用。

用药鉴别 **龙骨与牡蛎**均能重镇平肝，收敛浮阳，能益阴，尤善治阴亏无以制阳所致的肝阳上亢之眩晕。然龙骨重镇之力胜于牡蛎，而牡蛎益阴之效胜于龙骨。用治眩晕龙骨效果更佳。

龙骨与磁石既能平肝潜阳，又能镇静安神，兼可益阴，尤善治阴虚阳浮，肝阳上亢之眩晕，烦躁易怒，常相须为用。然龙骨益阴之力不及磁石，偏收敛浮阳而平肝潜阳；磁石益阴之力胜于龙骨，偏顾护真阴而镇摄浮阳，尤宜于肾阴不足，肝阳上亢之眩晕、烦躁易怒。

菊花——尤宜于肝阳上亢、肝火上攻之眩晕

菊花主入肺肝经，气味清香而质轻，味辛甘苦而微寒，尤宜于肝阳上亢、肝火上攻之眩晕。轻者多单味泡服代茶饮，重者随症配伍。

使用注意 脾胃虚寒，食少便溏者慎服。煎服，5～9g，或泡茶，或入丸散。治疗肝阳上亢、肝火上攻之眩晕宜选用白菊花。

现代研究 本品能显著扩张冠状动脉，增加冠状动脉血流量，并有降压作用。

用药鉴别 菊花有**白菊花**与**黄菊花**之分，两者功用相似。然白菊花（滁菊花）长于清肝、平肝；黄菊花（杭菊花）长于疏散风热。故治疗肝阳上亢、肝火上攻之眩晕宜选用白菊花。

菊花与罗布麻皆为植物类平抑肝阳药，并能清泄肝火，适用于肝阳上亢、肝火上攻之眩晕，而且均可单味开水浸泡代茶饮。然菊花药性平和，能养益肝阴，虚证、实证之眩晕皆可，故为治眩晕良药；罗布麻长于平抑肝阳，多用于实证眩晕，尤多用治肝阳上亢之眩晕。

天麻——各种眩晕均可

天麻味甘质润，药性平和，主入肝经，既能平息肝风，又能平降肝阳，能润养补液，用于眩晕，不论虚证、实证无所不能，故为治眩晕之要药。单用即可，随证配用更佳。

使用注意 气血衰少的头晕目眩慎用。不宜过量服用。煎服，3~9g。研末冲服，每次1~1.5g。

用药鉴别 天麻与钩藤既能平抑肝阳，又可平息肝风，常相须为用，治疗肝阳上亢之眩晕。然天麻药性平和，能润养补液，为治疗眩晕之要药，可用治各种眩晕；钩藤药性寒凉，兼清泄肝热，多用治肝火上攻或肝阳上亢之眩晕。

白芍——阴血不足、肝阳上亢之眩晕

白芍主入肝经，有养血敛阴、平抑肝阳之功，适用于阴血不足、肝阳上亢之眩晕。

使用注意 阳衰虚寒之证不宜用。反藜芦。煎服，5~15g；大剂量15~30g。

熟地黄——血虚眩晕及肝肾阴虚之眩晕

熟地黄甘温质润，主入肝、肾经，既能补养肝血，又善滋养肾阴，为养血补虚、滋养肾阴之要药，主用于血虚眩晕及肝肾阴虚之眩晕。

使用注意 本品性质黏腻，有碍消化，故气滞痰多、脘腹胀痛、食少便溏者忌服。若重用、久服宜与陈皮、砂仁等同用，以免黏腻碍胃。煎服，10～30g。

用药鉴别 熟地黄与何首乌既能补血，又能滋养肝肾之阴，同可用治血虚及肝肾阴虚之眩晕。然熟地黄滋补力强，性质黏腻，对阴血不足之眩晕急需滋补者尤宜；何首乌作用缓和，补而不腻，若长期滋补以此为佳。

枸杞子——精血不足或肝肾阴虚之眩晕

枸杞子甘平质润，入肝肾经，长于滋补肝肾之阴，为平补肾精肝血之佳品。常用治精血不足或肝肾阴虚之眩晕。现常单用本品开水浸泡，代茶饮，或单味嚼服，或做汤、炒菜食用。

使用注意 脾虚便溏者不宜。煎服，6～12g；单味浸泡、嚼服可用10～20g。

现代研究 本品对造血功能有促进作用。还有抗衰老、降血糖、降血压等作用。

用药鉴别 枸杞子与女贞子均能滋补肝肾之阴，并养肝明目，善治肝肾不足之目暗不明、头晕目眩。然枸杞子药性平和，既能补益肝肾阴血，又能补益肾阳，为平补肾精肝血之佳品，尤多用治肝肾阴虚或精血不足之眩晕；女贞子药性寒凉，功在补养肝肾之阴，故主用治肝肾阴虚及阴虚有热之眩晕。

女贞子与墨旱莲均能滋补肝肾之阴，且药性寒凉，皆适用于肝肾阴虚或阴虚内热之头晕目眩等，常相须为用，如二至丸。然女贞子能明目，以眩晕兼目暗不明者尤宜；墨旱莲寒性更胜，并能凉血止血，以眩晕兼阴虚血热之出血者尤佳。

牛膝——肝阳上亢之眩晕

牛膝味苦泄降甘补益，药性平和善下行，既能导热下泄以降上炎之火，又能补益肝肾以治虚损之本。故常用治肝阳上亢之眩晕。

使用注意 孕妇及月经过多者忌服；中气下陷、脾虚泄泻、下元不固、多梦遗精者慎用。煎服，6~15g。治疗肝阳上亢之眩晕宜生用。

现代研究 牛膝煎剂能扩张外周血管，有降压作用。与钩藤配伍应用，在降压、镇静等方面均显示出明显的协同作用，可增强对高血压的治疗效果。

白术——脾虚停饮之眩晕

白术甘苦而性温，主入脾、胃经，功能补气健脾，燥湿利尿。脾气健运，可绝生痰之源；燥湿利尿，可使水湿随小便而去。故其治疗眩晕全在益气健脾与燥湿。

使用注意 本品性偏温燥，热病伤津及阴虚燥渴者不宜用。煎服，6～12g。

用药鉴别 白术与茯苓均能健脾除湿，治疗痰饮上犯之眩晕，常配伍同用，并皆能治痰之本。然白术补益力强，长于补气健脾，并燥湿而利尿；茯苓补益力弱，长于利水渗湿，使湿无所聚而痰无由生。

半夏——善治湿痰眩晕

半夏辛开滑降，性温而燥，为脾、胃经之主药，燥湿化痰之要药。可用于湿痰上犯清阳所致的眩晕。

使用注意 反乌头。热痰、燥痰者应慎用。煎服，3～10g，一般宜制过用。治疗湿痰眩晕，多用法半夏。

用药鉴别 白术与半夏均能燥湿，用治湿痰上犯清阳之眩晕，有相辅相成之效。然白术重在补气健脾，以绝生痰之源，并能利尿，使水湿随小便而去，有标本兼顾之能；半夏重在化痰、降逆，使痰消而不上犯清阳，浊阴也可下降，偏于治痰之标。

半夏与天南星均能燥湿化痰，用治痰涎壅盛上犯之眩晕。然半夏尤善治脏腑之湿痰，主治湿痰上犯清阳之眩晕；天南星又善祛风痰，尤善治风痰上犯清阳之眩晕。故治疗湿痰眩晕，多以半夏为君，天南星佐之；治疗风痰眩晕，则以天南星为君，半夏助之。

天南星与**禹白附**均能祛风痰，善治风痰眩晕，两者常相须为用。然天南星又能燥湿化痰，还可助半夏用治湿痰眩晕；禹白附性善上行，重在祛头面部风痰实邪，主用治风痰眩晕。

随证选药简则

- 肝阳上亢之眩晕，可选用——石决明、代赭石、磁石、龙骨、牡蛎、珍珠母、紫贝齿、菊花、罗布麻、天麻、钩藤、牛膝、白芍
- 肝肾阴虚，肝阳上亢之眩晕，烦躁易怒，尤宜选用——龙骨、磁石、珍珠母
- 肝火上攻之眩晕，宜选用——石决明、决明子、菊花、罗布麻、钩藤
- 血虚眩晕，宜选用——白芍、熟地黄、何首乌、枸杞子
- 肝肾阴虚之眩晕，宜选用——熟地黄、何首乌、女贞子、枸杞子、墨旱莲
- 肝肾阴虚之眩晕，兼目暗不明者，尤宜选用——女贞子、枸杞子
- 湿痰眩晕，宜选用——半夏、天南星、白术、茯苓
- 风痰眩晕，宜选用——天南星、禹白附
- 脾虚痰饮内停之眩晕，尤宜选用——白术、茯苓

19

痉证通用药

防风　蝉蜕　牛黄　地龙

羚羊角（山羊角、熊胆）钩藤　天麻

全蝎（蜈蚣）僵蚕

天南星（胆南星、禹白附、天竺黄、竹沥）

阿胶　龟甲（鳖甲）

　　痉证是以项背强急，四肢抽搐，甚至角弓反张为主要表现的病证。治疗须详辨外感与内伤、虚证与实证，切勿滥用镇潜息风之药，应随证选用祛风通络、清热息风、滋阴养血之品，以求标本兼顾。

　　另外，惊风病证是以抽搐伴神昏的证候，而一般息风止痉的药物多能治疗惊风，故本书不再专列惊风通用药，选用治惊风药，可参见本章。

所取功效及主治特点简括

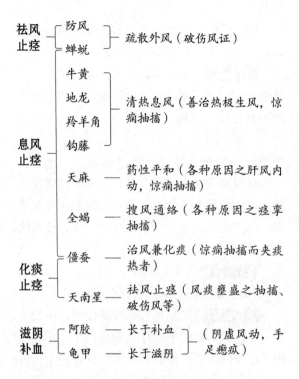

祛风止痉
  防风
  蝉蜕 ─── 疏散外风（破伤风证）

息风止痉
  牛黄
  地龙
  羚羊角
  钩藤 ─── 清热息风（善治热极生风，惊痫抽搐）

  天麻 ─── 药性平和（各种原因之肝风内动，惊痫抽搐）

  全蝎 ─── 搜风通络（各种原因之痉挛抽搐）

化痰止痉
  僵蚕 ─── 治风兼化痰（惊痫抽搐而夹痰热者）

  天南星 ─── 祛风止痉（风痰壅盛之抽搐、破伤风等）

滋阴补血
  阿胶 ─── 长于补血
  龟甲 ─── 长于滋阴   ─── （阴虚风动，手足瘛疭）

机制分析与临床应用简述

防风——破伤风证

  防风辛甘微温，既能祛散外风，又能平息内风而止痉，并有"风药中润剂"之称。常用治风毒内侵，贯于经络，引动内风所致的肌肉痉挛、四肢抽搐、项背强急、角弓反张的破伤风证，因其作用缓和，不能独胜其功，故只作辅药。

使用注意 药性偏温，故阴血亏虚、热病动风者不宜用。煎服，4.5～9g。

现代研究 本品有抗惊厥作用，能抑制阵挛性收缩疼痛，对寒冷引起的血管肌肉收缩疼痛也有较好的抑制作用。

蝉蜕——破伤风证，急慢惊风

蝉蜕甘寒，入肺、肝经，既能宣散肺经风热，又能疏散肝经风热，并有凉肝息风止痉之功。用治破伤风证，可单用本品为末，掺在疮口上。

使用注意 孕妇慎服。煎服，一般3～10g。用于止痉需大量，可用至20g。

现代研究 本品具有抗惊厥作用，能使实验性破伤风动物的平均存活期延长，可减轻动物已形成的破伤风惊厥。并能对抗士的宁、可卡因等中枢兴奋剂引起的小鼠惊厥死亡。其抗惊厥作用蝉蜕身较头足强。

牛黄——热极生风，惊痫抽搐

牛黄苦凉，主入心、肝经，有较强的清心、凉肝、化痰开窍、息风止痉之功。本品既能清心除热化痰，又能凉肝息风定惊，故适用于热盛惊厥、抽搐者。

使用注意 非实热证不宜用。孕妇慎用。

入丸散剂，每次 0.15 ~ 0.35g。

现代研究 牛黄、人工牛黄、培植牛黄均有镇静、抗惊厥及解热作用，可明显延长实验动物惊厥的潜伏时间，减少因惊厥所致的动物死亡数。

地龙——热极生风，惊痫抽搐

地龙咸寒，体滑走窜，善除大热，止痉挛。走肝经，既能息风止痉，又善清热定惊，故适用于热极生风所致的痉挛抽搐及小儿惊风等。

使用注意 脾胃虚寒者，过量易引起呕吐。煎服，4.5 ~ 9g。鲜品 10 ~ 20g。研末吞服，每次 1 ~ 2g。

现代研究 现代研究表明，本品对多种原因引起的实验动物惊厥有拮抗作用，其乙醇浸出液 20g/kg 给小鼠腹腔注射，其对抗电惊厥的效果与注射苯巴比妥钠（20g/kg）相当。

羚羊角——热极生风，惊痫抽搐

羚羊角咸寒质重，主入肝经，兼入心经，善清泄肝热，平息肝风，镇惊解痉，并能清热解毒，故为治惊痫抽搐之要药，且尤善治热极生风证。本品适用于温热病热邪炽盛之高热神昏、惊厥抽搐者，单用即可。

使用注意 本品药力较强，价格昂贵，故一般在热极生风，惊痫抽搐，高热神昏较重时方选用。而且对脾虚慢惊者忌用。煎服，1～3g，宜单煎2小时以上。磨汁或研粉服，每次0.3～0.6g。

现代研究　本品有明显的镇静、抗惊厥及解热作用。

用药鉴别　**羚羊角与山羊角**功用近似，均能平肝、镇惊，可用于惊痫抽搐等症。然羚羊角药力较强，一般情况用之较少，多在应用其他药无效时选用；山羊角药力较弱，多增加用量以代替羚羊角应用。

羚羊角与熊胆均能平息肝风，清泄肝热，清热解毒，善治热极生风证。然羚羊角尤善清热息风；熊胆尤善清热解毒。

钩藤——热极生风，惊痫抽搐

钩藤甘凉，主入肝、心包经，既能清泄肝热与心包之火，又有和缓的息风止痉之功，专治肝风心火之证，故尤宜于热极生风，四肢抽搐及小儿高热惊风。

使用注意　钩藤有效成分钩藤碱加热后易破坏，故入煎剂宜后下。煎服，3～12g。

现代研究　本品有明显的镇静及一定的抗惊厥作用。

天麻——各种原因之肝风内动，惊痫抽搐

天麻甘平柔润，性偏润补，主入肝经，既能养液平肝，又能息风止痉，素有定风草之

称，治风圣药之誉，可用治各种病因之肝风内动，惊痫抽搐，不论寒热虚实，皆可配用。

使用注意 气血衰少的头晕目眩慎用。不宜过量服用。煎服，3~9g。研末冲服，每次1~1.5g。

现代研究 本品有较显著的镇静和抗惊厥效应。天麻浸膏、天麻煎剂、天麻注射液均能延长实验动物阵发性惊厥的潜伏期，降低实验动物的惊厥率和病死率，缩短阵挛时间。人培天麻抗惊厥效应比野生者强，多次长时间用药比单次用药效果佳。

用药鉴别 天麻与钩藤均能平肝息风，常相须为用，治疗肝风内动之抽搐。然天麻甘平滋润，养液缓急，对寒热虚实各种病因之肝风内动皆可配用；钩藤性凉，长于清热息风，主用治热极生风及小儿高热惊风。

全蝎——各种原因之痉挛抽搐

全蝎为虫类搜风药，味辛性平，专入肝经，性善走窜，长于祛风，既能息风止痉，又能搜风通络，能通达内外，为息风止痉，治疗痉挛抽搐之要药，可用治各种原因之痉挛抽搐。

使用注意 全蝎性走窜而有毒，用量不宜过大，煎服，3~6g。研末吞服，每次0.6~1g；全蝎尾的用量为全蝎的1/3。孕妇慎用。

现代研究 本品有明显的镇静、抗惊厥作用。蝎身的抗惊厥作用不如蝎尾，蝎尾的疗效要高于全蝎 2.5 ~ 3 倍。

用药鉴别 全蝎与蜈蚣皆为虫类搜风药，且息风镇痉力强，可用治各种原因之痉挛抽搐，常相须为用。然全蝎性质平和，息风镇痉力不及蜈蚣，治疗抽搐，以频频抽动，手足震颤，头部摇动者效佳；蜈蚣性猛而燥，治疗抽搐，以角弓反张、痉挛强直者效好。

僵蚕——惊痫抽搐而夹痰热者

僵蚕咸辛而性平，主归肝、肺经，既能息风止痉，又能化痰定惊，故对惊痫抽搐而夹有痰热者尤为适宜。

使用注意 《神农本草经疏》曰："凡中风口噤，小儿惊痫夜啼，由于心虚神魂不宁，血虚经络劲急所致而无外邪为病者忌之。"煎服，5 ~ 9g；研末吞服，每次 1 ~ 1.5g。

现代研究 本品醇水浸出液对小鼠、家兔均有抗惊厥作用。

天南星——风痰壅盛之抽搐、破伤风等

天南星苦辛而温，主入肝经，善祛风痰而止痉厥，为开涤风痰之专药，适用于风痰壅盛之抽搐、破伤风等。配伍可治风痰壅盛之抽搐，或治破伤风之角弓反张，痰涎壅盛。

使用注意 阴虚燥痰及孕妇忌用。煎服，3 ~ 10g，多炮制后用。

现代研究 本品有明显的镇静效应和一定

的抗惊厥作用。在对抗惊厥死亡的同时，尚能部分消除实验动物的肌肉震颤症状。对小鼠肌内注射破伤风毒素所致的惊厥，可推迟动物死亡时间。

用药鉴别 天南星与胆南星均能化痰祛风解痉，用治惊风抽搐。然天南星苦温燥烈，长于燥湿化痰祛风，为风痰壅盛之抽搐所常用；胆南星苦凉性润，无燥热伤阴之弊，长于豁痰定惊清热，为热痰惊厥抽搐所常用。

天南星与禹白附均能祛风痰、止痉，常相须为用，治疗风痰壅盛之抽搐。然天南星多用于风痰壅盛之惊痫抽搐及破伤风者；禹白附则长于祛头面部风痰实邪。

天南星、禹白附与天竺黄、竹沥均能化痰，用治惊风抽搐。然天南星、禹白附重在化痰祛风止痉，主治风痰壅盛之抽搐、破伤风；天竺黄、竹沥重在化痰清热定惊，主治小儿痰热惊风证。天竺黄与竹沥相比，天竺黄定惊之力尤胜，多用于小儿惊风；竹沥性寒滑利，清热涤痰力强，多用于成人惊痫。

阿胶——阴虚风动，手足瘈疭

阿胶甘平，善补益肝血，滋养肾阴，多用于温热病后期，真阴欲竭，阴虚风动，手足瘈疭。

使用注意 本品黏腻，有碍消化，故脾胃虚弱者慎用。5～15g。入汤剂宜烊化冲服。

用药鉴别 阿胶与龟甲均能养血滋阴，补益肝肾，治疗虚风内动，手足瘛疭，常相须为用。然阿胶尤长于补益肝血；龟甲尤长于滋养肾阴。

龟甲与鳖甲均能滋补肝肾之阴，常相须为用，治疗阴虚风动，神倦瘛疭者。然龟甲尤长于滋养肾阴；鳖甲滋养之力不及龟甲，但长于退虚热。

随证选药简则

- 热极生风，宜选用——羚羊角、山羊角、熊胆、钩藤、牛黄、地龙
- 阴虚风动，手足瘛疭，宜选用——阿胶、龟甲、鳖甲、天麻
- 破伤风证，可选用——防风、蝉蜕、天南星、禹白附、天麻、全蝎、蜈蚣、僵蚕
- 小儿慢惊风，宜选用——天麻、蝉蜕、全蝎、僵蚕
- 小儿急惊风，宜选用——钩藤、天麻、牛黄、地龙、全蝎、蜈蚣、蝉蜕、僵蚕、天竺黄、竹沥
- 内热痰盛之小儿急惊风，尤宜选用——牛黄、僵蚕、天竺黄、竹沥
- 风痰壅盛之抽搐，尤宜选用——天南星、禹白附

20

中风通用药

中经络证：秦艽（防风、地龙、全蝎、
　　　　　蜈蚣）　禹白附（天南星、
　　　　　僵蚕）　天麻（钩藤、石决明、
　　　　　代赭石、龙骨、牡蛎、白芍）
　　　　　黄芪（当归）
中脏腑脱证：附子　干姜　人参　西洋参
　　　　　　山茱萸
中脏腑闭证：麝香　冰片　苏合香（樟脑）
　　　　　　石菖蒲（远志）　蟾酥　牛黄
　　　　　　竹沥（生姜汁）　皂荚（细辛）

中风又名卒中。临床症状为猝然昏仆、不
省人事，伴口眼㖞斜，半身不遂，语言不利，
或不经昏仆而口眼㖞斜，半身不遂者。中风
之病机较为复杂，但归纳起来不外虚（阴虚、
气虚）、火（肝火、心火）、风（肝风、外风）、
痰（风痰、湿痰）、气（气逆）、血（血瘀）六
端。临床有中脏腑、中经络之分。

　　治疗风中经络之证可参见"痉证通用

药""眩晕通用药"等，本章仅重点讨论几组药物。风中脏腑，神志不清者，有闭证（实证）、脱证（虚证）之分。闭证当以芳香开窍、醒脑回苏为主；脱证当以回阳救逆、补虚固脱为要。

所取功效及主治特点简括

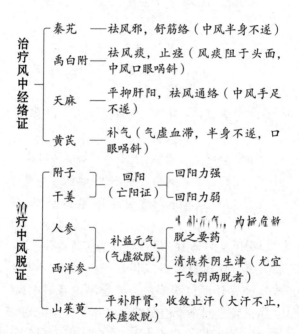

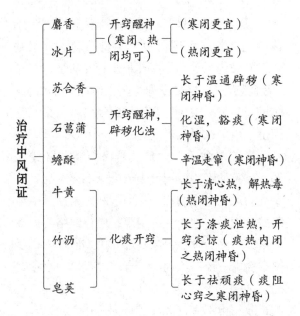

治疗中风闭证
- 麝香 / 冰片 —— 开窍醒神（寒闭、热闭均可）
  - 麝香 —— （寒闭更宜）
  - 冰片 —— （热闭更宜）
- 苏合香 / 石菖蒲 / 蟾酥 —— 开窍醒神，辟秽化浊
  - 苏合香 —— 长于温通辟秽（寒闭神昏）
  - 石菖蒲 —— 化湿，豁痰（寒闭神昏）
  - 蟾酥 —— 辛温走窜（寒闭神昏）
- 牛黄 / 竹沥 / 皂荚 —— 化痰开窍
  - 牛黄 —— 长于清心热，解热毒（热闭神昏）
  - 竹沥 —— 长于涤痰泄热，开窍定惊（痰热内闭之热闭神昏）
  - 皂荚 —— 长于祛顽痰（痰阻心窍之寒闭神昏）

机制分析与临床应用简述

秦艽——中风半身不遂

秦艽辛苦而平，主入肝经，既能散肝经之风邪，又能舒筋通络，因质地偏润而不燥，还为"风药中之润剂，散药中之补剂"。故为治中风半身不遂，口眼㖞斜，四肢拘急，舌强不语的常用品。

使用注意 本品平而偏凉，质地偏润，脾虚便溏者不宜用。煎服，3~9g，亦可浸酒，或入丸散。

用药鉴别 秦艽与防风均能祛风，同为风药中之润剂，可用治中风半身不遂，口眼㖞斜，四肢拘急等。然秦艽长于舒筋活络，并善"活血荣筋"，故多作为主药用治风中经络者；防风长于发表散风，其治风中经络多与秦艽等配伍，以助祛风散邪之力。

秦艽与**地龙、全蝎、蜈蚣**均能散肝经风邪，并疏通经络，用治中风半身不遂等症。然秦艽为风药中之润剂，作用平和，为治风中经络的常用品；地龙性善走窜，通行经络之力胜于秦艽，多与黄芪、当归等同用，治疗中风后气虚血滞，经络不利等；全蝎、蜈蚣为有毒之品，通络止痛力强，尤以蜈蚣走窜通络力更胜，故用量不宜过大。

禹白附——风痰阻于头面，中风口眼㖞斜

禹白附为白附子的一种。其味辛性温，善升散，具有祛风痰、解痉止痛之功。因性上行，尤擅治头面部诸疾，故常用于中风病而口眼㖞斜。

使用注意 此为燥烈有毒之品，用量不宜过大，过大易致中毒，严重者可导致死亡。煎服，3～5g；研末冲服，0.5～1g。生品一般不内服，宜炮制后应用。阴虚血虚动风、热盛动风及孕妇不宜用。

用药鉴别 禹白附与**天南星、僵蚕**均能治中风痰壅，口眼㖞斜，常配伍同用。然禹白

附、天南星化痰力强；禹白附尤善祛头面之风邪；天南星尤善祛经络中风痰；僵蚕祛风，兼可化痰，但作用平和。

天麻——中风手足不遂

天麻味甘质润，药性平和，主入肝经，既能平降肝阳，又能祛风通络，能润养补液，故为肝阳化风，痰瘀阻络之中风的常用品。

使用注意 个别病例因过量服用天麻引起面部灼热、乏力、头痛、头晕、昏迷等中毒现象，故不宜过量服用。一般煎服，3～9g。研末冲服，每次1～1.5g。

现代研究 天麻水醇提取物静脉注射能明显降低家兔躯体血管、脑血管和冠状血管的阻力，增加脑血流量。其所含天麻素还有温和的降压作用。

用药鉴别 天麻与钩藤均能平抑肝阳，治疗肝阳化风，痰瘀阻络之中风。然天麻又能祛风通络，能润养补液，对风中经络病证用之更多；钩藤则重在平肝阳，清肝热，故多与天麻配用，主治肝阳化风之风中经络证。

天麻与石决明、代赭石、龙骨、牡蛎、白芍均能平抑肝阳，治疗肝阳化风，痰瘀阻络之中风。然天麻既能平肝阳，又能息肝风，还能通经络，为风中经络病证的常用药；石决明、代赭石、龙骨、牡蛎重在平肝阳，多用于肝阳化风之风中经络证；白芍平抑肝阳，又能养血敛阴，对阴血不足，肝阳化风者用之更宜。

黄芪——气虚血滞，半身不遂，口眼㖞斜

黄芪甘，微温，归脾、肺经。通过补脾益气，不仅能生化气血，还能促进血行。常用于气虚而致血滞，筋脉失养之肌肤麻木、半身不遂者。

使用注意 黄芪用治中风半身不遂，属于正气亏虚而致血脉不利者，故黄芪用量宜重，但开始可先用小量，一般从 30g 开始，逐渐加大。邪热内盛、气滞湿阻、食积停滞及阴虚阳亢者忌服。

现代研究 黄芪有降血压作用。单用如黄芪口服液还能明显减少血栓形成，降低血小板黏附。据报道，临床用其治疗急性脑梗死，获较好疗效。

用药鉴别 黄芪与当归常配伍同用，治疗气虚血滞之半身不遂。然黄芪重在补气以行血，有推动血液运行之意；当归重在补血并活血，有祛瘀而不伤血之妙。

附子——亡阳证

附子辛甘大热，为回阳救逆的第一品药，适宜于中风亡阳证。

使用注意 本品有毒，内服须炮制。不宜过量。煎服，3～15g。宜先煎 0.5～1 小时，至口尝无麻辣感为度。孕妇及阴虚阳亢者忌

用。反半夏、瓜蒌、贝母、白蔹、白及。

现代研究　熟附片煎剂有明显的强心作用，尤其在心功能不全时该作用更为显著。

干姜——亡阳证

干姜辛热，入心、脾、肾经，用于心肾阳虚，阴寒内盛所致的亡阳厥逆，脉微欲绝。

使用注意　此为辛热燥烈之品，阴虚内热、血热妄行者忌用。煎服，3～10g。

现代研究　本品有提高心率的作用。其醇提物对血管运动中枢及呼吸中枢有兴奋作用，对心脏也有直接兴奋作用，还能使血管扩张，促进血液循环。

用药鉴别　附子与干姜均能回阳救逆，治疗亡阳证，常相须为用。然附子回阳力强；干姜回阳力不及附子，但与附子同用，既可增强附子回阳之功（故有"附子无姜不热"之论），又可减低附子毒性。

人参——元气虚极欲脱证

人参甘微苦而平，可以大补元气，为拯危救脱之要药。用于中风而元气虚极欲脱，气短神疲，脉微欲绝的重危证候。单用即可奏效。

使用注意　不宜与藜芦同用。挽救虚脱可用15～30g。宜文火另煎。

现代研究　本品具有抗休克作用，人参注射液对实验动物失血性、急性中毒性、过敏性、烫伤性休克和窒息性危重状态均有一定的保护作用；临床尤以失血性休克、急性中毒性休克患者的效果更为显著；可使心搏振幅及心率显著增加，在心功能衰竭时，强心作用更为明显。

西洋参——气阴两脱证

西洋参甘、微苦而凉，功能补益元气，虽作用弱于人参，但药性偏凉，能清火养阴生津，故适宜于中风而见气阴两脱者。

使用注意 不宜与藜芦同用。另煎兑服，3~6g。

现代研究 本品有抗休克作用，能明显提高失血性休克大鼠存活率；并能增加心肌收缩力，改善微循环的灌流状态。对生命中枢有中度兴奋作用。

用药鉴别 人参与西洋参均能补益元气，用治气虚欲脱之气短神疲、脉细无力等。然人参平而偏温，益气救脱力强，为大补元气之正品；西洋参药性寒凉，补益元气之作用弱于人参，但药性偏凉，能清火养阴生津，故尤宜于热病等所致的气阴两脱证。

山茱萸——大汗不止，体虚欲脱

山茱萸酸涩，微温，主入肝、肾经，既能滋养肝肾之精血元阳，又能收敛止汗而固涩元气，故为防止元气虚脱之要药。可用治中风大汗不止，体虚欲脱者。

使用注意　素有湿热而致小便淋涩者，不宜应用。急救固脱 20～30g。

现代研究　山茱萸注射液有抗失血性休克的作用，能增强动物心肌收缩力，提高心脏效率。并能迅速升高血压，对临床抢救有肯定意义。

麝香——闭证神昏，寒闭更宜

麝香辛温芳香，有很强的开窍通闭、辟秽化浊作用，为醒神回苏之要药。可用于各种原因所致的闭证神昏，无论寒闭、热闭，用之皆效。然麝香毕竟性温，为温开之品，故寒闭证用之更宜。

使用注意　孕妇禁用。入丸散，每次0.03～0.1g。不宜入煎剂。

现代研究　本品能增强中枢神经系统的耐缺氧能力，改善脑循环。并具有明显的强心作用，能兴奋心脏，增加心脏收缩振幅，增强心肌功能。对由于血栓引起的钟□胜心脏障碍有预防和治疗作用。

冰片——闭证神昏，热闭更宜

冰片根据其来源不同，有龙脑冰片（梅片）、艾片、机制冰片之名。其味辛、苦，性微寒，芳香浓烈，性善走窜，无处不达。其开窍之功似麝香，但力量略逊，常与麝香相须为用，治疗闭证神昏，也是无论寒闭、热闭皆可配用。但冰片毕竟性偏寒凉，为凉开之品，故更宜于热闭神昏。

使用注意 孕妇慎用。入丸散，每次0.15～0.3g。不宜入煎剂。

现代研究 冰片有改善血脑脊液屏障通透性的作用。其经肠系膜吸收迅速，给药5分钟即可通过血脑脊液屏障。

用药鉴别 **冰片与麝香**均能开窍醒神，用治闭证神昏，且无论寒闭、热闭皆可配伍同用。然麝香开窍力极强，各种原因之闭证神昏皆用为主药，因其性温，对寒闭神昏用之更宜；冰片开窍力略逊，多与麝香同用，加强开窍醒神之功，因其性凉，对热闭神昏用之更佳。

苏合香——寒闭神昏

苏合香聚诸香之气而成，辛香浓烈，性温气燥，善走窜，具有开窍醒神之功，虽作用逊于麝香，但长于温通、辟秽，凡痰积气厥，必先以此开导，故为治面青、身凉、苔白、脉迟之寒闭神昏、中风痰厥的要药。

使用注意 本品性燥温散，脱证及阴虚多火者忌服，孕妇慎服。入丸散，0.3～1g。不入煎剂。

用药鉴别 **苏合香与麝香**均为辛温芳香，开窍醒神之品，常相须为用，治疗中风痰厥等属于寒邪、痰浊内闭者。然苏合香开窍力逊于麝香，但长于辟秽化浊，故对秽浊之气侵袭而致的昏厥或中风痰厥，用之尤宜；麝香开窍之力极强，走窜之性甚烈，为醒神回苏之要药，故既善治寒闭，又用治热闭。

苏合香与樟脑均辛香走窜，功能温通散寒、辟秽化浊而开窍醒神，可用治寒闭神昏。然苏合香辛温无毒，临床用之更多；樟脑辛热燥烈而有毒，不及苏合香多用。

石菖蒲——寒闭神昏

石菖蒲辛开苦燥，既有开窍醒神之功，又具化湿、豁痰、辟秽之效，故能疏达凝聚之痰浊，开通闭塞之心窍，尤善治痰湿秽浊之邪蒙蔽清窍所致的寒闭神昏。

使用注意 阴虚阳亢者忌服。心气耗散者慎服。煎服，3～9g。

现代研究 本品能明显改善脑缺血、脑缺氧状态。临床用治急性脑梗死、中风、乙脑昏迷等均收到良好的效果。

用药鉴别 石菖蒲与远志均性温通达，功能祛痰开窍，常相须为用，治疗痰阻心窍之寒闭神昏。然石菖蒲长于化湿浊，芳香辟秽而开窍；远志长于祛痰浊，宣泄通达而开窍。

蟾酥——寒闭神昏

蟾酥辛散温通，性善走窜，适宜于寒闭神昏。因其既能化解瘀郁壅滞诸疾，又能辟除暑湿秽浊之气，具有较强的辟秽化浊、开窍醒神之功，嗅之即可催嚏。故尤宜于夏令感受暑湿秽浊之气等所致的神志昏迷。

使用注意 有毒之品，内服慎勿过量；孕妇忌用。内服 0.015 ~ 0.03g，研细，多入丸散用。

现代研究 本品能兴奋大脑皮质及呼吸中枢，有抗休克、升压、抗心肌缺血、抗凝血、强心等作用。临床用其抢救呼吸及循环衰竭，获得满意疗效。

牛黄——热闭神昏

牛黄性凉，其气芳香，入心、肝经，主用治温热病热入心包及痰热阻闭心窍之中风痰厥、神昏谵语、高热烦躁等。

使用注意 非实热证不宜用，孕妇慎用。入丸散剂，每次 0.15 ~ 0.35g。

现代研究 本品具有明显的解热作用，还能扩张微血管，降低血压；对抗心律失常和心肌损伤等。并对防治感染性休克等具有临床应用前景。

竹沥——痰热内闭之热闭神昏

竹沥甘寒，有较强的祛痰之功，为涤痰泄热、开窍定惊之圣剂。单用即可，或与生姜汁配伍冲服或鼻饲给药，治疗中风猝然昏厥者。因其性寒滑利，故尤宜于痰热内闭，中风痰迷，口噤，昏迷不醒的热闭证。

使用注意　本品性寒滑利，寒痰及便溏者忌用。内服，30～50g，冲服。

现代研究　本品有较好的祛痰作用。临床用其治疗重症乙脑痰阻，取得较为满意的效果。

用药鉴别　竹沥与生姜汁均可消痰，治疗痰热内闭，中风痰迷，口噤，昏迷，常相须为用。然竹沥长于开窍，治疗中风猝然昏厥单用即可；生姜汁长于开痰，治疗中风猝然昏厥每与竹沥同用。

皂荚——痰阻心窍之寒闭神昏

皂荚辛、咸，温，走上窍，入鼻则嚏，入喉则吐，能祛除痰涎而通窍开闭。故适宜于中风、痰厥等寒闭神昏者。

使用注意　内服剂量不宜过大，以免引起呕吐、腹泻。非顽痰、体壮者慎用。孕妇、气虚阴亏及有出血倾向者忌用。研末服，1～1.5g，亦可煎服，1.5～5g。外用适量。

用药鉴别　皂荚与细辛均能治疗中风猝然昏厥，牙关紧闭之证，如通关散即为两者同用。然皂荚通窍开闭之力胜于细辛，对于中风痰厥，神昏口噤者，不论内服或吹鼻均较为常用。

- 风中经络，半身不遂者，宜选用——秦艽、防风、全蝎、僵蚕、天麻、钩藤、黄芪、当归等舒筋通络药
- 肝阳化风，痰瘀阻络者，宜选用——天麻、钩藤、石决明、代赭石、龙骨、牡蛎、白芍等平抑肝阳药
- 风中经络，口眼㖞斜者，尤宜选用——禹白附、全蝎、僵蚕
- 中风后遗症，气虚而致血滞之肌肤麻木、半身不遂者，尤宜选用——黄芪、当归
- 亡阳证，宜选用——附子、干姜
- 亡阳兼气脱者，宜选用——附子配人参
- 元气虚极欲脱者，尤宜选用——人参
- 气阴两脱者，尤宜选用——西洋参、人参配麦冬、西洋参配麦冬
- 大汗不止，体虚欲脱，尤宜选用——山茱萸
- 寒闭证，宜选用——麝香、苏合香、樟脑、石菖蒲、远志、皂荚、细辛、蟾酥
- 热闭证，宜选用——牛黄、冰片、麝香、竹沥
- 痰阻心窍之寒闭证，尤宜选用——苏合香、石菖蒲、远志、皂荚
- 痰热内闭之热闭证，尤宜选用——牛黄、竹沥

21

水肿通用药

猪苓（泽泻） 茯苓（薏苡仁） 黄芪
白术 防己 益母草（泽兰） 桑白皮
葶苈子 麻黄（香薷） 桂枝 附子
甘遂（大戟、芫花） 牵牛子（商陆）

水肿是指体内水液潴留，泛滥肌肤而引起
的头面、眼睑、四肢、腹背，甚至全身浮肿的
病证。外感风邪、水气、湿毒、湿热，见表、
热、实证者多为阳水；饮食劳倦，房劳过度，
损伤正气，见里、寒、虚证者多为阴水。治疗
当先分辨阴水、阳水，在发汗、利水、攻逐之
时，还须温肾、健脾、化瘀，以祛除水邪，消
除病因。

猪苓 —— 利水力强（各种水肿）

茯苓 ┐ 利水消肿，健脾 ┬ 长于利水（各种水肿，脾虚水肿尤宜）

黄芪 ┤ ├ 长于补气（为治气虚水肿之要药）

白术 ┘ └ 并能燥湿（脾虚湿盛，水湿内停之水肿尤宜）

防己 —— 善泄下焦湿热（多种水肿，尤善治下肢水肿、小便不利）

益母草 —— 利水消肿，活血祛瘀（水瘀互阻的水肿尤宜）

桑白皮 ┐ 利水消肿，泻降肺气 ┬ 力缓（多用治风水、皮水）

葶苈子 ┘ └ 力强（多用治胸腹积水）

麻黄 —— 发汗，利水消肿（风水水肿）

桂枝 —— 助阳化气（膀胱气化不行，小便不利之水肿）

附子 —— 峻补肾阳，温运脾阳（脾肾阳虚之阴寒水肿）

甘遂 ┐ 泻水逐饮（水肿，鼓胀，正气未衰者）

牵牛子 ┘

利水消肿

助阳行水

峻下逐水

机制分析与临床应用简述

猪苓——各种水肿

猪苓味甘淡而性平，主入肾与膀胱经，能开腠利窍，渗湿利水，且利水作用较强，故可用治水湿停滞的各种水肿，单用即可取效。

使用注意 《药品化义》曰："凡脾虚甚者，恐泄元气，慎之。"煎服，6~12g。

现代研究 本品水煎剂有显著的利尿作用，并能促进钠、氯、钾等电解质的排出，其利尿机制是抑制了肾小管对水及电解质重吸收功能的结果。

茯苓——各种水肿，脾虚水肿尤宜

茯苓味甘而淡，药性平和，为利水消肿之要药，可用治寒热虚实各种水肿，对脾虚水肿者尤为适宜。

使用注意 虚寒精滑者忌用。煎服，9~15g。

现代研究 本品醇浸剂具有明显利尿作用辨证选药时在健脾补益方中加入茯苓则利尿作用加强，提示茯苓主要用于虚性水肿，这已被临床所证实。

用药鉴别 茯苓与薏苡仁均能利水渗湿，健脾补中，尤善治脾虚湿盛之水肿。然茯苓性平，寒热虚实各种水肿均可用之，因具有宁心安神之功，故水肿，水气凌心之心悸亦可选用；薏苡仁性偏寒凉，若水湿之证偏于湿热者，用之更佳。

茯苓与猪苓、泽泻均能利水渗湿而退水肿，每相须为用，有协同利水之效果，可用治各种水肿。然茯苓利而不猛，利中有补，故尤宜于脾虚水肿；猪苓、泽泻无补益之功，但利水力胜于茯苓，故水湿停滞的各种水肿均可选用，其中尤以猪苓之淡味重于甘味，功专利水渗湿，利水力比泽泻更胜。

黄芪——为治气虚水肿之要药

黄芪甘温，善入脾、肺，既善于补益脾肺之气，又能利尿消肿，对气虚水肿，有标本兼治之效，故为治气虚水肿之要药，用于脾气虚弱，水湿失运之水肿，小便不利，常与白术、茯苓等同用。

使用注意 邪热内盛、食积停滞、阴虚阳亢及气滞湿阻之水肿忌服。煎服，9~30g。炙制可增强补中益气之功。

现代研究 本品有明显的利尿作用，能消除实验性肾炎尿蛋白，并有increase疫功能，改善肾功能的作用。

白术——脾虚湿盛，水湿内停之水肿尤宜

白术甘苦而温，气味芳香，专入脾、胃经，本品健脾益气，又能燥湿利水，为治脾虚水肿之常用药，尤以脾虚湿盛，水湿内停之水肿更宜。现代常用本品治疗妊娠高血压综合征

收到较好疗效。

使用注意 温燥之品，若热病伤津及阴虚燥渴者不宜用。水肿属湿热者不宜用。煎服，6～12g。

现代研究 本品煎剂和流浸膏均有显著而持久的利尿作用，能促进电解质，特别是钠的排泄。

用药鉴别 **白术与黄芪**均能补脾益气，利水消肿，常相须为用，治疗脾虚水肿。然白术补益脾气、燥湿，对脾虚湿盛，水湿内停之水肿尤为适宜，故有白术多用治脏腑组织水肿之说；黄芪补益脾气、肺气，善走肌表，为治气虚水肿之要药，尤多用于皮肤肌腠之水肿。

防己——多种水肿，尤善治下肢水肿、小便不利

防己苦辛而寒，因其苦寒降利，性善下行而泄下焦膀胱湿热，故尤宜于下肢水肿，小便不利者。

使用注意 辛苦大苦大寒，易伤胃气，故胃纳不佳及阴虚体弱者慎服。煎服，4.5～9g。

现代研究 汉防己能明显增加排尿量。

用药鉴别 防己有**汉防己与木防己**之分，汉防己利水消肿之功胜于木防己，故有汉防己主水气之说，一般膀胱湿热，偏于下部之水肿者多用汉防己。若治疗风湿痹痛则木防己、汉防己均可选用。

益母草——水瘀互阻的水肿尤宜

益母草辛苦而微寒，既能入心肝血分而活血化瘀，又能入膀胱而利水消肿，故尤宜于水瘀互阻之水肿。单用即可取效。

使用注意 无瘀滞及阴虚血少者忌用。煎服，10～30g，或熬膏，或入丸剂。

现代研究 益母草碱用于兔静脉注射，有显著的利尿作用。益母草针剂治疗犬缺血型初发型急性肾衰竭具有显著效果。

用药鉴别 **益母草与泽兰**均能活血化瘀，利水消肿，故对水瘀互阻之水肿，两药尤为适宜。然益母草药性寒凉，辛散苦泄力强，利水力胜于泽兰，临床用之更多；泽兰药性微温，苦泄温通，行而不峻，作用平和，可作益母草代用品，但不及益母草应用广。

桑白皮——多用治风水、皮水

桑白皮味甘性寒，主入肺经，既能泻肺中之火而降停饮水气，又能泻肺中之热而通调水道，可用治全身水肿，面目肌肤浮肿，胀满喘急，小便不利。本品泻降肺气，利水消肿之效虽佳，但作用缓和，故尤宜于风水、皮水等阳水实证。

使用注意 《本草纲目》言："肺虚而小便利者，不宜用之。"因其性寒而泻肺热，故肺虚无火者也不宜服。煎服，5～15g。泻肺利水宜生用。

桑白皮煎剂、桑白皮水提取物给大鼠灌胃或腹腔注射，均有利尿作用，尿量及钠、钾离子和氯化物排出量均增加。

葶苈子——多用治胸腹积水

葶苈子苦降辛散，其性大寒，入肺、膀胱经，既能泻肺气之壅闭而通调水道，又可除膀胱之水邪而通利小便，故多用于腹水肿满属湿热蕴阻者。

使用注意 脾虚肿满者忌服。煎服，5~10g；研末服，3~6g。

现代研究 葶苈子主要是强心利尿，对肺心病心力衰竭见水肿喘满的治疗有重要意义。

用药鉴别 **葶苈子与桑白皮**均能泻肺而利水消肿，治疗水肿、小便不利。然葶苈子泻降肺气，利水力强，又可用治鼓胀、胸腹积水者；桑白皮泻降肺气，利水力缓，尤宜于风水、皮水者。

麻黄——风水水肿

麻黄辛能发散，温能散寒，入肺与膀胱经，能发汗、利水而消肿，且发汗力强，适用于风邪袭表、肺失宣降的水肿，小便不利之风水水肿。

使用注意 本品发汗力强，凡表虚自汗、阴虚盗汗者当慎用。煎服，2~9g。

现代研究 本品不仅有较好的发汗作用，

而且麻黄的主要成分麻黄碱及伪麻黄碱均有显著的利尿作用。

用药鉴别 麻黄与香薷均能发汗以散肌表之水湿，又能宣肺以启水之上源，还能利水以通畅水道而消肿，可用治水肿兼有表证的风水水肿。然麻黄发汗、利水之力均胜于香薷；香薷则祛湿力好，亦可用于脚气浮肿。

桂枝——膀胱气化不行，小便不利之水肿

桂枝辛甘温煦，具有温补脾肾、助阳化气之功。故可用于膀胱气化不行，水肿，小便不利者。

使用注意 本品辛温助热，易伤阴动血，故外感热病、阴虚火旺、血热妄行等证当忌用。孕妇及月经过多者慎用。煎服，3～9g。

现代研究 桂枝通过配伍，可表现出温经通阳、化气利水、调和阴阳和脏腑等方面的作用。

用药鉴别 麻黄与桂枝均为发汗解表药，可用治水肿。然麻黄发汗之中，又能宣肺、利水消肿，故适用于风邪袭表，肺失宣降之风水水肿；桂枝本无利水之功，重在助阳化气，通过温肾以助膀胱气化，故适用于膀胱气化不行，小便不利之水肿。

附子——脾肾阳虚之阴寒水肿

附子辛甘温煦，其性善走，可通行十二经

脉。虽无利水消肿之功，但其既能温补肾阳，又能资助脾阳，可温阳化气而消水肿，故适用于脾肾阳虚，水气内停之阴寒水肿。

使用注意 本品有毒，内服须炮制。不宜过量，煎服，3~15g。宜先煎0.5~1小时，至口尝无麻辣感为度。孕妇及阴虚阳亢者忌用。反半夏、瓜蒌、贝母、白蔹、白及。

用药鉴别 附子与桂枝均有助阳之功，可用治水肿，小便不利。然附子助阳力强，尤善峻补肾阳，并可温补脾阳，故主用于脾肾阳虚，水气内停之阴寒水肿；桂枝助阳之力不及附子，重在温暖脾肾以助膀胱气化，故主用于膀胱气化不行，小便不利之水肿。

甘遂——水肿、鼓胀、胸胁停饮之正气未衰者

甘遂味苦降泄，性寒清热，为泄水逐饮之峻药。故药后可连续泻下，使体内潴留之水邪、停饮迅速排泄，适宜于水肿、鼓胀、胸胁停饮等正气未衰者，可单用研末服。

使用注意 虚弱者及孕妇忌用。不宜与甘草同用。入丸散服，每次0.5~1g。醋制后用，以减低毒性。

现代研究 本品能刺激肠黏膜，引起小肠充血，增加肠蠕动，造成峻泻，使水液下行而消除水肿，并有利尿作用。醋制甘遂具有很好的疗效，并有较大的安全范围。

用药鉴别 甘遂与大戟、芫花均为泻下峻

药，逐水猛剂，多配伍同用，治疗水肿、鼓胀、胸胁停饮，如十枣汤、舟车丸。然甘遂泻下逐水力强，大戟次之，芫花最弱。文献记载"大戟能泻脏腑之水湿，甘遂能行经隧之水湿，芫花偏泻胸肺之痰饮"，此种区别，可借以参考，因芫花质轻向上，又可祛痰止咳，故尤宜于胸肺之痰饮。

牵牛子——水肿、鼓胀、二便不利而正气未衰者

牵牛子苦寒，其性降泄，入肺、肾、大肠经，能通利二便以逐水，其逐水之力虽不及甘遂、大戟，但仍属峻下逐水药，故以水湿停滞，正气未衰者为宜。

使用注意 孕妇忌用。不宜与巴豆、巴豆霜同用。煎服，3～9g；入丸散服，每次1.5～3g。炒用药性减缓。

现代研究 本品所含牵牛子苷在肠内遇胆汁及肠液分解出牵牛子素，能刺激肠道，增进蠕动，导致强烈的泻下。并有一定的利尿作用。

用药鉴别 **牵牛子与商陆**均能通利二便，泻下逐水而排除水湿，可用治水肿、鼓胀、二便不利，正气未衰者。然两者泻下逐水之力均不及甘遂、大戟、芫花。

随证选药简则

- 水肿兼有表证的风水证，宜选用——麻黄、香薷
- 脾肾阳虚之阴寒水肿，宜选用——附子
- 膀胱气化不行，小便不利之水肿，宜选用——桂枝
- 脾虚水肿，宜选用——黄芪、白术、茯苓、薏苡仁
- 脾虚湿盛之水肿，尤宜选用——茯苓、薏苡仁、白术
- 脾虚湿聚，妊娠水肿，尤宜选用——白术
- 气虚水肿，尤宜选用——黄芪、白术
- 水肿，水气凌心之心悸，尤宜选用——茯苓
- 膀胱湿热，下肢水肿，尤宜选用——防己
- 水瘀互阻之水肿，尤宜选用——益母草、泽兰
- 肺气壅塞，一身肌肤悉肿，宜选用——桑白皮
- 肺气壅塞，胸腹积水，宜选用——葶苈子
- 水肿、鼓胀、胸腹积水，正气未衰者，可选用——甘遂、大戟、芫花、牵牛子、商陆
- 水肿、鼓胀，二便不利，正气未衰者，可选用——牵牛子、商陆

22

淋证通用药

车前子　木通（通草、淡竹叶、竹叶）
瞿麦（萹蓄）　金钱草（鸡内金）　滑石
海金沙　石韦　小蓟　萆薢　牛膝
栀子（大黄）

　　淋证是以小便频数短涩，滴沥刺痛，淋沥
不畅为主要特征的病证。治疗一般根据淋证的
不同特征，分为热淋、石淋、气淋、血淋、膏
淋及劳淋。本章所列药物主在利尿通淋以渗利
膀胱湿热。

所取功效及主治特点简括

车前子
木通　──　清热利尿通淋（善治热淋）
瞿麦

金钱草　┐
　　　　├─ 清热利尿通淋（石淋、热淋，尤善治石淋）
滑石　　┘

海金沙　── 利尿通淋，为治诸淋涩痛之要药（热淋、
　　　　　血淋、石淋、膏淋）

石韦　　┐
　　　　├─ 利尿通淋，凉血止血（善治血淋）
小蓟　　┘

草薢　── 利湿祛浊（善治膏淋）

牛膝　── 利尿通淋，活血祛瘀，性善下行（多种
　　　　　淋证）

栀子　── 清利湿热，凉血止血（热淋、血淋）

机制分析与临床应用简述

车前子——善治热淋

　　车前子甘淡渗利，微寒清热，为治淋证之要药，可用治多种淋证，尤善治热淋。

　　使用注意　肾虚精滑者慎用。煎服，9～15g。宜包煎。

　　现代研究　本品有显著的利尿作用。并有较强的抑制肾脏草酸钙结晶沉淀的作用，同时能使输尿管蠕动频率增加、尿量增加，三方协同，还有利于输尿管结石的下移。

木通——善治热淋

　　木通苦寒，入心与小肠、膀胱经，功能利尿通淋，清心泻火，为治疗热淋之佳品。

使用注意 本品有毒，用量不宜过大，也不宜久服，肾功能不全者及孕妇忌服。内无湿热、儿童与年老体弱者慎用。煎服，3~10g。

现代研究 木通的各种提取物均有明显的利尿作用。

用药鉴别 木通与通草均能利尿通淋，两者常相须为用，治疗热淋之小便不利，淋沥涩痛。然木通苦寒，泄降力强，既能祛膀胱湿热，又能清心经之火，泄小肠之热，为治热淋涩痛之常用品；通草为甘淡之品，泄降力缓，无峻烈之弊，通利而不伤阴，多用于湿热不盛的淋证。

木通与通草古今名称容易相混，今之"木通"，古称"通草"。今之"通草"，古称"通脱木"。在阅读本草著作和参考古代方剂时当知区别，不可混淆。

木通与淡竹叶、竹叶均能清心泻火，利尿通淋，导心热下行而用治心火下移于小肠的热淋涩痛。然木通不仅导心火，而且之力胜于淡竹叶、竹叶，而且善清膀胱湿热，故为治湿热淋证的常用药；淡竹叶、竹叶则长于清心泻火，多用于心火炽盛，口舌生疮而小便短赤、灼热涩痛者，然两者相比，淡竹叶利尿通淋作用胜于竹叶。

附注 木通的药材品种主要有木通（木通科植物木通、三叶木通、白木通）、川木通（毛茛科植物小木通）及关木通（马兜铃科植物东北马兜铃的藤茎）等。关木通因其含有马兜铃酸，大量使用可致急性肾衰竭，有关部门已决定不再使用关木通。

瞿麦——善治热淋

瞿麦苦寒沉降，其性滑利，能通心经，走小肠，清心与小肠之火，功能利尿通淋，为治淋证之要药。尤以热淋最为适宜。

<u>使用注意</u>　孕妇忌服。煎服，9～15g。

<u>现代研究</u>　瞿麦的煎剂口服，有显著的利尿作用。且瞿麦穗的作用较茎强。

<u>用药鉴别</u>　**瞿麦与萹蓄**均能清利下焦湿热而利尿通淋，常相须为用，治疗热淋涩痛。然瞿麦长于利小肠而导热，尤宜于尿道热痛或血淋热重于湿者；萹蓄长于清膀胱湿热，宜于小便短黄而湿热交阻者。

金钱草——石淋、热淋，尤善治石淋

金钱草甘咸而微寒，功能利尿通淋，消结石，可用治石淋、热淋，尤普治疗石淋。用治石淋，可单用本品50～60g煎汤代茶饮，或与海金沙、鸡内金、滑石等同用。

<u>使用注意</u>　据报道金钱草能引起接触性皮炎和过敏反应，故过敏体质者用之宜慎。煎服，15～60g，鲜品60～120g。

<u>现代研究</u>　本品制成的颗粒剂在实验中对尿路结石有预防和治疗的双重作用。

用药鉴别 金钱草与鸡内金均能消结石，现两者常同用，治疗砂石淋证。然金钱草为利尿通淋而消结石；鸡内金无利尿通淋之功，主要是取其化坚消石之效。

滑石——热淋、石淋，尤善治石淋

滑石甘淡而寒，既能输达于肺，又能荡涤膀胱，为治淋证常用药，可用治热淋、石淋，尤善治疗石淋。

使用注意 本品性寒滑利，脾虚、热病伤津者及孕妇忌用。煎服，10～20g。宜包煎。

现代研究 本品能消除膀胱及尿道水肿，有利于结石排出。

用药鉴别 滑石与车前子均能清利湿热，利尿通淋，用治湿热淋证，常相须为用。然滑石长于滑利通窍，尤善治石淋；车前子长于清利膀胱之热，尤善治热淋。

海金沙——热淋、血淋、石淋、膏淋，为治诸淋涩痛之要药

海金沙甘咸而寒，归膀胱、小肠经，可用治热淋、血淋、石淋、膏淋等，有"五淋通治"之说，然尤宜于石淋。因其治疗淋证之时，尤善止尿道疼痛，故为治诸淋涩痛之要药。

使用注意 肾阴亏虚者慎服。煎服，6～15g。布包入煎。

现代研究 海金沙制剂能明显促进输尿管

的蠕动频率，同时可使输尿管上段的压力明显增强而具有排石作用。

用药鉴别 金钱草与海金沙、鸡内金现代常同用，治疗石淋。然金钱草尤长于利尿通淋而排石；海金沙利尿通淋之中，尤长于止尿道疼痛；鸡内金虽无利尿之功，但长于化坚消石。三者配用，相互协同，既能较快缓解尿道疼痛，又能加强排石之功。

石韦——善治血淋

石韦甘苦而微寒，主入肺与膀胱经。因其既能利尿通淋，又可凉血止血，所以尤善治疗血淋。

使用注意 阴虚而无湿热者忌服。煎服，6~12g，或入丸散。

用药鉴别 滑石与石韦均能清热而利尿通淋，且同为上清肺热，下利膀胱之品，可用治热淋、石淋。然滑石长于滑利通窍，尤善治石淋；石韦又能凉血止血，尤善治血淋。

小蓟——善治血淋

小蓟药性寒凉，善入血分，能清血分之热而凉血止血，可用于血热妄行所致的多种出血证。因其能利尿通淋，故止血之中尤善治疗血淋，单味应用即可，或配伍使用。

使用注意 脾胃虚寒而无瘀滞者不宜服用。煎服，10~15g，鲜品可用30~60g。

现代研究 小蓟能收缩血管，升高血小板数目，促进血小板聚集，增高凝血酶活性，抑制纤溶，从而加速止血。并有利尿作用。

用药鉴别 石韦与小蓟均能利尿通淋，凉血止血，善治血淋。然石韦重在利尿通淋；小蓟重在凉血止血。两者虽偏重不同，但配伍同用可相互协同而加强疗效，故皆为治疗血淋的常用品。

萆薢——善治膏淋

萆薢味苦性平，为治膏淋之要药。用治膏淋，小便混浊，白如米泔者，无论湿热或寒湿，凡属下焦湿浊所致者无不适宜。

使用注意 肾阴亏虚，遗精滑泄者慎用。煎服，9～15g。

牛膝——多种淋证

牛膝味苦甘酸而性平，通利降泄善下行。其利水通淋、引下行之，还活血祛瘀，故可用治热淋、血淋、砂淋等多种淋证。

使用注意 本品性善下行，并能动血，故孕妇及月经过多者忌服。中气下陷、脾虚泄泻、下元不固、多梦遗精者慎用。煎服，6～15g。利水通淋宜生用。

栀子——血淋、热淋

栀子苦寒清降，功能清泻三焦之火热，尤

善清利下焦湿热而通淋，并可清热凉血而止血，可用治血淋涩痛及热淋灼痛等。

使用注意 此为苦寒之品，易伤脾胃，故脾虚便溏者不宜用。煎服，5~10g。

用药鉴别 **栀子与大黄**均为苦寒降泻，清利湿热，凉血止血之品，常与车前子、瞿麦等同用，治疗热淋、血淋。然两者主要特点并不在利湿，而是长于清热。栀子能清泄三焦之火，大黄可通泄降火，配伍通淋药同用，可共奏清热泻火、利尿通淋之功。

随证选药简则

- 热淋可选用——车前子、木通、瞿麦、滑石、大黄、栀子、牛膝
- 血淋可选用——石韦、小蓟、栀子、大黄、牛膝
- 石淋可选用——金钱草、鸡内金、滑石、海金沙、石韦、牛膝
- 膏淋宜选用——草薢
- 诸淋涩痛，尤宜选用——海金沙
- 热淋涩痛，热毒内盛者，尤宜选用——金钱草、栀子、大黄
- 热淋而见心火炽盛，口舌生疮者，尤宜选用——木通、竹叶、淡竹叶

23

消渴通用药

❖

葛根　天花粉（芦根）　知母（石膏）
生地黄　麦冬（天冬）　玉竹（石斛）
人参　黄芪　山药（黄精）
五味子（乌梅）　黄连

消渴是以多饮、多食、多尿、形体消瘦、或尿浊、尿有甜味为特征的病证。治疗消渴的药物，有的长于养阴或偏于补气，重在清热之不同。有的长于润肺或偏于清胃，重在滋肾之区分。临证除滋阴治本，清热治标外，还当全盘兼顾，或气阴双补，或阴阳并补，或润肺兼清胃，或清胃兼滋肾，或滋肾兼润肺。

所取功效及主治特点简括

葛根 ⎤
天花粉 ⎥ 清热，生津（热
知母 ⎥ 病伤津之消渴）⎤ 养阴（阴虚内热之
生地黄 ⎦   ⎦ 消渴）

麦冬 ⎤ 养阴，生津（阴虚有热及热病津伤之消渴）
玉竹 ⎦

人参 ⎤
黄芪 ⎥ 补气，生津（气阴两虚之消渴）
山药 ⎦

五味子 ⎤   ⎤ 益气滋阴（多用于
       ⎥ 收敛，生津（虚 ⎥ 气阴两虚之消渴）
       ⎥ 热消渴）   ⎤ 善生津（多用于热
乌梅 ⎦   ⎦ 病伤津之消渴）

黄连 —— 清胃热（胃火炽盛之消渴）

机制分析与临床应用简述

葛根——热病伤津之消渴

　　葛根甘辛而凉，有较好的清热生津止渴之功。既可用于热病津伤口渴，亦可用治消渴证属阴津不足者。

　　使用注意　葛根性凉而升，"易于动呕，胃寒者所当慎用"（《本草正》）。煎服，9～15g。生津止渴宜生用。

本品煎剂有轻微降血糖作用。其降血糖的主要成分为葛根素。

天花粉——热病伤津之消渴

天花粉甘而微苦，药性寒凉，主入肺、胃经，尤长于清肺胃之热，生肺胃之津。故虽可用治多种消渴证，但尤善治热病伤津之消渴。

汗下液竭作渴，或阴虚火动而津液不能上承作渴者慎服。胃虚湿痰，脾虚滑泄者忌服。不宜与乌头类药材同用。煎服，10~15g。或入丸散。

本品水提取物的非渗透部位有降血糖活性。

天花粉与芦根均能清肺胃之热而生津止渴，用治热病伤津之消渴证（现代研究两者均有降血糖作用）。然天花粉生津力佳，芦根清热力好。

知母——热病伤津及阴虚内热之消渴

知母苦甘而寒，为清润之品，入肺、胃、肾经，可泻肺胃肾之火，滋肺胃肾之阴，适用于热病伤津及阴虚内热之消渴证。

本品性寒质润，有滑肠作用，故脾虚便溏者不宜用。煎服，6~12g。

本品所含知母聚糖 A、知母聚糖 B、知母聚糖 C、知母聚糖 D 有降血糖作用，尤以知母聚糖 B 的活性最强。

23

消渴通用药

用药鉴别 知母与石膏均能清热而治疗消渴证。然知母为清润之品，既泻肺胃肾之火，又滋肺胃肾之阴，并能生津润燥，故上、中、下三消均可选用，而且既可用于实热消渴，又可用于阴虚内热之消渴；石膏为清解之品，重在清肺胃实热，清中有散，使胃热去，津液不再耗伤，以起保津作用，故多用于中消证，主治实热消渴。

生地黄——热病伤津及阴虚内热之消渴

生地黄甘苦而寒，能清热养阴、生津止渴，适用于热病伤津及阴虚内热之消渴证。

使用注意 脾虚湿滞、腹满便溏者不宜使用。煎服，10～15g。鲜品用量加倍，或以鲜品捣汁入药。

现代研究 本品有降血糖作用。并有报道单味生地黄降血糖作用比葛根显著，特别是以地黄为主药制成的消渴灵，对实验性高血糖大鼠有显著的降糖作用。

麦冬——阴虚有热及热病津伤之消渴

麦冬甘而微苦，药性寒凉，且质柔滋润，长于滋养胃阴、生津止渴，故多用于阴虚有热及热病津伤之消渴。

使用注意 脾虚泄泻忌服。煎汤,6～12g。

现代研究 口服麦冬多糖对正常小鼠血糖和实验性高血糖有肯定的降低作用，且药效持久无不良反应。口服麦冬的水醇提物，对四氧嘧啶糖尿病兔亦有降血糖作用，而且能促使胰岛细胞恢复。

用药鉴别 麦冬与天冬既能滋肺阴、润肺燥、清肺热，又能养胃阴、清胃热、生津止渴，用于阴虚有热及热病津伤之消渴证。然麦冬重在肺胃，偏治上消、中消证；天冬重在肺肾，偏治上消、下消证。

玉竹——阴虚有热及胃热津伤之消渴

玉竹味甘多液，质柔而润，药性微寒，入肺、胃经，功能养肺胃之阴，能清肺胃之热，故可用于阴虚有热及胃热津伤之消渴。

使用注意 痰湿内蕴、胸闷气滞及中寒便溏者忌服。煎服，6~12g。

现代研究 本品有一定的降血糖作用。

用药鉴别 玉竹与石斛均能滋养胃阴、生津止渴，可用治中消证。然玉竹又能养肺阴、润肺燥、清肺热，也用治上消证，为治疗阴虚有热之消渴的佳品；石斛滋阴力强，并善滋养肾阴、清降虚火，也可用治下消证，但性较滋腻。

人参——气阴两虚之消渴

人参甘而微苦，性平不燥。消渴证病理变化主要为阴虚与燥热，并常见气阴两伤，人参能补益肺脾肾之气，又能生津止渴，故为治消渴的常用药，尤善治气阴两虚之消渴。

使用注意 不宜与藜芦同用。服用本品时不宜同时吃萝卜或喝茶，以免影响药力。煎服，3~9g。宜文火另煎分次兑服。野山参研末吞服，每次2g，日服2次。

现代研究 本品对过高、过低的血糖有双向调节作用，而对正常血糖无明显影响。

黄芪——气阴两虚之消渴

黄芪甘而微温，归脾、肺经，尤善入脾经而为补中益气升阳之要药。其补气生津，并使阳升而阴应，促进津液的生成与输布，达到止渴之效，故常用于脾虚不能布津之消渴。

使用注意 邪热内盛之口渴，以及阴虚阳亢者均忌服。煎服9~30g。亦入丸散，或熬膏等。

现代研究 黄芪的有效成分黄芪多糖具有双向调节血糖的作用。其降血糖体现在可使葡萄糖负荷后小鼠的血糖水平显著下降，并能明显对抗肾上腺素引起的小鼠血糖升高反应。

山药——气阴两虚之消渴

山药味甘性平，入脾、肺、肾经，功能平补三焦气阴，并兼有涩性，故为治气阴两伤之口渴多饮，小便频数、量多的常用品。还可作为糖尿病患者的食疗佳品，长期应用。

使用注意 补阴生津多生用。山药作用和缓，故需多服久服。煎服，15~30g，或入丸散。单独食用或煎水代茶可用 60~120g。其所含淀粉酶是健脾的活性物质，故本品不宜与碱性药混合，亦不宜煎熬过久，否则会使淀粉酶失效。湿盛气满或积滞内停者不宜用。

现代研究　山药水煎剂可显著降低正常小鼠和四氧嘧啶糖尿病小鼠的血糖。

用药鉴别　**山药与黄精**均可入肺脾肾经，既能补肺脾肾之气，又能养肺脾肾之阴，可相须为用，治疗气阴两虚，内热消渴之证。然山药偏于补气；黄精偏于补阴。

五味子——虚热消渴

五味子酸甘而温，具有益气滋阴、生津止渴之功，适用于阴虚内热，口渴多饮之消渴证。

使用注意　凡表邪未解，内有实热者不宜用。煎服，3~6g；研末服，1~3g。

用药鉴别　**五味子与乌梅**均能收敛，生津止渴，用于虚热消渴。然五味子还能补气、滋阴，多用于气阴两虚，虚热消渴；乌梅为至酸之品，善生津而止烦渴，多用于热病伤津之虚热消渴。

黄连——胃火炽盛之消渴

黄连大苦大寒，长于泻心胃经实火。治疗消渴即取其善清胃火之功，用于胃火炽盛，消谷善饥之消渴。

使用注意 本品大苦大寒，服用过量易致恶心、呕吐、气短等，故不可过量、久服，一般煎服，2~5g，或入丸散。脾胃虚寒者忌用。阴虚津伤者慎用。

随证选药简则

- 上消证，可选用——山药、黄精、人参、麦冬、天冬、玉竹、葛根、芦根、天花粉、石膏、知母、五味子、乌梅
- 中消证，可选用——山药、黄精、人参、麦冬、玉竹、石斛、葛根、芦根、天花粉、石膏、知母、黄连
- 下消证，可选用——山药、黄精、天冬、石斛、知母、生地黄、五味子
- 热病伤津之消渴，宜选用——生地黄、知母、石膏、天花粉、葛根、乌梅
- 气阴两伤之消渴，宜选用——人参、黄芪、山药、天冬、五味子
- 阴虚之消渴，宜选用——麦冬、天冬、玉竹、石斛、黄精、山药、五味子
- 胃火炽盛之消渴，宜选用——黄连、石膏、知母

24

痹证通用药

威灵仙　蕲蛇（金钱白花蛇、乌梢蛇）
川乌（草乌、附子）　木瓜（苍术、薏苡仁）
丁公藤（海风藤、青风藤、天仙藤、
络石藤、忍冬藤、大血藤、首乌藤）
桂枝（桑枝）　羌活（防风）
独活（海桐皮）　秦艽　防己（地龙）
雷公藤　五加皮（香加皮、桑寄生、
狗脊、雪莲花）　淫羊藿（巴戟天、仙茅）
姜黄　鸡血藤（当归）　马钱子
全蝎（蜈蚣）

　　痹证是由于风、寒、湿、热等外邪侵袭人体，闭阻经络，气血运行不畅所致的病证。以肌肉、筋骨、关节发生酸痛、麻木、重着、屈伸不利，甚或关节肿大灼热等为主要临床表现。可分为风寒湿痹及热痹两大类，但无论何种痹证，其治疗在祛风、散寒、胜湿、清热及强筋骨的基础上，均应注重疏通经脉，通络止痛。

所取功效及主治特点简括 ▪▪▪▪▪▪▪▪▪▪▪▪▪▪▪▪▪▪▪▪▪▪▪▪

祛风寒湿邪

- 威灵仙 / 蕲蛇 — 祛风湿，通经络，性善走窜（风寒湿痹，尤善治行痹）
- 川乌 / 附子 — 祛风湿，散寒止痛（风寒湿痹，尤善治痛痹）
- 木瓜 / 苍术 — 祛风湿，长于祛湿（风寒湿痹，尤善治着痹）
- 丁公藤 —— 祛风湿，消肿止痛（风寒湿痹）
- 桂枝 —— 温通经脉（风寒湿痹，肩臂疼痛）
- 羌活 / 独活 — 祛风湿，止痹痛（风寒湿痹）
  - 上行而散（善治上部痹痛）
  - 下行走里（善治下部痹痛）

祛风湿热邪

- 秦艽 — 祛风湿，通络止痛，风药中润剂（寒热、新久痹证均可）
- 防己 — 祛风除湿，清热止痛（尤善治疗热痹）
- 雷公藤 — 祛风湿，活血通络，消肿止痛（风湿顽痹之要药）

祛风湿强筋骨

- 五加皮 / 桑寄生 — 祛风湿，补肝肾，强筋骨（肝肾不足之痹痛）
- 淫羊藿 / 巴戟天 — 补肾阳，祛风湿（肾阳不足兼风湿痹痛者）

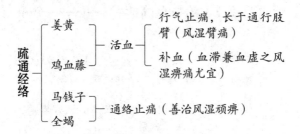

机制分析与临床应用简述

威灵仙——风寒湿痹，尤善治行痹

威灵仙辛散温通，具有祛风湿、通经络、止痹痛之功，为治风湿痹痛的要药。凡风湿痹痛，肢体麻木，筋脉拘挛，屈伸不利，无论上下皆可用之。因其性善走窜，尤宜于风邪偏盛的行痹，可单用为末服。

使用注意 本品辛散走窜，气血虚弱者慎服。煎服，6～9g。外用适量。

现代研究 本品具有镇痛作用。威灵仙水煎剂、注射液、膏剂用于临床研究，治疗骨关节炎等，均有较好疗效。

蕲蛇——风寒湿痹，尤善治行痹、顽痹

蕲蛇又名白花蛇，甘咸而温，入肝经血分，性善走窜，能祛除内外之风邪而无处不达，有"截风要药"之称，凡风湿痹证无不宜之，尤其对病深日久之风湿顽痹，经络不通，

麻木拘挛者更为适宜。故本品尤善治风邪偏盛之行痹和日久不愈之顽痹。

使用注意 阴虚内热者忌服。煎汤，3～9g；研末吞服，1次1～1.5g，1日2～3次。或浸酒、熬膏、入丸散服。

现代研究 本品具有镇静和镇痛等作用。其代用品乌梢蛇不仅有镇静和镇痛效应，而且还有抗炎作用，临床研究中用其治疗风寒湿所致的关节、肌肉疼痛效果良好。

用药鉴别 蕲蛇与金钱白花蛇、乌梢蛇性皆走窜，均能祛风、通络、止痛，善治风邪偏盛之行痹和日久不愈之顽痹。三者的作用，金钱白花蛇最强，蕲蛇次之，乌梢蛇最弱；另外，金钱白花蛇与蕲蛇均为有毒之品，且性偏温燥，而乌梢蛇性平无毒，药力较缓，可作为白花蛇的代用品。

川乌——风寒湿痹，尤善治痛痹

川乌辛热温散，苦燥除湿，具有祛风除湿、温经散寒之功，而且止痛力强。故为治风寒湿痹证的佳品，尤宜于寒邪偏盛之痛痹。

使用注意 本品为有毒之药，内服宜炮制后用。入煎剂要严格控制剂量，煎服，1.5～3g，应先煎30～60分钟。外用适量。酒浸、酒煎服易致中毒，应慎用。孕妇忌用。不宜与半夏、瓜蒌、天花粉、贝母、白蔹、白及同用。

现代研究　本品有明显的抗炎、镇痛作用，并有明显的局部麻醉作用。

用药鉴别　川乌与草乌、附子本为同一植物。川乌、草乌统称为乌头，川乌主产于四川、云南等地，为人工栽培品；草乌主产于东北、华北，为野生品，附子为川乌的子根。三者均能温里散寒止痛，善治寒邪偏盛之痛痹。然川乌长于祛风除寒湿，其通痹之功胜于附子，故寒湿痹痛尤为多用；草乌与川乌功效相近，但毒性比川乌更甚。

木瓜——风寒湿痹，尤善治着痹

木瓜酸温气香，以酸温为用，祛湿为功，为治湿痹、筋脉拘挛之要药，亦常用于腰膝关节酸重疼痛。

使用注意　内有郁热，小便短赤者忌服。煎服，6 ~ 9g。

现代研究　木瓜煎剂对小鼠蛋清性关节炎有明显的抑制作用。

用药鉴别　木瓜与苍术、薏苡仁均长于祛除肌肉、筋骨之湿邪，尤善治疗湿痹。然木瓜味酸入肝，长于舒筋活络，尤善治湿痹筋脉拘挛；苍术辛散苦燥，祛风湿力强，可用于风湿一身尽痛，尤宜于足膝肿痛者；薏苡仁味甘而淡，长于渗湿除痹，缓和拘挛，也善治湿痹筋脉拘挛，并尤宜于肌肉酸痛麻木者，现代研究证明薏苡仁能缓解横纹肌的挛缩。

丁公藤——风寒湿痹

丁公藤辛温，有小毒。辛能发散，温能祛寒，辛散温通而尤长于发散，其功效既能祛风除湿，又能消肿止痛，适用于风寒湿痹，手足麻木、腰腿酸痛等症。

使用注意　本品有强烈的发汗作用，虚弱者慎用。孕妇忌用。煎服，3～6g。亦可配制酒剂，内服或外搽。

现代研究　丁公藤浸提物有明显的抗炎及镇痛作用。临床研究将丁公藤注射液肌注，治疗急慢性风湿性关节炎、类风湿关节炎及外伤性关节炎等，均能较好的改善症状。

用药鉴别　丁公藤古本草未有记载，《本草拾遗》将"南藤"称为"丁公藤"，两者虽功用相似，但并非一物，不可混淆。

一般"藤"类中药，多能通络，或祛风、除湿，可用治风湿痹痛。举例如下。

海风藤功能祛风湿，通络止痛。适用于风寒湿痹，筋脉拘挛。

青风藤功能祛风湿，通经络。适用于风寒湿痹。

天仙藤功能祛湿，活血止痛。适用于风寒湿痹。

络石藤功能祛风通络。适用于风湿热痹。

忍冬藤功能清热疏风，通络止痛。适用于风湿热痹。

大血藤功能祛风活络止痛。适用于风湿热痹。

首乌藤功能养血祛风，通经活络止痛。适用于血虚兼风湿痹痛，肢体疼痛。

桂枝——风寒湿痹，肩臂疼痛

桂枝辛散温通，具有温通经脉、祛风除湿、散寒止痛之功。而且性善上行通肢节，故适用于风寒湿痹，肩臂疼痛。

使用注意 本品辛温助热，易伤阴动血，故外感热病、阴虚火旺、血热妄行等证忌服。孕妇及月经过多者慎用。煎服，3～9g。

现代研究 桂枝所含主要成分桂皮醛，具有镇痛作用。

用药鉴别 **桂枝与桑枝**均能祛风湿，通经络，善于上行伸展而走上肢，适宜于风湿痹痛，肩臂上肢病变，尤以手指关节疼痛更宜。然桂枝性温，长于祛除风寒湿邪而温阳通络，主治风寒湿痹；桑枝平而偏凉，作用缓和，功在祛风除湿而通络，寒痹、热痹均可用之，尤宜于风湿热痹。

羌活——风寒湿痹，尤善治上部痹痛

羌活辛苦而温，有较强的散寒祛风、胜湿止痛之功，可用于风寒湿痹，肢节疼痛。因其善入足太阳膀胱经，以除头项肩背之痛见长，故上部风寒湿痹，肩背肢节疼痛者尤为多用。

使用注意 本品辛香温燥之性较烈，故阴血亏虚者慎用。用量不宜过大，煎服，3～9g，

否则易致呕吐。脾胃虚弱者不宜服用。

现代研究 本品注射液能使实验动物的痛阈显著提高，其挥发油也具有显著的镇痛作用。

用药鉴别 羌活与防风均能散寒祛风，胜湿止痛，用于风寒湿痹。然羌活性较燥烈，长于发表散寒，尤善治上半身风寒湿痹；防风性较平和，长于祛风，故风寒湿痹、风湿热痹均可，尤宜于风邪偏胜，痛处游走不定的行痹。

羌活与桂枝均能祛风散寒除湿，长于治疗上部风寒湿痹。然羌活善入足太阳膀胱经，以除头项肩背之痛见长，故以治头项、脊背之痹痛更宜；桂枝善达肢节，故以治肩臂、手指的痹痛更佳。

独活——风寒湿痹，尤善治下部痹痛

独活辛苦微温，主入肾经，为治风湿痹痛之主药，凡风寒湿邪所致之痹证，无论新久，皆可用之。因其性善下行而走里，尤以腰膝腿足关节疼痛属下部寒湿者尤宜。

使用注意 阴虚有热或血虚痹证慎用。煎服，3～9g。外用适量。

现代研究 本品有明显的抗炎、镇静和镇痛作用。

用药鉴别 独活与羌活《神农本草经》不分，后世才分用，两者虽来源不同，但功效相似，均能祛风湿，止痹痛，用于风寒湿痹。然羌活长于祛上半身之风寒湿邪，善治头项、脊背等上部痹痛；独活长于祛下半身之风寒湿邪，善治腰膝、腿足等下部痹痛。临床两者常配伍同用，相互协同，取长补短，用治全身各部位之痹痛。

独活与海桐皮均能祛风湿，止痛，善治下部痹痛。然独活以腰膝、腿足关节疼痛属下部寒湿者尤宜；海桐皮以下肢关节痹痛筋脉拘挛或麻木者最佳。

秦艽——善治热痹

秦艽辛苦而平，主入肝经，有祛风湿、舒筋通络、止痛之功。因其质地偏润而不燥，素有"风药中润剂""散药中补剂"之称。凡风湿痹痛，筋脉拘挛，骨节疼痛，不论寒热新久，均可配用。但其平而偏凉，能清热，故热痹更宜。

使用注意 脾虚便溏者忌用。煎服，3～9g，亦可浸酒，或入丸散。

现代研究 本品所含主要成分秦艽碱甲有镇痛和明显的抗炎作用。临床研究用秦艽治疗风湿性和类风湿关节炎，有显著的镇痛、消肿、退热和恢复关节功能的作用。

防己——善治热痹

防己苦辛而寒，既有较好的祛风除湿、通络止痛之功，又有清热之效，尤善治风湿痹证，湿热偏盛，肢体酸重，关节红肿热痛之热痹。

使用注意 本品大苦大寒，易伤胃气，故胃纳不佳及阴虚体弱者慎服。煎服，4.5~9g，或入丸散。

现代研究 汉防己不仅能明显增加排尿量，而且其总碱、流浸膏及煎剂均有镇痛作用。粉防己碱（即汉防己甲素）对大鼠甲醛性关节炎有一定的抗炎作用，其作用与可的松相似。而且防己碱搽剂对软组织损伤也具有显著的抗炎、消除肿胀及促进骨骼肌细胞修复的作用。

用药鉴别 防己有**汉防己（粉防己）**与**木防己（广防己）**之分，根据现代研究，汉防己有很好的祛风湿、止痹痛之功，故治疗风湿痹痛，不仅可用木防己，汉防己也可选用。因木防己含马兜铃酸，为防止产生不良反应，对风湿痹痛汉防己也比木防己更宜。

防己与秦艽均能祛风除湿，止痛，善治热痹。然防己性寒清热，长于祛风湿而止痛，故善治热痹，尤善治下半身之湿热痹痛；秦艽性质平和，为风药中润剂，不论寒热新久痹证皆可配用，因其平而偏凉，故热痹尤宜。

防己与地龙均性寒而通络止痛，善治关节红肿热痛，屈伸不利之热痹，两者常配伍同用。然防己长于祛风除湿而止痛；地龙长于疏通经络而止痛。

雷公藤——善治热痹、顽痹

雷公藤苦辛而寒，为治风湿顽痹之要药，尤善治热痹关节红肿热痛，肿胀难消，晨僵，功能受限，甚至关节变形者。可单用内服或外敷，能改善功能活动，减轻疼痛。

使用注意 本品大毒，内服应控制剂量，煎汤，一般 10 ~ 25g（带根皮者减量），文火煎 1 ~ 2 小时；研粉，每日 1.5 ~ 4.5g。外用适量。若内脏有器质性病变及白细胞减少者慎服。孕妇忌用。

现代研究 雷公藤煎剂、雷公藤微囊及雷公藤乙酸乙酯提取物均对实验性关节炎有较好的抗炎作用，而且具有免疫抑制作用。临床研究也证明雷公藤是一种强力抗风湿药。用多种制剂治疗类风湿关节炎有较好疗效，起效较快，而且停药后无反跳现象。

五加皮——肝肾不足之痹痛

五加皮即南五加皮，习称真五加。其性味辛苦而温，入肝、肾经。本品既能祛风寒湿邪，又能补益肝肾，为强壮性祛风湿药。尤宜于老人及久病体虚兼肝肾不足者。

使用注意 阴虚火旺者忌服。孕妇慎服。煎服，4.5 ~ 9g，或浸酒、入丸散服。

现代研究 五加皮水煎醇沉针剂对大鼠急慢性炎症均有明显的抑制作用。其代用品短梗五加的根皮也有较好的抗炎作用，对大鼠的蛋清性及甲醛性关节炎都表现出较好的抑制作用。

用药鉴别 五加皮有**南五加皮与北五加皮**之分，两者虽均能祛风湿，强筋骨，利尿。然南五加皮为五加科植物，习称真五加，无毒，长于祛风湿，补肝肾，强筋骨；北五加皮为萝摩科植物，习称香五加，《中华人民共和国药典》定名为"香加皮"，有毒，长于利水消肿。两者植物来源有别，功用有异，临证不可混淆。

五加皮与桑寄生均能祛风湿、补肝肾、强筋骨，为强壮性祛风湿药，尤宜于肝肾不足之痹痛，常相须为用。然五加皮辛苦而性温，长于温肾祛寒，尤宜于风湿痹痛，下部腰膝疼痛，筋骨痿软者；桑寄生苦甘而性平，作用较五加皮平和，长于养血润筋，尤宜于营血亏虚，肝肾不足兼风湿痹痛者。

五加皮与狗脊、雪莲花均能祛风湿、补肝肾、强筋骨，对肝肾不足兼有风寒湿邪之腰膝疼痛，痿软无力者尤为适宜。然五加皮对风湿痹痛而下部腰膝疼痛，筋骨痿软无力者用之最佳；狗脊对风湿痹痛而腰痛脊强，不能俯仰者用之尤宜；雪莲花对风湿痹痛兼肾阳不足，腰膝酸软，筋骨无力者用之最好，且现代研究表明，雪莲花煎剂、乙醇提取物、总黄酮、总生物碱均有显著的抗炎作用。临床研究用雪莲花治疗风湿、类风湿关节炎及风湿性腰腿痛均有明显疗效。

淫羊藿——肾阳不足兼风湿痹痛者

淫羊藿又名仙灵脾。其性味辛甘而温，主入肾、肝经，适用于风湿痹痛，筋骨不利及肢体麻木者。因本品补益肝肾之中，尤长于补肾壮阳，故对肾阳不足兼风湿痹痛者尤宜。

使用注意　阴虚火旺者不宜服用。煎服，3～15g。

现代研究　淫羊藿具有明显的抗疲劳作用。并具有抗炎作用，对大鼠蛋清性脚肿胀实验中，本品能显著减轻肿胀程度。

用药鉴别　**淫羊藿与巴戟天、仙茅**均能补肾壮阳，祛风除湿，尤宜于肾阳虚兼风湿痹痛者。然三者中巴戟天对风湿痹痛、腰膝疼痛或腰膝酸软者尤宜；淫羊藿对风寒湿痹，四肢麻木者最佳；仙茅对寒湿痹痛，腰膝冷痛者最好。

姜黄——风湿臂痛

姜黄辛苦而温，既能祛散风寒湿邪，又能行气活血而通经止痛，长于通行肢臂而除痹痛，故为"治风痹臂痛"（《本草纲目》）之要药，主用于风湿痹痛，肩臂关节疼痛。

使用注意　血虚无气滞血瘀者慎用。孕妇忌用。煎服，3～10g。外用适量。

现代研究　本品提取物、姜黄素及其衍生物均具有良好的抗炎活性。

鸡血藤——血滞兼血虚之风湿痹痛尤宜

鸡血藤味苦、微甘而性温，既能活血，又可补血，并有舒筋活络之效，故为治疗风湿痹痛，肢体麻木的常用药。血滞兼血虚之经脉不畅，络脉不和的风湿痹痛者用之更为适宜。

使用注意 因其煎剂能增强子宫节律性收缩，随剂量增大可引起痉挛性收缩，故孕妇慎服。煎服，10~30g。或浸酒服，或熬膏服。

现代研究 本品不仅能扩张外周血管，增加器官血流量，而且还有抗炎作用，对大鼠甲醛性足趾肿有疗效。对免疫系统具有双向调节作用。

用药鉴别 鸡血藤与当归均能活血补血止痛，善治血滞兼血虚之风湿痹痛。然鸡血藤活血之功大于补血之力；当归补血之力大于活血之功。

马钱子——善治顽痹

马钱子苦寒，主入肝经，具有搜风除湿、开通经络、透达关节而止痛之功，且止痛力强。故为治风湿顽痹、拘挛疼痛、麻木瘫痪之常用药，单用即可，若配伍同用，疗效更佳。

使用注意 有毒之品，内服不宜生用及多服久服，一般 0.3~0.6g，炮制后入丸散用。外用适量，研末调涂，但外用也不宜大面积涂敷，以防皮肤吸收中毒。肝肾功能不全、高血压、心脏病患者、孕妇及体虚者忌用。

现代研究　本品所含士的宁有显著的镇痛作用。

全蝎——风湿顽痹

全蝎味辛，主入肝经，性善走窜，能通达内外而搜风通络，而且止痛力强，故适用于风寒湿痹久治不愈，筋脉拘挛，甚则关节变形之顽痹。

使用注意　本品有毒，用量不宜过大。孕妇慎用。煎服，3~6g。研末吞服，每次 0.6~1g。

现代研究　本品有较好的镇痛作用，而且蝎尾的镇痛作用更佳，其镇痛作用蝎尾比蝎身强约 5 倍。

用药鉴别　全蝎与蜈蚣均能搜风通络而止痛，善治风寒湿痹久治不愈之顽痹。然蜈蚣搜风通络止痛之功更胜于全蝎。

随证选药简则

- 风湿痹痛，上半身疼痛者，宜选用——羌活、桂枝、桑枝、姜黄、片姜黄
- 风寒湿痹，头项脊背疼痛，尤宜选用——羌活
- 风寒湿痹，上肢肩臂疼痛，尤宜选用——桂枝
- 风湿热痹，上肢肩臂疼痛，尤宜选用——桑枝
- 风湿痹痛，下半身疼痛者，宜选用——独活、海桐皮

- 风邪偏重的行痹，尤宜选用——蕲蛇、乌梢蛇、金钱白花蛇、威灵仙、防风
- 寒邪偏重的痛痹，尤宜选用——川乌、草乌、附子、桂枝
- 湿邪偏重的着痹，尤宜选用——木瓜、苍术、薏苡仁
- 风湿热痹，尤宜选用——秦艽、防己、地龙、络石藤、忍冬藤
- 肝肾不足兼风湿痹痛，尤宜选用——五加皮、桑寄生、狗脊、雪莲花
- 肾阳亏虚兼风湿痹痛，尤宜选用——淫羊藿、巴戟天、仙茅、雪莲花
- 血滞兼血虚之风湿痹痛，尤宜选用——鸡血藤、当归
- 风湿顽痹，尤宜选用——蕲蛇、乌梢蛇、金钱白花蛇、雷公藤、马钱子、全蝎、蜈蚣（治顽痹药，对风湿痹痛初起不可妄投）

25

虚劳通用药

❖

气虚证：人参　西洋参　党参　太子参
　　　　黄芪　白术　山药（白扁豆）
　　　　甘草（大枣）　蜂蜜（饴糖）
血虚证：当归（鸡血藤）　熟地黄　阿胶
　　　　白芍　何首乌
阳虚证：鹿茸（肉苁蓉、紫河车）
　　　　淫羊藿（巴戟天、仙茅）
　　　　补骨脂（益智仁）　杜仲（续断）
　　　　菟丝子（沙苑子）　冬虫夏草
　　　　蛤蚧
阴虚证：北沙参（南沙参）
　　　　麦冬（天冬、玉竹、百合）
　　　　黄精　枸杞子（桑椹）
　　　　墨旱莲（女贞子）　龟甲（鳖甲）

虚劳又称虚损，是以脏腑亏损，气血阴阳不足为其主要特征的多种慢性衰弱性证候的总称。治疗的基本原则为补益，然后根据病理属性不同，确定是益气、养血，还是补阳、滋阴,并结合五脏病位之异,对症选用药物。

所取功效及主治特点简括

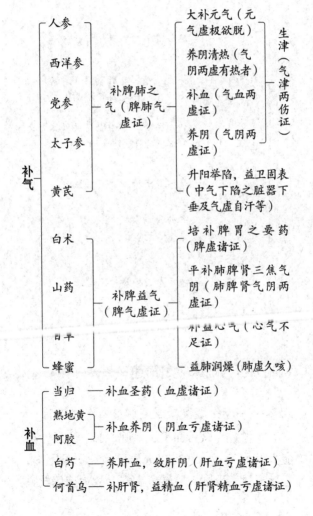

人参 ┐
西洋参
党参 ├ 补脾肺之气(脾肺气虚证) ┤
太子参
黄芪 ┘

- 大补元气(元气虚极欲脱)
- 养阴清热(气阴两虚有热者)
- 补血(气血两虚证)
- 养阴(气阴两虚证)

生津(气津两伤证)

升阳举陷,益卫固表(中气下陷之脏器下垂及气虚自汗等)

白术 ┐
山药 ├ 补脾益气(脾气虚证) ┤
白扁豆
蜂蜜 ┘

- 培补脾胃之要药(脾虚诸证)
- 平补肺脾肾三焦气阴(肺脾肾气阴两虚证)
- 补益心气(心气不足证)
- 益肺润燥(肺虚久咳)

补血 ┌ 当归 —— 补血圣药(血虚诸证)
熟地黄
阿胶 ┤ 补血养阴(阴血亏虚诸证)
白芍 —— 养肝血,敛肝阴(肝血亏虚诸证)
何首乌 —— 补肝肾,益精血(肝肾精血亏虚诸证)

补阳 {
鹿茸
肉苁蓉 } —— 补肾阳，益精血（肾阳虚衰，精血不足诸证）

淫羊藿 —— 补肾助阳（肾阳虚衰证）

补骨脂
益智仁 } —— 温补脾肾（脾肾阳虚证）

杜仲
续断 } —— 补肝肾，强筋骨（肾虚腰痛）

菟丝子
沙苑子 } —— 补肾益精，养肝明目（肾虚腰痛及肝肾不足之目暗不明等）

冬虫夏草
蛤蚧 } —— 补益肺肾，定喘嗽（肺肾不足之咳喘及肾阳虚衰证）

补阴 {
北沙参
麦冬 } —— 养肺胃阴（肺胃阴虚证）

黄精 —— 平补肺脾肾气阴（用于肺、脾、肾气阴两虚证）

枸杞子
墨旱莲
龟甲 } —— 补肝肾阴（肝肾阴虚证）

机制分析与临床应用简述

人参——元气虚极欲脱及脾肺心气不足证

　　人参甘、微苦而平，入脾、肺、心经，功能大补元气，元气得以充养则生命源泉不竭，心脉得以充盈则虚脱转危为安，故为拯危救脱之要药，适用于元气虚极欲脱，气短神疲，脉微欲绝的重危证候。单用即可奏效。对气虚欲脱兼见亡阳者，气虚欲脱兼见亡阴者亦可选用。

使用注意 不宜与藜芦同用。服用本品时不宜同时吃萝卜或喝茶，以免影响药力。煎服，3～10g。挽救虚脱可用15～30g。宜文火另煎分次兑服。野山参研末吞服，每次2g，日服2次。

现代研究 人参具有抗休克、强心、抗疲劳、增强机体免疫功能及抗肿瘤等作用。并能促进蛋白质、RNA、DNA的合成，促进造血系统功能。其药理活性常因机体功能状态不同而呈双向作用。

用药鉴别 人参由于产地、生长环境、炮制、药用部位等不同，不仅处方用名有别，而且功效也有偏重。根据产地而分，有**吉林参**、**朝鲜参**（又名高丽参）、**东洋参**（产于日本者）。

根据生长环境而分，有**野山人参**（简称野山参，为自然生长于野山丛林的人参，质量最佳，力雄而气足，且无温燥之性，适用于暴病、久病、阳亡、阴竭）、**移山参**（为人工移植之人参，功同野山参，但药力略逊，其品质比"园参"为优）、**园参**（为家种园育之人参）。

根据炮制而分，有**生晒参**（多以野山参或较好的移山参、园参作为原料，品质较佳，不温不燥，补气养津力雄）、**红参**（主要取家种之园参，常因产地不同，品质有优劣之别，其性偏温，补气之中善振奋阳气，对阳气暴脱，气虚而兼阳虚者用之尤宜）、**白人参**（多以移山参或品质较好的园参为原料，功同生晒参，药力较之为弱，但仍为人参中的佳品）、**白糖参**（所取原药材质量较差，浸糖重，故虽为白参一类，然品质最次，药力也弱，常用于病后体弱，气阴耗伤之补养）。

根据药用部位而分，有**人参条**（根茎上的不定根经加工而成，因其为不定根，仅得参之余气，故药力较上述各类均弱）、**人参须**（细支根的不定根经加工而成，力弱，多用于病后胃弱，需峻补而又不耐峻补者）。

西洋参——气阴两虚证

西洋参甘、微苦而凉，功能补益元气，能清火养阴生津，为清补之品，适宜于热病等所致的气阴两脱证。近代临床多以之代替生脉散中的人参应用。

西洋参既能补益肺脾心气，又能滋养肺脾心阴，并可清火生津，故适用于火热耗伤肺脏气阴所致的肺气虚及肺阴虚证，或心脾气阴不足证，以及热病气虚津伤口渴及消渴。

使用注意　不宜与藜芦同用。另煎兑服，3～6g。

现代研究　本品有抗休克作用。对大脑有镇静作用，对生命中枢则有中度兴奋作用。并具有抗缺氧、抗心肌缺血、抗心肌氧化、增加心肌收缩力、抗心律失常、抗疲劳等作用。

用药鉴别 人参与西洋参均能补益元气，用治气虚欲脱之证。然人参平而偏温，功能大补元气，对元气虚极欲脱者用之尤宜；西洋参性凉，补益元气之力弱于人参，但能清火养阴，故热病耗伤气阴者用之最佳。两者又能补脾益肺，益气生津，可用治脾肺气虚，津伤口渴及消渴证。然人参补益脾肺力强；西洋参多用于脾肺气阴两虚证。故有冬天多用红参，夏天多用西洋参的经验之谈。

党参——脾肺气虚及气血两虚、气津两伤证

党参甘平，主入脾、肺经，长于补中益气，并能补肺益气，而且性质平和，不燥不腻，为脾肺气虚的常用药。如因本品补益脾肺之功与人参相似而力弱，故常以之代替古方中的人参，用治脾肺气虚证。党参补气之中又有补血、生津之效，可用于治疗气虚不能生血或血虚无以化气的面色苍白或萎黄等。

使用注意 不宜与藜芦同用。煎服，9～30g。

现代研究 本品能升高动物红细胞、血红蛋白，能增强免疫功能，兴奋呼吸中枢。能使晚期失血性休克家兔的血压回升，并有延缓衰老、抗缺氧、抗辐射等作用。临床用党参膏及煎剂治疗肾性贫血、放疗化疗所致的造血功能障碍及功能性子宫出血等均有较好疗效。

用药鉴别 人参与党参均能补脾肺之气，并益气生津，用治脾肺气虚证及津伤口渴、消渴等证。然人参补气力强，功能大补元气，善拯危救脱，为治元气虚极欲脱的首选要药。党参性质平和，补气力不及人参，故治疗急症、重症及挽救虚脱不用党参，但一般脾肺气虚的补益剂中，均可用党参代替人参。

太子参——气阴两虚证

太子参味甘微苦，性平而偏凉，主入脾、肺经，既能补益脾肺之气，又可养阴生津，故为补气药中的"清补"之品，适宜于脾肺气虚而阴亏者，且尤宜于热病后气阴两亏而不宜温补者。多用于小儿及入复方作为病后调补之品。

使用注意 太子参性平力薄，多用于小儿及病情较轻者，若气虚重症则恐力量不足。煎服，9~30g。

用药鉴别 西洋参与太子参均为补气药中的清补之品，既能补脾肺之气，又能养阴生津，且药性偏凉而能清热，故为气阴两虚证的常用药。然西洋参补气养阴，清火生津之力皆胜于太子参，适宜于热伤气阴而病情较重者；太子参性平力薄，多用于小儿及气阴不足之轻证、火热不盛者。

黄芪——脾肺气虚证，中气下陷之脏器下垂及气虚自汗等

黄芪甘而微温，归脾、肺经，功能补益脾肺之气，且尤善入脾胃，为补中益气之要药，适用于脾气虚弱，倦怠乏力，食少便溏者。

使用注意 邪热内盛，气滞湿阻，食积停滞，痈疽热毒盛及阴虚阳亢者均忌服。煎服，9～30g，大剂量可用至60g，或入丸散，或制成注射剂等多种剂型。蜜炙可增强补中益气作用。

现代研究 本品能促进机体代谢，抗疲劳，促进血清和肝脏蛋白的更新。能改善动物贫血现象。能增强心肌收缩力，保护心血管系统，降低高血压，减少血栓形成，并具有降血脂、抗衰老、抗缺氧、抗辐射等作用。

用药鉴别 人参与黄芪均善补脾肺之气，常相须为用，治疗脾肺气虚之证。但人参功能大补元气，为补气第一要药，并益气生津，安神，善补五脏，为治里虚之主药；黄芪虽补气之力弱于人参，但升补之力胜于人参，并益卫固表，补气利水，托疮生肌，善走肌表，为治表虚之要药。

白术——脾气虚证

白术甘苦，性温，气味芳香，为培补脾胃之要药，且尤善补脾益气，常用于脾气虚证，可单用，或配伍应用。本品又能补脾利水，治

疗脾虚水肿。还可用于脾气虚弱，卫气不固，表虚自汗及脾虚胎儿失养，胎动不安。

使用注意 温燥之品，热病伤津及阴虚燥渴者不宜用。煎服，6～12g。

现代研究 本品有强壮作用，能促进小鼠体重增加，明显促进小肠蛋白质的合成，促进细胞免疫功能，并有一定提升白细胞的作用。

山药——脾肺肾之气虚及气阴两虚证

山药甘平，归脾、肺、肾经，为平补三焦（肺脾肾）气阴之品，可用于脾肺肾之气阴两虚证。

使用注意 煎服，15～30g。大量可60～250g。补阴生津宜生用；健脾止泻宜炒用。湿盛气满或积滞内停者不宜用。因山药所含淀粉酶是健脾助运的活性物质，故不宜与碱性药混合，亦不宜煎熬过久，以免淀粉酶失效。

现代研究 本品对实验大鼠脾虚模型有预防和治疗效果。对小鼠细胞免疫功能和体液免疫有较强的促进作用。

用药鉴别 山药与白扁豆均能补气健脾，用于脾气虚证，而且补而不滞，性质平和，既可入药，又可作为食品长期服用。然山药补脾之中，又能补益肺肾，并有养阴之功，为平补三焦气阴之品，故尤宜于脾肺肾三脏之气虚及气阴两虚者；白扁豆则重在中焦脾胃，虽没有养阴之功，但能化湿，故尤宜于脾虚湿滞者。

甘草——心脾气虚证

本品甘平，可归十二经，且尤善入中焦而补脾益气，常用于脾气虚弱证。因其作用缓和，故多作为辅药应用。

使用注意 不宜与大戟、芫花、甘遂、海藻同用。不宜大剂量久服，以免水钠潴留而引起水肿。因本品有助湿壅气之弊，故湿盛胀满、水肿者不宜用。煎服，1.5～9g。生用性微寒，蜜炙药性微温，并可增强补益心脾之气的作用。

现代研究 本品有明显的抗消化道溃疡的作用，对动物实验性胃黏膜损伤和应激性胃出血也有较好的保护作用。并具有抗氧化、抗衰老、抗心律失常等作用。

用药鉴别 甘草与大枣均能补脾益气，且作用平和，为治脾虚证的常用品。然甘草又能补益心气，可用于心气不足之心动悸，脉结代；大枣又可养血，尤宜于气血两虚，面色萎黄者。

蜂蜜——脾气虚弱及肺虚久咳

蜂蜜甘平质润，为富含营养成分的补脾益气药，适宜于脾气虚弱，营养不良者。入药多作为补脾益气丸剂、膏剂的赋形剂，或作为炮制补脾益气药的辅料。

使用注意 本品助湿壅中并润肠，故湿阻中满及大便溏泄泻者慎用。煎服或冲服，15～30g，大剂量30～60g。

现代研究 蜂蜜能增强体液免疫功能，有延年益寿，抗衰老、保肝、抗肿瘤等作用。

用药鉴别 蜂蜜与饴糖均为富含营养成分的补脾益气、润肺止咳药，可用于脾气虚弱及肺虚咳嗽。然蜂蜜甘平，长于润肺，尤多用于肺虚久咳；饴糖甘温，长于补中，尤宜于脾胃虚寒之脘腹冷痛。

当归——血虚诸证

当归甘辛而温，质地滋润，为补血之圣药。可用治血虚所致的各种病症。因其补血，又能活血，故对血虚兼血瘀诸证用之更宜。

使用注意 湿盛中满、大便泄泻者忌服。煎服，5～15g。

现代研究 当归水浸液能显著促进血红蛋白及红细胞的生成。其中性油对实验性心肌缺血亦有明显保护作用。当归及其阿魏酸钠还有明显的抗血栓作用。

用药鉴别 当归与鸡血藤均能补血活血，尤善治疗血虚兼血瘀诸证。然当归补血之功大于活血之力；鸡血藤活血之力大于补血之功。

熟地黄——阴血亏虚诸证

熟地黄甘而微温，质地滋润，归肝、肾

经，功能补血养阴、填精益髓，为养血补虚之
要药。血虚者每易导致阴虚，阴虚者多兼有血
虚。本品补血又能滋阴，故对血虚兼阴虚者用
之更宜。

使用注意 本品性质黏腻，有碍消化，故
气滞痰多、脘腹胀痛、食少便溏者忌服。若重
用、久服宜与陈皮、砂仁等同用，以免黏腻碍
胃。煎服，10~30g。

现代研究 本品能促进血虚动物红细胞、
血红蛋白的修复，加快骨髓造血干细胞、骨髓
红系造血祖细胞的增殖、分化，具有显著的
"生血"作用。并有一定的抗衰老作用。

用药鉴别 当归与熟地黄均能补血，为治
疗血虚诸证之要药。然当归补血又能活血，若
血虚兼血瘀者用之更宜；熟地黄补血又能养
阴，对血虚兼阴虚者用之更佳。

阿胶——阴血亏虚诸证

阿胶甘平，归肝、肾、肺经。因其为驴皮
熬制而成的胶片，属血肉有情之品，质润黏
腻，可用治血虚诸证，尤以出血而致血虚者用
之更佳。单用即效。

使用注意 本品黏腻，有碍消化，故脾胃
虚弱者慎用。5~15g。入汤剂宜烊化冲服。

现代研究 本品能较快提高红细胞和血红
蛋白的含量，促进造血功能，具有抗贫血作
用，疗效优于铁剂。并有明显的抗疲劳、耐缺

氧、耐寒冷、健脑、延缓衰老等效应。

用药鉴别 **熟地黄与阿胶**均能补血、养阴，用治阴血亏虚诸证。然熟地黄又能填精益髓，尤善滋补肝肾之阴，多用治肝肾阴虚，腰膝酸软等症；阿胶又能润肺清燥，尤善滋补肺肾之阴，多用治肺阴虚燥咳及热病伤阴，肾阴亏虚而心火亢盛者。

白芍——肝血亏虚诸证

白芍苦酸微寒，归肝、脾经，尤善入肝经，收敛肝阴而养血。通过养肝血，敛肝阴，用治肝血亏虚，面色苍白，眩晕心悸，或月经不调等症；亦可用治血虚筋脉失养的四肢挛急疼痛，以及血虚肝郁、肝脾不和、肝阳上亢等证。

使用注意 阳衰虚寒之证不宜用。反藜芦。煎服，5～15g；大剂量15～30g。

现代研究 本品提取物对小鼠有滋补强壮作用，可延长小鼠游泳时间和小鼠耐氧存活时间。能增加小鼠心肌的营养性血流量，并有显著的护肝作用。而且可使处于低下状态的细胞免疫功能恢复正常。

用药鉴别 **白芍与赤芍**《神农本草经》不分，通称芍药，唐末宋初，始将其区分。两者在功效方面差异显著，白芍长于养血敛阴，柔肝止痛，平抑肝阳；赤芍长于清热凉血，活血止痛，清泻肝火。

何首乌——肝肾精血亏虚诸证

何首乌苦甘涩而微温，归肝、肾经。入药有生用、制用之别，制用甘味大于苦味，功善补肝肾，益精血，乌须发。因其性质温和，不寒不燥，补而不滞，尤宜于虚不受补和长期缓补者，为滋补良药。

使用注意 大便溏泄及湿痰较重者不宜用。煎服，10～30g。

现代研究 本品能明显延长实验动物平均生存时间，延长寿命。能显著增加脑和肝中蛋白质含量；能使老年小鼠的胸腺不致萎缩，甚至保持年轻的水平。能显著增加小鼠胸腺、腹腔淋巴结、肾上腺的重量，使脾脏有增重趋势。同时还能增加正常白细胞总数。

用药鉴别 制首乌与熟地黄均能补肝肾，益精血，用治肝肾精血亏虚诸证。然制首乌补而不滞，温而不燥，虚不受补及长期缓补者以此为宜；熟地黄补益力强，性较滋腻，易碍脾胃，急需滋补者以此为佳。

鹿茸——肾阳虚衰，精血不足证

鹿茸甘咸，性温，为峻补肾阳之品，并能益精血、强筋骨，常用治肾阳虚衰，精血不足之畏寒肢冷、阳痿早泄、宫冷不孕、小便频数等，单用研末吞服即可。亦可用于肾虚骨弱，腰膝无力或小儿五迟。还可用治妇女冲任虚寒，崩漏带下及疮疡久溃不敛，阴疽疮肿内陷不起。

使用注意 凡发热者均当忌用。宜从小量开始，缓缓增加，不可骤用大量，以免阳升风动，头晕目赤，或伤阴动血。研末吞服，1～2g，或入丸散。

现代研究 本品可加快大强度运动后疲劳的恢复，有很强的抗疲劳作用，并能提高机体工作效率，改善睡眠，促进饮食。

用药鉴别 **鹿茸与肉苁蓉**均为补肾阳，益精血之良药。然鹿茸补阳力强，主用于肾阳虚之重证，其用于精血亏虚之证，主要为使阳生而阴长，故为峻补之品；肉苁蓉补阳之力弱于鹿茸，但温而不燥，补而不峻，滋而不腻，既补肾阳，又益精血，为平补阴阳之剂。

鹿茸与紫河车均为血肉有情之品，为滋补强壮之要药，功能补肾阳、益精血。然鹿茸补阳力强，为峻补肾阳之品，主用于肾阳虚衰之重证，而且其益精血之功也寓在阳生阴长之中，紫河车相对鹿茸而言，养阴力强，有阴长阳生之意，并能大补气血，可用治一切虚损劳伤，气血阴阳不足之证。

淫羊藿——肾阳虚衰证

淫羊藿又名仙灵脾，其性味辛甘而温，功能补益肝肾、强筋健骨。故既可用治肾阳虚衰证，又可用治肝肾不足之风湿痹痛。因本品既有较好的补肾壮阳之功，又能祛风除湿，强筋健骨，故尤宜于肾阳不足兼风湿痹痛者。

使用注意　阴虚火旺者不宜服。煎服，3～15g。

现代研究　淫羊藿及制剂可影响细胞传代，延长生长期，调节免疫和分泌系统，改善机体代谢和各器官功能；可通过补肾，维护正气旺盛，推迟老化进程和防止老年病的发生，具有抗衰延寿作用。

用药鉴别　淫羊藿与巴戟天、仙茅功用相似，均能补肾壮阳，祛风除湿，用治肾阳虚衰，风湿痹痛等证，且尤宜于肾阳不足兼风湿痹痛者。然巴戟天微温不燥，质较柔润；淫羊藿辛香，性温，温燥之性较强；仙茅辛热，力猛而燥，为温补肾阳之峻剂，但为有毒之品，只宜暂用，不可久服。

补骨脂——脾肾阳虚证

补骨脂苦辛而温，并兼有涩性，主入肾、脾经，既善补肾壮阳而固精缩尿，又能温补脾肾而收敛止泻，为治脾肾阳虚及下元不固之要药。并且通过补肾壮阳，亦可纳气平喘而用治肾不纳气的虚喘证。

使用注意　性质温燥，易伤阴助火，故阴虚火旺及大便秘结者忌服。煎服，5～15g。

现代研究　本品能通过调节神经和血液系统，促进骨髓造血，增强免疫和内分泌功能，从而发挥抗衰老作用。

用药鉴别　补骨脂与益智仁均为温补脾肾

之品，功能补肾助阳，固精缩尿，温脾止泻，可用治脾肾阳虚诸证，两者常相须为用。然补骨脂助阳力强，作用偏于肾，尤长于补肾壮阳，多用于肾阳不足，命门火衰之腰膝冷痛、阳痿等症，并能补肾壮阳而纳气平喘，治疗肾不纳气之虚喘；益智仁助阳力较弱，作用偏于脾，长于温脾开胃摄唾，多用于中气虚寒，食少多唾，小儿流涎不止等症。

杜仲——肾虚腰痛

杜仲甘温，归肝、肾经，功能补肝肾、强筋骨，主治腰脊痛，尤宜于肾虚腰痛。本品通过补益肝肾，又能安胎，还可用于肝肾不足之胎动不安，单用即可。

使用注意 温补之品，对阴虚火旺者慎用。煎服，10～15g。炒用比生用效果好（有利于有效成分煎出）。

用药鉴别 杜仲与续断均能补益肝肾，强筋健骨，安胎，可用治肾虚腰痛，肾虚阳痿及肝肾不足，胎动不安等，常相须为用。然杜仲温补力强，为治肾虚腰痛之要药；续断又能止血活血，疗伤续折，亦可用治肝肾不足之崩漏下血及跌打损伤、筋伤骨折等。

菟丝子——肾虚腰痛及肝肾不足之目暗不明等

菟丝子辛甘而平，为平补肝肾阴阳之品。入肾经，可补肾阳，益肾精，适用于肾虚腰痛、阳痿遗精、尿频、宫冷不孕等。其平补肝肾之中又能益精养血而明目，还可用于肝肾不足之目暗不明。

使用注意 虽为平补之品，但偏于补阳，故阴虚火旺、大便燥结、小便短赤者不宜服用。煎服，10～20g。

现代研究 本品能延长家蚕寿命，具有抗衰老作用。其煎剂对动物"阳虚"模型的阳虚症状有一定的逆转作用。能提高动物性活力，明显促进小鼠睾丸及附睾的发育。

用药鉴别 菟丝子与沙苑子均为平补肝肾阴阳之品，功能补肾益精，养肝明目，可用治肾虚腰痛及肝肾不足之目暗不明等。然菟丝子又能补脾，亦可用治脾肾阳虚之泄泻；沙苑子虽无补脾之功，但以收涩见长。

冬虫夏草——肺肾不足之咳喘及肾阳虚衰证

冬虫夏草甘平，甘能补益，性平偏温，归肾、肺经，适宜于肾阳不足、精血亏虚之阳痿遗精、腰膝酸痛，单用浸酒服即可。

本品不仅能补肾阳，益肾精，还可入肺经，养肺阴，为平补肺肾之佳品，适用于肺肾两虚，摄纳无权，气虚作喘者。因其又能止血化痰，也常用于久咳虚喘，劳嗽痰血，尤以劳嗽痰血用之更多，单用即可。

使用注意 有表邪者不宜用。阴虚火旺及肺热咯血者，不宜单味应用。煎服，5～15g。

也可入丸散。

现代研究 本品水提液对大鼠急性肾衰有明显的保护作用，并能增强体液免疫功能。冬虫夏草菌丝体对延缓衰老和老年保健具有一定的意义。

蛤蚧——肺肾不足之咳喘及肾阳虚衰证

蛤蚧咸平，归肺、肾经，功能补肺益肾，尤长于补肺气、助肾阳、定喘嗽，为治多种虚证喘咳之佳品，对肺肾两虚，肾不纳气之虚喘用之尤宜。因本品质润不燥，补肾助阳能益精养血，有固本培元之功，故还可用治肾虚阳痿，单用浸酒服即效。

使用注意 风寒或实热咳喘忌服。煎服，5～10g；研末服，每次1～2g，日3次；浸酒服用，1～2对。

现代研究 本品提取物对小鼠遭受低温、高温、缺氧等应激刺激有明显保护作用。能明显增强脾重，对抗泼尼松龙和环磷酰胺的免疫抑制作用。

用药鉴别 **蛤蚧与冬虫夏草**均能补益肺肾，可用于肺肾不足之咳喘及肾阳虚衰证。然蛤蚧能峻补肺肾而纳气平喘，为治肺肾虚喘之要药；冬虫夏草既能补阳，又可补阴，故能平补肺肾，并止血化痰，尤宜于久咳虚喘，劳嗽痰血之证，为诸痨虚损调补之要药。

北沙参——肺胃阴虚证

北沙参甘而微苦，药性微寒，归肺、胃经，既能养肺胃之阴，又能清肺胃之热，具有养阴清肺、益胃生津之功，为治疗肺胃阴虚证的常用药。治疗阴虚肺燥有热或燥邪伤及肺阴有热之干咳少痰，以及胃阴虚有热之口干多饮等。

使用注意　根据《中华人民共和国药典》所载，北沙参不宜与藜芦同用（北沙参与藜芦两者体外混合，没有产生新的化合物，但动物实验则毒性增强，可明显加重肝损伤，此可能与体内各种酶、酸、碱的影响有关）。煎服，4.5～9g。

现代研究　本品具有调节免疫功能的作用，既可抑制体液免疫，用于免疫功能异常亢进的疾病，又有提高细胞免疫的作用。

用药鉴别　北沙参与南沙参功用相似，均能养阴清肺、益胃生津，治疗肺胃阴虚证。然北沙参为伞形科植物，长于养阴，肺胃阴虚有热之证者尤用，南沙参为桔梗科植物，能补气、化痰，气阴两伤及燥痰咳嗽者尤为适宜。

麦冬——肺胃心之阴虚证

麦冬甘而微苦，药性微寒，归肺、胃、心经，尤长于养肺胃之阴，清肺胃之热，并能养心阴、清心热而除烦安神。治疗胃阴虚有热之舌干口渴、胃脘疼痛、饥不欲食等。治疗阴虚肺燥有热的鼻燥咽干、干咳痰少等症。还可治心阴虚有热之心烦、失眠多梦等。

使用注意 脾虚泄泻忌服。煎服，6～12g。

现代研究 本品能提高小鼠耐缺氧能力，显著延长减压缺氧条件下的存活时间，具有延长寿命、抗辐射、增强免疫功能等作用。麦冬总氨基酸有显著的抗疲劳作用。其注射液具有抗休克作用。

用药鉴别 麦冬与天冬均既能滋肺阴、润肺燥、清肺热，又可养胃阴、清胃热、生津止渴，两者常相须为用，治疗肺胃阴虚有热之证。然麦冬微苦微寒，清火与滋阴之力弱于天冬，但滋腻之性较小，重在上中二焦，以清养肺胃为主，并能入心经，养心阴、清心热而除烦安神，故可用治心阴虚有热之证；天冬苦寒之性较甚，清火与润燥之力较强，重在上下二焦，以清养肺肾为主，故能滋肾阴、降虚火，▽善治肾阴亏虚及阴虚火旺之骨蒸潮热等症。

麦冬与玉竹均善养肺阴、清肺热，养胃阴、清胃热，为清养肺胃之佳品，并能养心阴、清心热，常相须为用，治疗肺胃阴虚有热及心阴虚有热之证。然麦冬养阴清热之力胜于玉竹，广泛用于肺胃阴虚有热之证；玉竹则补而不腻，滋阴而不碍邪，又常用于素体阴虚而感受外邪的发热、咳嗽、咽干等症。

麦冬与百合均能养肺阴、清肺热，养胃阴、清胃热，养心阴、清心热而安神，适用于肺胃阴虚有热之证及心阴虚有热之心烦、失眠多梦等症。然麦冬润肺清肺，益胃生津之力胜于百合；百合则作用平和，常作为食疗佳品，用于肺胃心之阴虚有热的调补。

黄精——用于肺、脾、肾气阴两虚证

黄精甘平质润，归肺、脾、肾经，为平补肺、脾、肾三脏气阴之佳品，有培土以助生金、补后天以促先天、滋先天以养后天之效应。

使用注意 中寒泄泻，痰湿痞满气滞者忌服。煎服，9~15g，或入丸散，或制成浸膏用。

现代研究 本品能提高机体免疫功能和促进 DNA、RNA 及蛋白质的合成，促进淋巴细胞转化。能增加冠状动脉血流量、降低血脂、减轻冠状动脉粥样硬化程度。并能改善早衰症状，具有抗衰老作用。

用药鉴别 黄精与山药均为平补肺、脾、肾三脏气阴之佳品。然黄精重在养阴，肾精亏虚，腰膝酸软，须发早白者单用即可；山药重在补气，并兼有涩性，脾胃气阴两伤，食少便溏者尤为多用。

枸杞子——肝肾虚损及早衰证

枸杞子味甘质润，药性平和，归肝、肾经，为平补肝肾阴阳精血之品，可广泛用治肝肾不足之视力减退、头晕目眩、腰酸遗精、阳痿滑泄、耳聋、牙齿松动、须发早白等症。可单用熬膏服，或随证配伍应用。

使用注意　脾虚便溏者不宜。煎服，6～12g。亦可单味嚼服，或浸泡代茶饮，用量10～20g。

现代研究　本品能调节免疫功能。可提高血睾酮水平，起强壮作用；能促进正常小鼠的造血功能，可使白细胞数增多，对环磷酰胺引起的抑制白细胞生成也具有保护作用。并具有抗衰老、抗疲劳、抗肿瘤、降血脂、降血糖、保肝及抗脂肪肝的作用。

用药鉴别　枸杞子与桑椹均性质平和，既能滋补肝肾之阴，又能补血，可用治肝肾精血不足所致诸证。然枸杞子能补阳，为平补肝肾阴阳精血之品，可广泛用于肝肾不足之腰酸遗精、头晕目眩、视力减退等症；桑椹重在养阴，主用治肝肾阴虚之头晕耳鸣、目暗昏花、须发早白等症。

墨旱莲——肝肾阴虚证

墨旱莲甘酸而寒，归肝、肾经，为清补肝肾的常用品，适用于肝肾阴虚或阴虚内热所致的须发早白、头晕目眩、失眠多梦、腰膝酸软、遗精耳鸣等症。因其汁黑补肾，故尤长于滋养肾阴，黑发乌须。单用或与滋养肝肾药同用。本品既长于补益肝肾之阴，又能凉血止血，故对阴虚血热之出血证亦尤为适宜，单用即可。

使用注意 脾胃虚寒或肾阳不足者忌服。煎服，6～12g，亦可熬膏，或入丸散。

现代研究 本品可提高机体非特异性免疫功能。对染色体损伤有一定保护作用。可保肝，促进肝细胞再生，增加冠状动脉血流量，延长小鼠在常压缺氧下的生命，并能在减压缺氧情况下，提高小鼠的存活率。又能促进毛发生长，使头发变黑。

用药鉴别 墨旱莲与女贞子均补中兼清，为清补之品，尤长于滋补肝肾之阴而乌须发、强腰膝，常相须为用，治疗肝肾阴虚之须发早白、头晕目眩、失眠多梦、腰膝酸软、遗精等症。然墨旱莲又能凉血止血，对阴虚血热之出血证亦尤为适宜；女贞子又有明目之功，亦善治肝肾阴虚之目暗不明，视力减退。

龟甲——肝肾阴虚证

龟甲甘寒，归肾、肝、心经，为血肉有情之品，能大补肾阴，能滋养肝阴，通过滋补肝肾之阴，可潜阳、退虚热、息虚风，故常用治阴虚阳亢，阴虚内热，阴虚风动。也多用于肾虚之筋骨不健，腰膝酸软及小儿鸡胸、龟背、囟门不合诸证。

使用注意 脾胃虚寒者慎服。煎服，9～24g。宜先煎。砂炒醋淬后，更容易煎出有效成分，并除去腥气。

现代研究 本品能纠正"阴虚"模型大鼠

的病理状态，使之恢复正常。能增强免疫功能；具有双向调节 DNA 合成率的效应。有补血、抗凝血、增加冠状动脉流量、提高耐缺氧能力等作用。

用药鉴别 **龟甲与鳖甲**均能滋养肝肾之阴，可用治肾阴不足，虚火亢旺之骨蒸潮热、盗汗、遗精等症，两者常相须为用。然龟甲长于滋肾，能健骨，补血养心；鳖甲滋养之力不及龟甲，但长于退虚热，除骨蒸。

随证选药简则

- 脾气虚证，可选用——人参、黄芪、党参、太子参、白术、山药、白扁豆、甘草、大枣、蜂蜜、饴糖、黄精
- 肺气虚证，可选用——人参、黄芪、党参、太子参、西洋参、山药、蜂蜜
- 心气不足，可选用——人参、山药、甘草、大枣
- 元气虚极欲脱，尤宜选用——人参
- 脾气虚弱，中气下陷，脏器下垂，尤宜选用——黄芪
- 脾气虚弱，水气内停之水肿，尤宜选用——白术、黄芪
- 气虚自汗，尤宜选用——黄芪、白术
- 补益剂中可代替人参使用的药物是——党参

- 气阴两虚有热者，尤宜选用——西洋参、太子参
- 脾肺肾气阴两虚者，尤宜选用——山药、黄精
- 气津两伤者，尤宜选用——人参、西洋参、党参、太子参
- 气血两虚者，尤宜选用——党参、大枣
- 血虚诸证，宜选用——当归、熟地黄、白芍、阿胶、何首乌、大枣、党参
- 血虚兼血瘀者，尤宜选用——当归、鸡血藤
- 血虚兼阴虚者，尤宜选用——熟地黄、阿胶、制首乌
- 肾阳虚衰，精血不足，尤宜选用——鹿茸、紫河车、肉苁蓉
- 肾阳不足兼风湿痹痛，尤宜选用——淫羊藿、巴戟天、仙茅
- 肾阳不足之腰痛，尤宜选用——杜仲、续断、菟丝子、沙苑子、补骨脂、冬虫夏草
- 脾肾阳虚之遗精、遗尿、泄泻，尤宜选用——补骨脂、益智仁
- 肝肾不足，目暗不明，尤宜选用——枸杞子、女贞子、菟丝子、沙苑子
- 肺肾不足之咳喘，尤宜选用——蛤蚧、冬虫夏草、胡桃肉
- 肝肾阴虚兼血虚者，尤宜选用——枸杞子、桑椹子、熟地黄、制首乌、龟甲
- 肝肾阴虚，须发早白，尤宜选用——墨旱莲、女贞子、制首乌、枸杞子

- 肺胃阴虚有热者，尤宜选用——北沙参、南沙参、麦冬、天冬、玉竹
- 心阴虚有热之失眠、心悸，尤宜选用——麦冬、玉竹
- 阴虚阳亢，头晕目眩，尤宜选用——龟甲、鳖甲

26

遗精通用药

黄柏（知母）　山茱萸（熟地黄、金樱子）
菟丝子　沙苑子　补骨脂（益智仁）
覆盆子　桑螵蛸　山药　莲子（芡实）
龙骨（牡蛎）　鸡内金

遗精是不因性生活而精液遗泄的病证。有
梦而遗者为梦遗；无梦而遗，甚至清醒时精液
流出者为滑精。其病虽与五脏相关，但与心、
肾尤为密切，初起多因心火、湿热，属实证；
久则伤肾，阴损及阳，属虚证。故治疗总则为
实证以清心、除湿为主，虚证以补肾、固涩
为要。

此外，肾与膀胱相表里，肾有所养，则
膀胱自固。因此，功能补肾固精止遗的药物，
多既可治疗遗精、滑精，又可治疗遗尿、尿
频，故遗尿、尿频之证可参见本章用药，不再
专列。

所取功效及主治特点简括

黄柏 —— 清热燥湿，泻相火（湿热下注或相火妄动之遗精）

山茱萸
菟丝子 —— 平补肝肾，固精缩尿（肾虚不固之遗精、滑精、遗尿、尿频）
沙苑子

补骨脂
覆盆子 —— 补肾助阳，固精缩尿（肾虚不固之遗精、滑精、遗尿、尿频）
桑螵蛸

山药
莲子 —— 益肾收涩固精（肾虚精关不固之遗精、滑精）

龙骨
鸡内金 —— 收涩固精止遗（肾虚遗精、遗尿）

机制分析与临床应用简述

黄柏——湿热下注或相火妄动之遗精

黄柏苦寒沉降，主入肾与膀胱经，既善清泻下焦而除湿热，又善清泻肾火而存阴液。故适用于湿热下注或肾阴虚而相火妄动之遗精。

使用注意 苦寒伤胃，脾胃虚寒者忌用。煎服，3～12g。

用药鉴别 **黄柏**与**知母**均能泻肾火，治疗肾阴虚，相火妄动之劳热骨蒸、腰酸遗精等症，两者常相须为用。然黄柏重在清下焦湿热，泻肾火而存阴液，通过泻火存阴，使火去不再伤阴，故非相火妄动则不宜用；知母既能泻肾火，又能滋肾阴，滋阴降火，对肾阴虚，相火妄动者用之可收标本兼顾之效。

山茱萸——肾虚不固之遗精、滑精、遗尿、尿频

山茱萸酸涩微温，但温而不燥，质地滋润，既能补肾益精，又能固精缩尿，为平补阴阳之要药，更为固精止遗之佳品，对肾虚不固之遗精、滑精，用之可标本兼治。若肾虚膀胱失约之遗尿、尿频者，常与覆盆子、桑螵蛸等配伍。

使用注意　本品虽温而不燥，平补阴阳，但终为温补收涩之品，故素有湿热而致的小便淋涩者不宜应用。煎服，5～10g。

现代研究　山茱萸所含鞣质具有收敛作用。

用药鉴别　山茱萸与熟地黄均能补益肝肾而益精，常配伍同用治疗肾阴虚之腰膝酸软、遗精等，然山茱萸能补能涩，既能补阴，又能助阳，凡肾虚不固之遗精皆可用之；熟地黄功在滋补阴血，故主用治肾阴虚之遗精。

山茱萸与金樱子均能收敛固涩而固精缩尿，用治肾虚精关不固之遗精、滑精及肾虚膀胱失约之遗尿、尿频。然山茱萸能补能涩，对肾虚不固诸证，用之可收标本兼顾之效；金樱子则功专固涩，重在治标，虽可单用，但多与

补肾固涩药同用，方可标本兼治。

菟丝子——肾虚不固之遗精、滑精、遗尿、尿频

菟丝子辛甘而平，能平补肝肾阴阳，并固精缩尿，可用于肾虚不固之遗精、滑精，无论阴虚、阳虚皆可选用。若小便过多或失禁，可与桑螵蛸、肉苁蓉等配伍。

使用注意 虽为平补之品，但偏于补阳，故阴虚火旺、大便燥结、小便短赤者不宜服用。煎服，10~20g。

沙苑子——肾虚不固之遗精、滑精、遗尿、尿频

沙苑子甘温，兼有涩性，入肾经，能补肾而固精缩尿，对肾虚遗精、遗尿、尿频等，单用即可获效，若配伍补肾固涩之药同用则疗效更佳。还可治疗肾虚遗尿、尿频。

使用注意 温补固涩之品，阴虚火旺及小便不利者忌服。煎服，10~20g。

用药鉴别 山茱萸与菟丝子、沙苑子均能平补肝肾，固精缩尿，可用治肾虚遗精、遗尿、尿频等症。然山茱萸更长于收敛固涩；菟丝子与沙苑子则长于补益肝肾，然两者中，沙苑子固精之力又胜于菟丝子。

补骨脂——肾虚不固之遗精、滑精、遗尿、尿频

补骨脂又名破故纸。其性味苦辛而温燥，既善于补肾阳，暖水脏，又兼有涩性而固精缩尿。故可用治肾虚不固之遗精、滑精、遗尿、尿频。单用即可，随证配用效果更佳。治小儿遗尿，可单用本品炒后研末服。

使用注意 性质温燥，易伤阴助火，故阴虚火旺及大便秘结者忌服。煎服，5～15g。

用药鉴别 补骨脂与益智仁均能温补脾肾，固精缩尿，治疗肾阳亏虚之遗精、遗尿等症，两者常相须为用。然补骨脂长于补肾助阳；益智仁助阳力较弱，偏于温脾开胃摄唾。

覆盆子——肾虚不固之遗精、滑精、遗尿、尿频

覆盆子甘酸，微温，归肝、肾经，既能补肾助阳，又能固精缩尿，常用治肾虚精关不固之遗精、滑精。若肾虚不固，膀胱失约之遗尿、尿频，常与桑螵蛸、益智仁等同用。

使用注意 肾虚有火，小便短涩疼痛，以及性功能亢进者忌用。煎服，5～10g。

桑螵蛸——肾虚不固之遗精、滑精、遗尿、尿频

桑螵蛸甘咸而平，既能补肾助阳，又能固精缩尿，为治疗肾虚不固之遗精、滑精、遗

尿、尿频之良药。若小儿遗尿，亦可单用本品为末，米汤送服。

使用注意 本品助阳固涩，故阴虚多火，膀胱有热而小便频数者忌用。煎服，6～10g。

现代研究 本品具有抗利尿作用。

用药鉴别 覆盆子与桑螵蛸均能补肾助阳，固精缩尿，能补能涩，且补肾而不燥热，固涩而不凝滞，两者常相须为用，治疗肾虚不固之遗精、滑精、遗尿、尿频。然覆盆子重在固精，对肾虚不固之遗精、滑精用之更多；桑螵蛸重在缩尿，对肾虚不固之遗尿、尿频用之更宜。

山药——肾虚精关不固之遗精、滑精、遗尿、尿频

山药味甘而平，归脾、肺、肾经，为平补气阴之佳品，因兼有涩性，入肾经，既可补益肾气，滋养肾阴，又可涩精止遗，适用于肾虚精关不固之遗精、滑精、遗尿、尿频。

使用注意 湿盛气满或积滞内停者不宜用。煎服，15～30g。

莲子——肾虚精关不固之遗精、滑精

莲子味甘而涩，入肾经，既能益肾气，又能固精气，功能益肾固精，对肾虚精关不固之遗精、滑精用之极有良效。因本品益肾气之时，又可补脾气，养心血，能交通心肾而安

神，补益脾气，充肾气，故对心肾不交之失眠遗精及劳伤心脾，气不摄精之遗精用之更宜。

莲子为药食兼用之品，其治疗肾虚遗精还可作为食品用于调补，煮粥、煲汤皆宜。而且本品有较好的健脾之功，服用后可获得养后天以促先天之效。

使用注意　凡中满痞胀、内有积滞及大便燥结者忌服。煎服，10～15g。去心打碎用。

用药鉴别　莲子与芡实同科属，均为甘涩平之品，功能益肾固精，能补能涩，常相须为用，治疗肾虚精关不固之遗精、滑精。然莲子补益之力胜于芡实，益肾气，又可养心血，对心肾不交之失眠遗精用之更宜；芡实收敛之功胜于莲子，对肾虚精关不固之遗精用之更佳。

龙骨——肾虚遗精、遗尿

龙骨味甘涩而性平，功能收敛元气，固涩滑脱，且敛正气而不恋邪气，故不论是阴虚阳动而致的肾失封藏之遗泄，还是阴精亏损，阴损及阳而致的精关不固之遗泄均可配用。

使用注意　湿热积滞者不宜使用。煎服，15～30g，宜先煎。收敛固涩宜煅用。

用药鉴别　龙骨与牡蛎均有较强的收敛固涩而涩精止遗之功，常相须为用，治疗遗精、滑精、遗尿、尿频等症。然龙骨收敛之功胜于牡蛎。

鸡内金——肾虚遗精、遗尿

鸡内金不仅为消食健胃之佳品，而且可固精缩尿止遗，常用于肾虚遗精、遗尿。

使用注意 临床经验表明，鸡内金治疗遗精、遗尿以炒黑为良。煎服，3～10g。研末服，每次 1.5～3g。

现代研究 本品可加强膀胱括约肌收缩，减少尿量，提高醒觉。

随证选药简则

- 肾阴亏虚，失于封藏之遗精，可选用——熟地黄、山茱萸、山药

- 肾阳亏虚，精关不固之遗精，可选用——补骨脂、益智仁、菟丝子、沙苑子、覆盆子、桑螵蛸

- 肾阴不足，阴损及阳，阴阳两虚之遗精，可选用——菟丝子、沙苑子、山茱萸、山药

- 劳伤心脾，脾肾两虚之遗精，可选用——莲子、芡实、山药

- 肾阴虚，相火妄动之劳热骨蒸，腰酸遗精，尤宜选用——黄柏、知母

- 湿热下注，热扰精室之遗精，尤宜选用——黄柏

- 肾气虚弱，心肾不交之失眠遗精，尤宜选用——莲子

27

阳痿通用药

冬虫夏草（蛤蚧） 肉苁蓉（锁阳）

鹿茸（紫河车） 附子（肉桂、胡芦巴）

淫羊藿（杜仲） 巴戟天（仙茅）

海狗肾（黄狗肾） 蛇床子（硫黄）

阳起石（韭菜子） 菟丝子（沙苑子）

山茱萸（枸杞子）

阳痿即阳事不举，或临房举而不坚的病证。其成因有命门火衰，心脾虚损，恐惧伤肾，湿热下注，尤多见于命门火衰者。因此，治疗阳痿之药，虽有补益心脾者，有清热除湿者，但亦以补肾助阳者多列，故本草所列药物也以补肾助阳药为主。

所取功效及主治特点简括

冬虫夏草
肉苁蓉 ——— 补肾阳，益精血（肾阳 ——— 平补肾之
　　　　　　不足，精血亏虚之阳痿）　　阴阳
鹿茸

附子 ——— 补火助阳（肾阳不足， ——— 峻补肾阳
　　　　　命门火衰之阳痿）

淫羊藿 ——— 补肾助阳（肾阳虚弱之 ——— 性偏燥烈
巴戟天　　　阳痿）　　　　　　　　　甘润不燥

海狗肾 ——— 暖肾壮阳，益精补髓（肾阳亏虚，肾
　　　　　　精衰损之阳痿）

蛇床子 ——— 温肾壮阳（肾阳亏虚之阳痿）
阳起石

菟丝子 ——— 平补阴阳（肾虚阳痿）
山茱萸

机制分析与临床应用简述

冬虫夏草——肾阳不足，精血亏虚之阳痿

　　冬虫夏草甘平，归肾、肺经。入肾经，既能补肾阳，又可益肾精，并有兴阳起痿之功。适宜于肾阳不足，精血亏虚之阳痿，单用浸酒服即可。本品还可入肺经，养肺阴，为平补肺肾之佳品，故以肺肾两虚之阳痿兼见咳喘者用之尤宜。现将发酵虫草菌粉制成金水宝片、金水宝胶囊（《中华人民共和国药典》），用于肺

肾两虚，精气不足，久咳虚喘，阳痿等有较好效果。

本品能药能食，性质平和，助阳力缓，故治疗肾虚阳痿，尤宜用作缓缓调补，炖鸡、鸭、猪肉等均可。

使用注意 有表邪者不宜用。煎服，5~15g。也可入丸散。

现代研究 本品有一定的拟雄激素样作用。虫草及虫草菌水提液可使去势幼年雄性大鼠精囊增重，显示有雄激素样作用；并能使性功能紊乱得到调节和恢复。

用药鉴别 冬虫夏草与蛤蚧均能补益肺肾，尤宜于肺肾不足之阳痿兼咳喘者。然冬虫夏草既能补阳，又可补阴，故能平补肺肾，多用于缓缓调补；蛤蚧能峻补肺肾，多单用浸酒服。

肉苁蓉——肾阳不足，精血亏虚之阳痿

肉苁蓉甘咸而温，为补肾阳、益精血之良药，平补肾阳、肾阴之佳品，适用于肾阳不足，精血亏虚之阳痿不起。

使用注意 本品助阳、滑肠，故阴虚火旺及大便泄泻者不宜服。肠胃实热、大便秘结者亦不宜服。煎服，10~15g。

现代研究 肉苁蓉对阳虚和阴虚动物的肝脾核酸含量下降和升高均有调整作用。有激活肾上腺释放皮质激素的作用。

用药鉴别 肉苁蓉与锁阳均为温润之品，既能补肾阳又可益精血，且温而不燥，补而不峻，滋而不腻，适用于肾阳不足，精血亏虚之阳痿，两者常相须为用。

鹿茸——肾阳虚衰，精血亏虚之阳痿

鹿茸甘咸温，乃纯阳峻补之品，尤长于补肾阳，益精血，为治疗肾阳虚衰，精血不足之证的要药。若肾阳虚，精血不足之阳痿早泄，可单用本品研末吞服，或与山药浸酒服。

使用注意 此为温补之品，凡发热者均当忌用。宜从小量开始，缓缓增加，研末吞服1~2g，或入丸散，或浸酒饮服，不可骤用大量，以免阳升风动，头晕目赤，或伤阴动血。

现代研究 鹿茸能使雄性鼠血浆和细胞培养液黄体生成素（LH）含量增多，具有促性腺功能。临床研究用鹿茸精穴位注射，治疗阳痿有效。

用药鉴别 鹿茸与紫河车均为补肾壮之要药，功能补肾阳，益精血，可用治肾阳不足，精血亏虚之阳痿。然鹿茸助阳力强，尤以肾阳虚衰，精血不足之阳痿重证用之为宜；紫河车助阳力缓，但又能滋补气血，故凡诸虚劳损所致的阳痿用之皆宜。

鹿茸与肉苁蓉均能补肾阳，益精血，用治肾阳不足，精血亏虚之阳痿。然鹿茸补阳力强，为峻补肾阳之药，多用于肾阳不足之阳痿重证；肉苁蓉补阳力弱于鹿茸，且温而不燥，补而不峻，滋而不腻，作用和缓，为平补阴阳之品，尤宜于年龄偏老而肾虚阳痿的缓补。

附子——肾阳不足，命门火衰之阳痿

附子辛甘而大热，功能峻补元阳、益火消阴，凡肾脾心诸脏阳气衰弱者均可用之，且尤善温补肾阳。故常用治肾阳不足，命门火衰所致的阳痿滑精等症。亦可用治房劳过度，命门火衰之形寒肢冷、阳痿、早泄等症。

使用注意 本品有毒，内服须炮制。不宜过量，煎服，3~15g。宜先煎0.5~1小时，至口尝无麻辣感为度。孕妇及阴虚阳亢者忌用。反半夏、瓜蒌、贝母、白蔹、白及。

现代研究 附子有"助阳升阳"作用，可使"阳虚"动物模型的各项指标恢复正常。并具有抗衰老作用。

用药鉴别 附子与鹿茸均能峻补肾阳，可用治肾阳不足之阳痿证。然附子补阳之中又长于散寒，尤宜于肾阳不足，命门火衰之阳痿证；鹿茸补阳之中又能益精血，尤宜于肾阳、精血均不足之阳痿证。

附子与肉桂均能补火助阳，治疗肾阳不足，命门火衰之阳痿证，两者常相须为用。然附子辛热燥烈，更宜于肾阳不足，命门火衰之阳痿兼见寒湿疼痛者；肉桂作用和缓，并能温运营血，尤宜于肾阳不足，命门火衰之阳痿兼

见寒凝血滞者。

附子与胡芦巴均能补肾助阳，散寒止痛，尤宜于肾阳不足，命门火衰之阳痿兼见寒湿者，两者常配伍同用，然附子助阳、散寒之力均胜于胡芦巴；胡芦巴不仅力量不及附子，也不及附子多用。

淫羊藿——肾阳虚弱之阳痿

淫羊藿辛甘，性温燥烈，归肝、肾经，尤长于入肾经，壮肾阳，补命火，适用于肾阳虚弱，命门火衰之阳痿，单用浸酒服即可。

使用注意 阴虚火旺者不宜服。煎服，3～15g。

现代研究 淫羊藿具有雄性激素样作用，能兴奋性欲，明显提高性功能并增加附性器官重量，提高血浆睾酮含量。淫羊藿能使阳虚模型动物血浆中分子物质降低、巯基升高，提示其具有补肾助阳作用。而且本品不仅能壮阳起痿，还能改善因肾阳虚所致的精子生成减少，精子活动低下或畸形。

用药鉴别 **淫羊藿与杜仲**均能温补肾阳，治疗肾阳虚弱之阳痿。然淫羊藿长于补肾壮阳，并能祛风除湿，对肾阳不足之阳痿兼有寒湿者用之尤宜；杜仲长于补肝肾，强筋骨，对肾阳不足之阳痿兼见腰痛者用之最佳。

27

阳痿通用药

巴戟天——肾阳虚弱之阳痿

巴戟天辛甘而微温，归肝、肾经，有"补肾要剂"之称，适用于肾阳虚弱之阳痿，常配牛膝浸酒服（《千金要方》）。

使用注意 阴虚火旺及有热者不宜服。煎服，5~15g。

现代研究 巴戟天对阳虚患者有雄激素样作用。临床用其治疗身体健康的男性精神性和功能性阳痿遗精，收到较好疗效。

用药鉴别 巴戟天与淫羊藿、仙茅均既能补肾助阳，又能祛风除湿，常相须为用，对肾阳不足之阳痿兼有寒湿者用之尤宜。然巴戟天微温不燥，补火而不烁水；淫羊藿性温，温燥之性胜于巴戟天；仙茅性热，而且力猛有毒，较淫羊藿更为燥烈。临证以淫羊藿用之最多，仙茅用之较少，因仙茅有毒，更不能作为酒剂长期服用。

海狗肾——肾阳不足，肾精亏虚之阳痿

海狗肾为海狗的雄性外生殖器，又名腽肭脐、海狗鞭。其味咸性热，归肾经。其为血肉有情之品，补肾壮阳之中，又有益精补髓之效，适用于肾阳不足，肾精亏虚之阳痿不举，腰膝痿弱。

使用注意 阴虚火旺及骨蒸劳嗽者忌用。研末服，每次1~3g，每日2~3次；亦可入丸散或泡酒服。

现代研究 本品有雄性激素样作用。临床用海狗鞭丸治疗阳痿、遗精及性欲减退有效。

用药鉴别 **海狗肾与黄狗肾**（为黄狗的雄性外生殖器）均属血肉有情之品，两者功用相似，同能壮阳益精，适用于肾阳不足，阴精亏虚之阳痿。然海狗肾温性胜于黄狗肾；黄狗肾温而不燥，补而不峻，为治肾虚阳痿之要药。

蛇床子——肾阳亏虚之阳痿

蛇床子辛苦而温，归肾经。多作外用之药，用于皮肤及妇科诸疾，然肾阳不足，寒水弥漫者，亦可内服，因其又有较好的温肾壮阳之功，常用治肾阳亏虚之阳痿证。

使用注意 阴虚火旺及下焦有湿热者不宜内服。煎服，3~9g。

现代研究 本品有温肾壮阳作用，能使阳虚模型动物的各项指标得到显著改善。能延长正常小鼠交尾期，并使交尾休息期缩短，对去势小鼠用药后同样可出现交尾期。其提取物亦有雄激素样作用。

用药鉴别 **蛇床子与硫黄**均是以外用为主的药，但两者内服又有较好的温肾壮阳之功，可配伍同用，治疗肾阳不足之阳痿证。然蛇床子较硫黄用之广泛；硫黄虽能大补命火，壮阳力强，则不及蛇床子多用。

阳起石——肾阳亏虚之阳痿

阳起石咸温，专入肾经，功能温肾阳、暖下元，为温肾壮阳、强阳起痿之要药，适用于肾阳亏虚之阳痿不举，单用煅后研末服即可。

使用注意 阴虚火旺者忌用。不宜久服。煎服，3~6g。或入丸散。

现代研究 本品有兴奋性功能的作用。

用药鉴别 阳起石与韭菜子均能温肾壮阳，用治肾阳亏虚之阳痿。然阳起石温肾壮阳力强，为治疗阳痿之要药；韭菜子温肾壮阳之中能固精止遗，若阳痿兼遗精者用之尤宜。

菟丝子——肾虚阳痿

菟丝子辛甘而平，归肾、肝、脾经，能平补阴阳，用治肾虚阳痿，无论阴虚、阳虚皆可选用。

使用注意 虽为平补之品，但偏于补阳，故阴虚火旺、大便燥结、小便短赤者不宜服用。煎服，10~20g。

现代研究 能提高动物性活力，明显增强黑腹果蝇交配次数，并能促进小鼠睾丸及附睾的发育。

用药鉴别 菟丝子与沙苑子均为平补阴阳之品，功能补肾益精，多相须为用，治疗肾虚阳痿，且两者又有较好的固精作用，故肾虚阳痿兼见遗精者，用之尤宜。两者平补肝肾之功虽然相似，并均为肾虚阳痿遗精的常用品，然沙苑子收涩固精之力更佳。

菟丝子与杜仲均能补益肝肾，用治肾虚阳
痿，腰痛。然菟丝子为平补肝肾阴阳之品，故
用治肾虚阳痿，无论阴虚、阳虚皆可选用；杜
仲为温补肝肾之品，并能强筋骨，善治肾虚腰
痛，故肾虚阳痿兼见腰痛者尤宜选用。

山茱萸——肾虚阳痿

山茱萸酸涩而微温，归肝、肾经，为平补
肝肾阴阳之要药，可广泛用治肝肾不足所致诸
证。因本品既能补肾益精，又能收敛固精，故
对肾虚阳痿而兼见遗精者用之更宜。

使用注意 山茱萸虽温而不燥，平补阴
阳，但终为温补收涩之品，故素有湿热而致的
小便淋涩者不宜应用。煎服，5～10g。

用药鉴别 山茱萸与枸杞子均为平补肝肾
阴阳之品，同可用治肾虚阳痿证。然山茱萸偏
于补肾助阳，并能固精，尤宜于肾阳不足之阳
痿遗精；枸杞子偏于补血阴血，尤宜于精血亏
虚之阳痿不育，如五子衍宗丸（《丹溪心法》）。

随证选药简则

- 肾阴、肾阳俱虚之阳痿，宜选用——菟丝
  子、沙苑子、山茱萸、枸杞子
- 肾阳不足，精血亏虚之阳痿，宜选用——

鹿茸、紫河车、肉苁蓉、锁阳、冬虫夏草、蛤蚧

- 肾阳不足，精血亏虚之阳痿重证，宜选用——鹿茸

- 老人肾阳不足，精血亏虚之阳痿，需缓缓调理者，宜选用——肉苁蓉、冬虫夏草

- 肺肾不足之阳痿兼咳喘者，尤宜选用——冬虫夏草、蛤蚧

- 肺肾不足之阳痿兼咳喘，需用作食疗缓缓调理者，宜选用——冬虫夏草

- 肾阳不足，精气血均虚之阳痿，需缓缓调理者，宜选用——紫河车

- 肾阳不足，命门火衰之阳痿，尤宜选用——附子、肉桂

- 肾阳不足，命门火衰之阳痿兼见寒凝血滞者，尤宜选用——肉桂

- 肾阳不足，阳痿兼寒湿者，尤宜选用——附子、淫羊藿、巴戟天、仙茅、蛇床子

- 肾虚阳痿兼见遗精者，尤宜选用——菟丝子、沙苑子、山茱萸、韭菜子

- 肾虚阳痿兼见腰痛者，尤宜选用——杜仲

28

带下病通用药

山药（白扁豆、白果）　白术（苍术）

莲子（芡实）　鹿茸（沙苑子）

蛇床子（艾叶）　白芷　黄柏（龙胆、椿皮）

苦参（秦皮）　龙骨（牡蛎）

海螵蛸（禹余粮、赤石脂）

　　带下指妇女阴道流出的一种黏性液体，若带下量多，或颜色、气味发生变化，或伴有全身症状者，称为带下病。其成因多为脾虚湿盛，肾虚不固，湿热下注或脾虚肝郁等。治疗时虚证以健脾补肾，固涩止带为主；实证以清热利湿，燥湿止带为要。

所取功效及主治特点简括

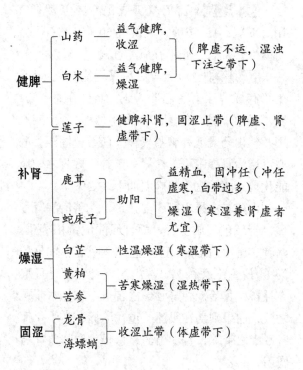

机制分析与临床应用简述

山药——脾虚不运，湿浊下注之带下

山药甘平，归脾、肺、肾经，为平补肺脾肾三焦气阴之品，尤长于补脾益气，并兼有涩性，适宜于脾虚不运，湿浊下注之带下。然其性平力缓，多入复方以加强其他补脾益气药之功效，如亦可单味大剂量研末服，或用作药膳

长期服食。

使用注意 湿盛气满或积滞内停者不宜用。煎服，15～30g，大量可60～250g。不宜与碱性药混合，亦不宜煎熬过久。

用药鉴别 山药与白扁豆均能补气健脾，用于脾虚湿浊下注之带下证，而且补而不滞，性质平和，既可入药，又可作为食品长期服用。然山药既能补脾益气，又能补肾固涩，故亦可用治肾虚带下；白扁豆于补气健脾之中兼能化湿，故尤宜于脾虚湿浊下注之带下。

山药与白果均能固涩止带，尤善治脾肾亏虚，带下色清质稀者，而且经配伍黄柏等药，两者亦可用治湿热带下，色黄腥臭者，如易黄汤（《傅青主女科》）。然山药能补能涩，且重在补益，其治疗脾肾亏虚之带下，有标本兼顾之效；白果则功在收涩，重在治标，其治疗脾肾亏虚之带下，宜配山药、莲子等健脾益肾药同用。

白术——脾虚不运，湿浊下注之带下

白术甘苦而温，气味芳香，主归脾、胃经，为培补脾胃之要药，尤以健脾燥湿为主要作用，故适宜于脾虚湿浊下注，带下清稀者。

使用注意 温燥之品，热病伤津及阴虚燥渴者不宜用。煎服，6～12g。

用药鉴别 白术与苍术均能健脾燥湿，都可用治脾虚湿盛之带下，然白术重在健脾补

气，使脾气健运而湿无由生，且原本又有燥湿之功，故用于脾虚湿盛之带下，有标本兼治之效；苍术重在燥湿，使湿去而脾胃健运。两者虽功用有偏，但治疗脾虚湿盛之带下则常配伍同用，如完带汤（《傅青主女科》）。

莲子——脾虚、肾虚之带下

莲子甘涩而平，甘能补益，涩能收敛。入脾、肾经，既能补脾益肾，又能固涩止带，能补能涩，补涩兼施，标本兼治。故为治脾虚、肾虚之带下的常用品。

使用注意 中满痞胀、内有积滞及大便燥结者忌服。煎服，10～15g，去心打碎用。亦可熬粥，或入丸散。

用药鉴别 莲子与芡实两者性味、功用相似，均作用平和，能补能涩，能药能食，既补脾益肾，又固涩止带，为治脾虚、肾虚带下的常用品。然芡实补脾益肾固涩之中，又能除湿止带，故不论虚证、实证带下，均为常用之药，莲子无除湿之功，但补益力胜于芡实，故主治虚证带下，并多用作食疗缓缓调补。

鹿茸——冲任虚寒，白带过多

鹿茸甘咸而温，归肾、肝经，尤长于补肾阳，益精血，并能固冲任，止带下，适用于冲任虚寒，带下过多者。

使用注意 凡发热者均当忌用。宜从小量开始，缓缓增加，不可骤用大量。研末吞服，1～2g，或入丸散。

用药鉴别 鹿茸与沙苑子均为甘温之品，归肾、肝经，功能温补肝肾，适用于虚寒性的白带过多。然鹿茸为峻补之品，尤长于补肾阳，益精血，适用于冲任虚寒，带下过多而症情较重者；沙苑子则为平补之药，并兼有涩性，用治肾虚白带过多，有标本兼顾之效。

蛇床子——寒湿兼肾虚之带下尤宜

蛇床子辛苦而温，刚烈而燥，主归肾经。在内可温肾壮阳而散寒，在外能燥湿祛风而杀虫。故适宜于寒湿带下，尤宜于寒湿兼肾虚所致的带下腰痛等症。

使用注意 阴虚火旺及湿热下注之带下不宜内服。煎服3～9g，或入丸剂。外用适量，水煎熏洗或坐浴。

现代研究 本品有较强的抗炎作用，并能杀灭阴道滴虫。临床研究用其治小宫颈糜烂、慢性宫颈炎、阴道炎、滴虫性阴道炎、女阴白色病变等疗效较好。

用药鉴别 蛇床子与艾叶均为辛苦温之品，辛温散寒，苦温燥湿，适宜于寒湿下注之带下，内服、外洗均可。然蛇床子又能温肾壮阳，尤宜于寒湿兼肾虚所致的带下腰痛；艾叶又可温经止血，并能调经，尤宜于虚寒性的崩漏兼见带下，月经不调，经行腹痛，带下清稀者。

白芷——寒湿带下

白芷辛散芳香，温燥除湿，既可辛香以散外侵之风湿，又能温燥以除脾胃之寒湿，适用于寒湿下注，白带过多者。

使用注意 本品辛香温燥，阴虚血热者忌服。病因火热者，不宜单独使用。内服，煎汤3～9g，或入丸散。

黄柏——湿热带下

黄柏苦寒沉降。清热燥湿之中，尤长于清泻下焦湿热，使热清湿除则带下自止。故适用于湿热下注，带下黄浊臭秽者。

使用注意 胃弱食少者慎服，脾虚泄泻及虚寒诸证忌服。煎服，3～12g。

用药鉴别 **黄柏与龙胆**均能清热燥湿，且尤善清下焦湿热，用治湿热下注，带下黄臭或阴肿阴痒证，两者可配伍同用，以加强清热燥湿之功。

黄柏与椿皮均能清热燥湿，治疗湿热带下，两者常相须为用。然黄柏清热燥湿之力胜于椿皮，且尤善清下焦湿热，故湿热带下尤为多用；椿皮既能清热燥湿，又能收敛止带，故亦为止带常用药，并尤以湿热带下日久者最为适宜。

苦参——湿热带下

苦参苦寒，功能清热燥湿，又能杀虫止

痒，为治湿热带下的常用药。适用于湿热带下，阴肿阴痒。其既可内服，亦可外用，单用即效，亦可入复方。

使用注意 脾胃虚寒者忌服，反藜芦。煎服，5～10g。外用适量。

现代研究 本品有较好的较广泛的抗菌消炎作用，而且对阴道加德纳菌也有一定的抗菌作用，此研究为临床应用苦参治疗细菌性阴道病提供了启示。

用药鉴别 **苦参与秦皮**均能清热燥湿，用于湿热下注，带下阴痒。然苦参既能清热燥湿，又能杀虫止痒，故湿热下注，带下阴痒者用之尤宜；秦皮既能清热燥湿，又能收涩止带，故湿热下注，带下日久者用之最佳。

龙骨——体虚带下

龙骨味甘涩而性平，功能收敛正气，固涩滑脱，且敛正气而不恋邪气，通过配伍，可广泛用治多种止虚滑脱证，故可治疗体虚滑脱，冲任不固之赤白带下。

使用注意 湿热带下者不宜用。煎服，15～30g，宜先煎。收敛固涩宜煅用。

用药鉴别 **龙骨与牡蛎**均能收敛固涩，治疗体虚带下，两者常相须为用。然龙骨收敛固涩之力优于牡蛎。

海螵蛸——体虚带下

海螵蛸涩可固脱，微温散寒。故为温涩收敛，固涩止带之品，适用于体虚带脉不固之带下清稀者。

使用注意 阴虚多热者慎服。性温涩，多服易致便秘，可适当配润下药同用。煎服，6~12g。散剂酌减。

用药鉴别 海螵蛸与禹余粮、赤石脂均能收涩止带，用治肾虚带脉不固之带下清稀者，因三者皆功专固涩，只能治标，故须配补益脾肾药同用，如《千金要方》白石脂丸即三者配附子、干姜等组成。而临证中海螵蛸较禹余粮、赤石脂用之更多。

随证选药简则

- 体虚带下，可选用——鹿茸、沙苑子、山药、白扁豆、白术、莲子、芡实、蛇床子、白果、芡实、干姜、海螵蛸、禹余粮、赤石脂

- 肾虚带下，尤宜选用——鹿茸、沙苑子、莲子、芡实、蛇床子、山药

- 脾虚带下，尤宜选用——白术、山药、白扁豆、莲子、芡实

- 脾虚湿盛之带下，尤宜选用——白术、苍术、白扁豆、芡实

- 虚寒带下，宜选用——鹿茸、沙苑子、蛇床

子、艾叶

- 虚寒性的崩漏，见带下清稀者，尤宜选用——鹿茸、艾叶
- 寒湿下注之带下，宜选用——蛇床子、白芷、苍术、白术
- 寒湿兼肾虚，带下腰痛者，尤宜选用——蛇床子
- 湿热下注之带下，宜选用——黄柏、龙胆、椿皮、苦参、秦皮
- 湿热带下，日久不愈者，尤宜选用——椿皮、秦皮
- 湿热下注，带下阴痒者，尤宜选用——苦参

29

月经病通用药

当归（鸡血藤）　熟地黄（阿胶）

白芍（赤芍）　山茱萸（吴茱萸）

龟甲　香附（月季花）　柴胡（薄荷）

川芎（延胡索）　郁金（姜黄、乳香、
没药、莪术、三棱）　丹参　红花（桃仁）

益母草（泽兰）　肉桂（桂枝）　艾叶

月经病是月经方面各种病症的总称，包括经期、经量、经色、经质等发生异常，或经期及经期前后出现各种明显症状者。其成因多为气血两虚、肝肾不足、冲任不固，或肝郁气滞、瘀血血瘀，或寒凝血滞、热壅血结等。治疗当随证选用补益气血、滋养肝肾、调理冲任、疏肝解郁、活血祛瘀、温经散寒之药，以消除病因，使月经调畅。

所取功效及主治特点简括

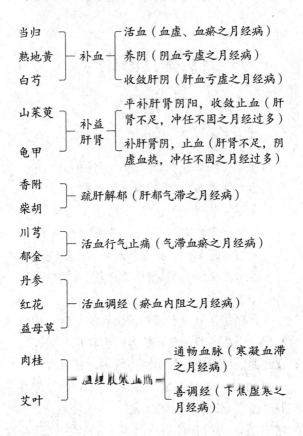

当归
熟地黄 ┐ 补血 ┬ 活血（血虚、血瘀之月经病）
白芍   ┘   ├ 养阴（阴血亏虚之月经病）
              └ 收敛肝阴（肝血亏虚之月经病）

山茱萸 ┐ 补益 ┬ 平补肝肾阴阳，收敛止血（肝
       │ 肝肾 │ 肾不足，冲任不固之月经过多）
龟甲   ┘   └ 补肝肾阴，止血（肝肾不足，阴
                虚血热，冲任不固之月经过多）

香附
柴胡 ┤ 疏肝解郁（肝郁气滞之月经病）

川芎
郁金 ┤ 活血行气止痛（气滞血瘀之月经病）

丹参
红花 ┤ 活血调经（瘀血内阻之月经病）
益母草

肉桂 ┐ 温里散寒止痛 ┬ 通畅血脉（寒凝血滞
     │   │ 之月经病）
艾叶 ┘   └ 善调经（下焦虚寒之
                      月经病）

机制分析与临床应用简述

当归——血虚、血瘀之月经病

当归甘辛而温，质地滋润。本品对妇女月经不调、痛经、闭经等，无论血虚、血瘀、

寒、热、虚、实，皆可运用，因其尤长于补血，并能活血，故对血虚、血虚兼血瘀之月经不调、经闭、痛经尤为适宜。

使用注意 湿盛中满、大便泄泻者忌服。煎服，5～15g。

用药鉴别 当归与鸡血藤均能补血，活血，调经，止痛，治疗血虚、血瘀之月经不调、经闭、痛经。然当归补血之功大于活血之力；鸡血藤活血之力大于补血之功。两者功用虽有偏重，但均尤善治疗血虚兼血瘀的月经不调、经闭、痛经，且多相须为用。

熟地黄——阴血亏虚之月经病

熟地黄甘而微温，质地滋润，归肝、肾经，功能补血养阴、填精益髓，为养血补虚之要药，亦为养血调经之常用品，并每与当归等同用，治疗血虚所致的月经不调。

使用注意 因本品性质黏腻，有碍消化，故气滞痰多、脘腹胀痛、食少便溏者忌服。煎服，10～30g。

用药鉴别 熟地黄与当归均能补血，治疗血虚月经不调，常相须为用。然当归补血又能活血，并调经止痛，凡月经不调、痛经、闭经等月经病，无论血虚、血瘀、寒热、虚实皆可运用，尤以血虚兼血瘀者用之尤宜；熟地黄补血又能养阴，还可用治阴虚月经不调，尤以血虚兼阴虚之月经不调用之最佳。

熟地黄与阿胶均能补血滋阴，尤宜于阴血亏虚之月经病，两者常相须为用。然阿胶又为止血要药，对阴血亏虚及血虚血寒之月经量多，淋漓不止者更为适宜，如胶艾汤（《金匮要略》）。

白芍——肝血亏虚之月经病

白芍苦酸微寒，归肝、脾经，尤善入肝经，收敛肝阴而养血。通过养肝血，敛肝阴，使血海充盈而经水自调。故适宜于肝血亏虚之月经不调、痛经等症。

使用注意 反藜芦。煎服，5～15g；大剂量15～30g。

用药鉴别 白芍与赤芍两者虽同出一物，均可用治月经病。然白芍重在养肝血，敛肝阴，调肝气而调经，主用于肝血亏虚之月经不调、痛经及血虚肝郁所致的月经不调等症；赤芍重在凉血热，散瘀血而止痛，主用于瘀血阻滞之经闭、痛经，且尤以血热夹瘀者更为适宜。

山茱萸——肝肾不足，冲任不固之月经过多

山茱萸酸涩微温，质润不燥，归肝、肾经，功能滋补肝肾，且既能益精，又能补阳，为平补肝肾阴阳之要药。因善入下焦，补肝肾而固冲任，并能收敛固涩而止血，故可用治肝肾亏损，冲任不固之月经过多。

使用注意 本品为温补收涩之品，故热壅血结之月经病不宜用。煎服，5～10g。

用药鉴别 山茱萸与吴茱萸两者药名相似，均能入肝、肾经，可用治月经病。然山茱萸功能平补肝肾阴阳，并收敛固涩而止血，故主治肝肾亏损，冲任不固之月经过多；吴茱萸则功在温暖肝肾散寒，故主治冲任虚寒，瘀血阻滞之月经不调、痛经，如温经汤（《金匮要略》）。

龟甲——肝肾不足，阴虚血热，冲任不固之月经过多

龟甲甘寒，甘能滋养，寒能清热，为血肉有情之品，归肾、肝、心经，尤长于滋养肝肾之阴，并兼有止血之功，适宜于肝肾不足，阴虚血热，冲任不固的月经过多。

使用注意 脾胃虚寒者慎服。煎服，9～24g。宜先煎。砂炒醋淬后，更容易煎出有效成分。

用药鉴别 龟甲与山茱萸均能滋补肝肾，止血，治疗冲任不固之月经过多。然龟甲功在滋补肝肾之阴，主治阴虚血热，冲任不固之月经过多；山茱萸功能平补肝肾阴阳，且收敛作用较强。凡肝肾亏损，冲任不固之月经过多皆可配用。

香附——肝郁气滞之月经病

香附味辛行气，芳香疏散，性质平和，主

入肝经，故具有疏肝解郁之功。李时珍称之为"气病之总司，女科之主帅"。常用治多种原因所致的月经不调、痛经，且尤以肝郁所致者最为适宜，单用即可取效。

使用注意 阴虚血热者忌服。血虚气弱者慎用。《本草汇言》："独用、多用、久用，耗气损血。"煎服，6~9g。醋炙疏肝止痛力增强。

现代研究 5%香附浸膏对实验动物离体子宫均有抑制作用，能降低其收缩力和张力。其对内分泌系统具有雌激素样作用。

用药鉴别 香附与月季花均为临床常用的调经药，具有疏肝解郁、调经止痛之功，可用治肝气郁结，气滞血瘀之月经不调、痛经、经闭。然香附长于疏肝解郁而调经止痛，尤善治肝郁所致的月经病；月季花长于活血通经而调经止痛，尤善治血瘀所致的月经病。

柴胡——肝郁气滞之月经病

柴胡辛行苦泄，具有疏肝解郁之功，既为治疗肝郁气滞，胁肋疼痛之佳品，又为治疗肝郁气滞，月经失调，痛经之主药。

使用注意 本品性升散，古人有"柴胡劫肝阴"之说，故阴虚阳亢，肝风内动，阴虚火旺及气机上逆者忌用或慎用。煎服，3~9g。疏肝解郁宜醋炙用。

用药鉴别 柴胡与薄荷均能疏肝解郁，常配伍同用，治肝郁气滞，月经不调之证。然柴胡为治疗肝郁气滞，月经不调之主药，用之尤多；薄荷多作辅药，以助柴胡疏肝解郁及散肝郁所生之热。

川芎——气滞血瘀之月经病

川芎辛温，能温一身之经脉，通周身之气血，直达宫中，"下调经水"，为妇科活血调经之要药，故凡瘀血内阻或气滞血瘀之经闭、痛经、月经不调等皆可用之。

使用注意 阴虚火旺、热盛及无瘀滞的月经过多和孕妇均当慎用。煎服，3~9g。

用药鉴别 当归与川芎均能活血调经止痛，治疗瘀血内阻之月经病，两者常配伍同用，如桃红四物汤、温经汤等。然当归长于补血，尤善治血虚或血虚兼瘀之月经病；川芎长于活血，并能行气，尤善治血瘀或气滞血瘀之月经病。

川芎与延胡索均辛散温通，能通达气血，具有活血行气止痛之功，可用治气血瘀滞之月经痛。然川芎行散走串力强，为活血调经之要药；延胡索则止痛力强，为治气血瘀滞痛经之良药。

郁金——气滞血瘀之月经病

郁金辛苦而寒，既能入肝经血分而活血凉血，又能行血中之气而行气解郁。故对肝郁有热，气滞血瘀之痛经用之尤宜。

使用注意 畏丁香。煎服，5～12g；研末服，2～5g。

用药鉴别 郁金与姜黄、乳香、没药、莪术、三棱均能活血行气止痛，治疗气滞血瘀之月经病。诸药中三棱活血作用最强，其次为莪术、没药、乳香、姜黄、郁金。莪术行气作用最强，其次为三棱、乳香、没药、姜黄、郁金。郁金虽活血、行气之力最弱，但临证则用之最多，唯其性寒清热，苦泄降逆，对气火上逆之妇女倒经尤宜。莪术、三棱因力强破血，易动血耗气，故多用于血滞经闭，而血瘀痛经、月经不调则用之较少，且不宜久服。

丹参——瘀血内阻之月经病

丹参苦而微寒，归心、经肝，入血分，长于活血祛瘀，祛瘀而不损伤正气。有"一味丹参散，功同四物汤"（《妇科明理论》）之论。尤善调畅经水，故为活血调经之要药，是月经不调、经闭、痛经的常用品。因性偏也凉，临证以血热瘀滞者最为相宜。可单用研末酒调服，亦常配伍运用。

使用注意 反藜芦。孕妇慎用。煎服，5～15g。用治瘀血内阻之月经病宜酒炙用。

用药鉴别 丹参与川芎均为活血调经之要药，常相须为用，治疗瘀血内阻之月经病。然丹参苦寒清热，活血又能凉血，以血热夹瘀者用之尤宜；川芎辛散温通，活血又能行气，以寒凝气滞血瘀者用之最佳。

红花——瘀血内阻之月经病

红花辛散瘀滞，温通经脉，入心肝血分，为活血祛瘀、通经止痛之要药，尤为妇科血瘀病证的常用药。治疗瘀阻痛经，单用即能获效。

使用注意 孕妇忌用。无瘀滞的月经病不宜用。煎服，3～10g。

用药鉴别 红花与桃仁均能活血调经，治疗瘀血内阻之月经病，多相须为用。然红花辛散温通，量小能祛瘀生新而养血，量大则破血逐瘀而止痛，为治瘀阻痛经之要药；桃仁苦泄血滞，活血力强，性善破血，散而不收，泻而无补，为破血祛瘀之要药。

益母草——瘀血内阻之月经病

益母草辛散苦泄，药性微寒，主入心肝血分，能活血调经，祛瘀通经，且活血而不伤及新血，为妇科经产之要药，故有益母之名。现将单叶益母草制成益母草膏（《中华人民共和国药典》），用于瘀血阻滞所致的经闭、痛经及产后瘀滞腹痛。制成益母草口服液（《中华人民共和国药典》），用于热结血瘀，如月经过多、产后子宫出血、子宫复原不全见热结血瘀者。

使用注意 无瘀滞及阴虚血少的月经不调不宜服用。煎服，10～30g，或熬膏，或入丸剂。

现代研究 益母草煎剂、乙醇浸膏及所含益母草碱对多种动物的子宫均呈兴奋作用，可使子宫收缩频率、幅度及紧张度增加。其复方水煎剂还有促进动物子宫发育、卵巢排卵及抗痛经的作用。

用药鉴别 益母草与泽兰均能活血调经，为治疗瘀血阻滞之月经病的常用药。然益母草药性微寒，活血调经力强，临证多用，且尤宜于热结血瘀者；泽兰药性微温，活血调经力缓，虽可作益母草的代用品，但不及益母草应用广。

肉桂——寒凝血滞之月经病

肉桂辛甘大热，善祛下焦痼冷沉寒，又能除子宫寒凝血滞，能通行气血，温运经脉而散寒止痛，常用于冲任虚寒，寒凝血滞的闭经、痛经等。

使用注意 阴虚火旺，里有实热，血热妄行之月经过多及孕妇忌用。畏亦石脂。前服，1~4.5g，宜后下或焗服；研末冲服，每次1~2g。

用药鉴别 肉桂与桂枝均能温通经脉，散寒止痛，可用治寒凝血滞的闭经、痛经等症。然肉桂尤善祛除沉寒；桂枝尤善温通经脉。

艾叶——下焦虚寒之月经病

艾叶辛苦而温，为温经止血、散寒调经之

要药，适用于下焦虚寒或寒客胞宫之月经量过多、月经不调、痛经等。

使用注意 阴虚血热者慎用。内服过多可产生咽喉干燥、恶心呕吐、头痛、耳鸣、震颤、痉挛、谵妄、惊厥，甚至瘫痪，故内服煎汤一般 3～10g，或入丸散。温经止血宜炒炭用。

现代研究 本品能明显缩短出血和凝血时间。对子宫平滑肌有兴奋作用。

用药鉴别 肉桂与艾叶均能温经脉，暖胞宫，散寒凝，治疗下焦虚寒之月经病。然肉桂长于温经通脉，祛除沉寒，尤善治寒凝血滞之闭经、痛经；艾叶长于温经止血，逐寒湿，尤宜治虚寒性的月经过多。

随证选药简则

- 血瘀之月经病，宜选用——丹参、红花、桃仁、益母草、牛膝、川芎、延胡索、郁金、姜黄、乳香、没药、莪术、三棱、赤芍
- 血虚之月经病，宜选用——当归、熟地黄、阿胶、白芍、鸡血藤
- 肝肾不足之月经病，宜选用——熟地黄、山茱萸、龟甲
- 肝郁气滞之月经病，宜选用——香附、柴胡、薄荷、郁金、月季花

- 寒凝血滞之月经病，宜选用——肉桂、桂枝、吴茱萸
- 血瘀气滞之月经病，尤宜选用——川芎、延胡索、郁金、姜黄、乳香、没药、莪术
- 血热夹瘀之月经病，尤宜选用——丹参、郁金、赤芍
- 肝郁有热，气滞血瘀之月经病，尤宜选用——郁金
- 血虚兼血瘀之月经病，尤宜选用——当归、鸡血藤
- 血虚兼阴虚之月经病，尤宜选用——熟地黄、阿胶
- 阴血亏虚，月经量多者，尤宜选用——阿胶、龟甲
- 肝肾不足，冲任不固之月经过多，尤宜选用——山茱萸、龟甲
- 下焦虚寒之月经病，尤宜选用——艾叶、吴茱萸、肉桂
- 气火上逆，妇女倒经（逆经），尤宜选用——郁金

30

胎动不安、胎漏通用药

紫苏梗（砂仁）　黄芩　苎麻根
艾叶　白术　桑寄生　续断　杜仲
菟丝子

胎动不安是妊娠期胎动下坠，腰酸腹痛，或兼见阴道少量出血的一种病证。其成因多为气虚、血虚、肾虚、宫寒、血热、气滞及外伤等因素，致使冲任不固，不能摄血养胎。故治疗虽以安胎为总则，随证选用补气、养血、补肾、暖宫、清热、行气等不同机制的安胎药。

胎漏虽无胎动下坠，腰酸腹痛之症状，但时其见为阴道少量下血，且成因与胎动不安相似，治法亦相仿，故列为一章相互参酌而治之。

所取功效及主治特点简括

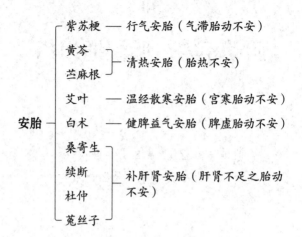

安胎
- 紫苏梗 —— 行气安胎（气滞胎动不安）
- 黄芩
- 苎麻根 —— 清热安胎（胎热不安）
- 艾叶 —— 温经散寒安胎（宫寒胎动不安）
- 白术 —— 健脾益气安胎（脾虚胎动不安）
- 桑寄生
- 续断
- 杜仲
- 菟丝子 —— 补肝肾安胎（肝肾不足之胎动不安）

机制分析与临床应用简述

紫苏梗——气滞胎动不安

紫苏梗为紫苏的茎。其味辛行散，入脾经。长于行气宽中，和胃止呕，通过行气，使气机畅达，还可收理气安胎之效。故尤宜于气滞而胎气上逆，胸闷呕吐，胎动不安者。对气滞而胎漏下血者亦可选用。

使用注意 煎服，5～9g。不宜久煎。紫苏有紫苏叶、紫苏梗之分，紫苏叶长于解表，紫苏梗长于行气，故治疗气滞胎动不安多选用紫苏梗。

现代研究 本品能抑制子宫收缩，达到安胎效果。同时实验表明，其治疗先兆流产及安胎的机制与黄体酮相同。并能直接作用于血管，缩短血凝时间，有止血作用。

用药鉴别　紫苏与砂仁均能行气安胎，用于气滞胎动不安，多相须为用。然紫苏行气之力不及砂仁；砂仁长于行气，并为行气安胎之常用品。

黄芩——胎热不安

黄芩苦寒，既善上行以清肺中之火，又能下行以除胞宫之热。既能清热泻火，凉血止血，又有安胎之功，若再配伍白术补益脾气，则血热可清，脾气健运，生化有源，胎儿得以滋养，胎气自然而安。因此，古人谓黄芩配白术乃"安胎圣药"。总之，凡胎有火热不安者，均可以之清胎热，除实火。

使用注意　本品苦寒伤胃，脾胃虚寒者不宜用。煎服，3～10g。治疗胎动不安多炒用。

苎麻根——胎热不安

苎麻根性寒而入血分，既能凉血止血，又能清热安胎。尤以胎热不安，胎漏下血者，用之更宜，单用即可获效。

使用注意　《神农本草经疏》曰："胃弱泄泻者勿服。"煎服，10～30g；鲜品30～60g，捣汁服。

现代研究　本品能显著缩短凝血时间及出

血时间，有明显的止血作用。临床研究以之治疗先兆流产，取苎麻根、红枣、糯米各 50g，桂圆 15 粒，同作成药粥，1 日内分 1～2 次服食，直至症状及体征消失，痊愈率可达 90%。

用药鉴别 黄芩与苎麻根均能清热止血而安胎，可用治胎热不安，胎漏下血。然黄芩长于清热，凡胎热不安者均可选用；苎麻根长于止血，对胎热而胎漏下血者用之尤宜。

艾叶——宫寒胎动不安

艾叶辛苦而温，气味芳香。温可散寒，入血分能暖血脉、温经络而止血，为温经止血之要药；入下焦能暖气血、逐宫寒而安胎气，又为妇科安胎之要药。故适用于下焦虚寒或寒客胞宫之胎动不安，胎漏下血。

使用注意 阴虚血热者慎用。内服过多可产生咽喉干燥，恶心呕吐，并头痛、耳鸣、眩晕、疼挛、谵妄、惊厥，甚至瘫痪，煎服，3～10g。若胎动不安而胎漏下血者宜炒炭用。

用药鉴别 艾叶与苎麻根均为止血药，并能安胎，对胎漏下血者可收到止血和安胎的双重效应，故为治疗胎动不安，胎漏下血的常用品。然艾叶性温，长于温经止血，散寒而安胎，主治宫寒胎动不安，尤以下焦虚寒胎动不安，胎漏下血者用之更宜；苎麻根长于凉血止血，清热而安胎，尤以胎热不安，胎漏下血者用之更佳。

白术——脾虚胎动不安

白术甘苦性温，气味芳香，培补脾胃之中，又能益气安胎，故尤宜于脾气虚弱，气血不足，胎动不安。

使用注意 温燥之品，热病伤津及阴虚燥渴者不宜用。煎服，6～12g。

现代研究 本品对家兔、豚鼠、大鼠、小鼠的子宫平滑肌均有明显的抑制作用。而且白术醇提物与石油醚提取物对未孕小鼠离体子宫的自发性收缩及催产素、益母草引起的子宫兴奋性收缩均呈显著抑制作用；尤其是白术醇提物还能完全拮抗催产素对豚鼠在体怀孕子宫的紧张性收缩，此与白术的安胎作用相吻合。

用药鉴别 **黄芩与白术**均能安胎，并素有"黄芩、白术乃安胎圣药"之论。然黄芩重在清热安胎，使火热得清而胎气自安，故尤善治胎热不安；白术重在补气健脾而安胎，使脾气健运，气血生化有源，胎有所养而胎气自安，故尤善治脾虚胎动不安。

前人将黄芩、白术奉言两者为"安胎圣药"，实乃根据妊娠妇女多表现为阴虚内热及脾气虚弱的生理特点所论。但若为外伤、气滞、肝肾不足等所致的胎动不安，则应随其病因，选用相应的安胎药，不能以之为"安胎圣药"，将其用于所有的胎动不安。

桑寄生——肝肾不足之胎动不安

桑寄生味甘补益，性平质润，不寒不热，主入肝、肾经，既能补益肝肾，又能养血益精，可使肝肾精血充足而达到固冲任，安胎气之效。故适用于肝肾亏虚，胎漏下血，胎动不安者。

使用注意 本品虽性质平和，临床有大量应用达 60g 者，但治疗胎动不安不宜过量，一般煎服，9～15g，或入丸剂。

续断——肝肾不足之胎动不安

续断辛苦而微温，归肝、肾经，能温补肝肾，又能宣通血脉，止血安胎，具有补而能宣，宣不动血之特点，故补益肝肾而不腻滞，止血安胎而不凝滞，适用于肝肾不足，冲任不固之胎动不安、滑胎等。因其功在温补肝肾，宣通血脉，止血而安胎，故对跌仆伤胎所致的腰酸腹坠，或阴道出血用之也尤为适宜。

使用注意 治疗胎动不安，胎漏下血宜炒用。煎服，9～15g，或入丸散。《得配本草》告诫："怒气郁者禁用。"

现代研究 本品能促进去卵巢小鼠子宫的发育。其浸膏与总生物碱能抑制妊娠小鼠子宫收缩幅度并具非常显著的作用，而且总生物碱还可显著降低妊娠大鼠离体子宫肌条张力，并较稳定。

杜仲——肝肾不足之胎动不安

杜仲甘温补益，归肝、肾经，故以温补肝

肾为特长，通过温补肝肾，又可达到暖子宫、固冲任、安胎气之效，适用于肝肾不足，冲任不固之胎动不安、习惯性滑胎。单用即可。

使用注意　温补之品，阴虚火旺者慎用。煎服，10～15g。炒用比生用效果好（有利于有效成分煎出）。

现代研究　生杜仲、杜仲炭、砂烫杜仲的水煎剂均能显著抑制大鼠离体子宫的自发活动，降低其频率，同时还可见到其收缩强度降低。另外，盐炙杜仲对中孕小鼠离体子宫自主收缩的抑制有增强作用。而且其煎剂和醇提取物均能对抗多种原因所致的多种实验动物离体子宫的兴奋作用，使收缩状态的子宫恢复正常。

菟丝子——肝肾不足之胎动不安

菟丝子辛甘而平，入肝、肾经，既能助肝肾之阳，又可补肝肾之阴，且补阳而不损阴，补阴而不腻滞，为平补肝肾阴阳之品。本品通过补肾阳，益肾精，还能安胎气，适用于肾虚胎元不固、胎动不安、滑胎。

使用注意　虽为平补之品，但偏于补阳，故阴虚火旺、大便燥结、小便短赤而胎动不安者不宜服用。煎服，10～20g，或入丸散。

现代研究　本品有保胎作用，临床研究以菟丝子为主药，配伍桑寄生、续断、阿胶，于阴道出血时服药，或在原月经期作预防服药，用于保胎，有效率达85%。

用药鉴别 桑寄生与续断、杜仲、菟丝子均能补肝肾而安胎，适用于肝肾不足之胎动不安。然桑寄生还能养血，又为血虚胎动不安的常用药；续断能宣通血脉，以胎动不安兼血脉不利者用之最佳；杜仲、菟丝子功能补阳，以胎动不安兼有阳虚者用之尤宜，其中杜仲助阳力胜于菟丝子，而菟丝子既能助阳，又能补阴，为平补阴阳之品。

随证选药简则

- 脾气虚弱，胎动不安，宜选用——白术
- 血虚胎动不安，宜选用——桑寄生
- 肝肾不足，胎动不安，宜选用——菟丝子、桑寄生、杜仲、续断
- 肾阳不足，胎动不安者，宜选用——菟丝子、杜仲、续断
- 肝肾不足，胎动不安兼血脉不利者，宜选用——续断
- 跌仆伤胎，腰酸腹坠，或阴道出血，尤宜选用——续断
- 寒客胞宫，胎动不安，宜选用——艾叶
- 胎热不安，胎漏下血，尤宜选用——黄芩、苎麻根
- 气滞而胎气上逆，胸闷呕吐，胎动不安者，尤宜选用——紫苏梗、砂仁

31

食积通用药

鸡内金　麦芽（谷芽）　神曲
山楂（阿魏）　莱菔子　槟榔　木香
青皮（陈皮）　枳实　莪术（三棱）　瓜蒂

食积是饮食积滞不消而致的胃肠疾病。其多见于小儿，成因多为饮食不节，过食生冷，或脾胃虚弱，运化失常等。治疗当重在消食化积，健脾和中，并随不同兼症适当配伍。

所取功效及主治特点简括

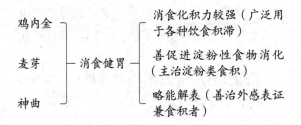

鸡内金 ┐
　　　　├─ 消食化积力较强（广泛用于各种饮食积滞）
麦芽 ──┼─ 消食健胃 ─┬─ 善促进淀粉性食物消化（主治淀粉类食积）
　　　　│　　　　　　　├─ 略能解表（善治外感表证兼食积者）
神曲 ──┘

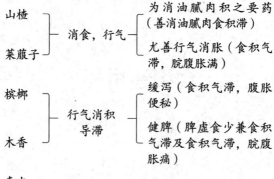

山楂 ┐
　　　├ 消食，行气 ┬ 为消油腻肉积之要药（善消油腻肉食积滞）
莱菔子 ┘　　　　　 └ 尤善行气消胀（食积气滞，脘腹胀满）

槟榔 ┐
　　　├ 行气消积导滞 ┬ 缓泻（食积气滞，腹胀便秘）
木香 ┘　　　　　　　 └ 健脾（脾虚食少兼食积气滞及食积气滞，脘腹胀痛）

青皮 ┐
　　　├ 破气消积导滞（食积气滞）
枳实 ┘

莪术 —— 行气止痛，消食化积（食积脘腹胀痛）

瓜蒂 —— 涌吐食积（宿食停滞胃脘，胸脘痞硬）

机制分析与临床应用简述

鸡内金——各种饮食积滞

鸡内金乃鸡之砂囊（胃）内壁。其味甘性平，入脾、胃经，有较强的消食化枳之功，并可健运脾胃，脾胃健运既可运化药力以助消积之功，又可防止脾虚而宿食复聚。故可广泛用于米面薯芋之淀粉食积和乳积、肉积等各种食积证。

使用注意　脾虚无积滞者慎用。煎服，3～10g；研末服，每次1.5～3g。研末服效果比煎剂好。

现代研究　本品体外实验能增强胃蛋白

酶、胰蛋白酶活性。口服鸡内金粉剂后，可使胃液分泌量、酸度及消化力均明显增高，胃运动功能明显增强，胃排空速率加快。

麦芽——善消淀粉类食积

麦芽甘平，入脾、胃经，既能消食化积，又能健运脾胃，尤善促进淀粉类食物的消化，主治米面薯芋类食物积滞不消。

使用注意 哺乳期妇女不宜服用。煎服，10～15g。消食健胃宜用生麦芽。

现代研究 本品所含淀粉酶，能将淀粉分解成麦芽糖和糊精，有促进消化，增进食欲之效应。其煎剂对胃酸及胃蛋白酶的分泌有轻度促进作用。消食以生用或微炒为宜。

用药鉴别 麦芽与谷芽功用相似，均能消食和中，健脾开胃，尤善促进淀粉类食物的消化，常相须为用，处方名为"炒二芽"。然麦芽消食健胃力较强；谷芽消食健胃力不及麦芽，多用于食积轻证及病后脾虚者。

神曲——多种食积，尤宜于外感表证兼食积者

神曲为大量面粉或麸皮，与杏仁泥、赤小豆粉、鲜青蒿、鲜苍耳、鲜辣蓼自然汁混合拌匀发酵而成，故又名"六曲""六神曲"。其甘辛而温，归脾、胃经，可用治多种食积所致的脘腹胀满，食少纳呆，肠鸣腹泻等。因其含有解表退热之品，故兼发表退热，对外感表证兼食滞者用之尤宜。而且本品含大量面粉，具有黏性，将之与金石类药物同用，既可作为赋形剂糊丸，又能助金石药物消化，因此，凡矿石类药难以消化者，多取其配用。

使用注意 "神曲是借其发酵作用以促进消化功能，但在胃酸过多……者，当绝对避免使用"（《国药药理学》）。煎服，6～15g。消食宜炒焦用。

现代研究 本品为酵母制品，含有多种消化酶，如酵母菌、淀粉酶及维生素B复合体等，可增进食欲，维持正常消化功能，有促进消化的作用。

山楂——善消油腻肉食积滞

山楂酸甘，微温不热，入脾、胃经，既善消食化积，又能健运脾胃，可用治各种饮食积滞，尤善消化油腻肉食积滞，为治疗油腻肉食积滞之要药，凡肉食积滞之脘腹胀满、嗳气吞酸、腹痛便溏者，均可选用。

使用注意 脾胃虚弱而无积滞者或胃酸分泌过多者均慎用。煎服，10～15g，大剂量30g。消食导滞多用生山楂、炒山楂；若食积泄泻则多用焦山楂、山楂炭。

现代研究 山楂煎剂有增加胃液分泌量的作用，并能增加胃中酶类，促进消化。其所含脂肪酶可促进脂肪类食物的分解；所含的多种有机酸能提高蛋白酶活性，使肉类食物易于消化。

用药鉴别　山楂与神曲、麦芽均能消食化积，健运脾胃，治疗饮食积滞之证，常相须为用，称其为"三仙"。然山楂尤善消油腻肉食积滞；神曲对外感表证兼食滞者用之更宜，并能助金石药品消化；麦芽尤善消淀粉类食积。

山楂与阿魏均能消食化滞，可用治各种食积证，且尤善消肉食积滞。然山楂味酸而甘甜，既能入药，又能食用，制成山楂片、山楂膏等，尤为儿童所喜爱，故临床常用；阿魏消食化积力不及山楂，并具有特殊臭味，故临床不及山楂应用广。

莱菔子——食积气滞，脘腹胀满

莱菔子即萝卜子。其味辛行散，虽没有健运脾胃之功，但消食化积之中，尤善行气消胀，为消食除胀之要药，故主治食积气滞之脘腹胀满或疼痛等症。

使用注意　本品辛散耗气，气虚及无食积、痰滞者慎用。不宜与人参同用。煎服，6～10g。消食化积且炒用。

现代研究　本品炒后粉碎入药，能增强实验动物胃和小肠的运动功能。和生品比较，炒制品能增强离体家兔回肠节律性收缩，抑制小鼠胃排空，进而有利于食物在小肠内的消化吸收。

用药鉴别　莱菔子与山楂均既能消食化积，又可行气消胀，可用于食积气滞证。然莱菔子为消食除胀之要药，对食积气滞证用之尤宜；山楂为消油腻肉食积滞之要药，凡油腻肉食积滞证用之最佳。

槟榔——食积气滞，腹胀便秘

槟榔苦辛而温，入胃与大肠经，既善行胃肠之气而消积导滞，又能润滑肠道而缓泻通便，故适用于食积气滞、腹胀便秘之证。焦槟榔与焦山楂、焦神曲、焦麦芽同用，常称之为"焦四仙"。

使用注意 缓泻之品，脾虚便溏或气虚下陷者忌用。孕妇慎用。大剂量时可出现恶心、呕吐、腹泻、头晕，故治疗食积气滞之用量为煎服 3 ~ 10g。生用力佳，炒用力缓，鲜品优于陈久者。

木香——食积气滞，脘腹胀痛

木香辛苦而温，香气浓郁，主入脾、胃、大肠经，既能行脾胃大肠之气滞而为行气止痛之要药，又能健运脾胃而为消食化积之佳品，适用于消化不良，食欲减退，脘腹胀满等症。

使用注意 气烈温通，阴虚津少者慎服。煎服，1.5 ~ 6g。生用行气力强，煨用行气力缓而实肠止泻。

现代研究 本品对胃肠道有兴奋和抑制的双向作用，能促进胃液分泌而助消化；并能通过胃肠蠕动加快，促进胃排空。

用药鉴别 木香与槟榔均善行胃肠之气而

消积导滞，用治食积气滞，脘腹胀满，大便秘结。然木香长于行气止痛，尤宜于食积气滞，腹胀疼痛者；槟榔能缓泻，尤宜于食积气滞，腹胀便秘者。

青皮——食积气滞

青皮苦辛，性温，归肝、胆、胃经，既能破肝经郁滞，又能和降胃气，消积化滞，行气止痛，可用治食积气滞，脘腹胀痛。

使用注意 本品力猛破气，故气虚体弱者慎服。煎服，3~9g，或研末入丸散。

现代研究 本品所含挥发油对胃肠道有温和的刺激作用，能促进消化液分泌和排出肠内积气；其煎剂能抑制肠管平滑肌而呈解痉作用。

用药鉴别 **青皮与陈皮**皆可理中焦之气而健胃，用于食积气滞，脘腹胀痛等症。然青皮性猛而峻烈，行气力强，偏行肝胃气滞；陈皮温和而不峻，行气力缓，偏行脾肺气滞。

青皮与莱菔子均既能消积，又能行气，治疗食积气滞之证。然青皮长于破气止痛，尤宜于食积气滞，脘腹胀痛者；莱菔子长于行气除胀，尤宜于食积气滞，脘腹胀满者。

枳实——食积气滞

枳实辛行苦降，性猛力峻，为通塞破气之要药，主入脾、胃、大肠经，既能破脾胃之气滞而除痞满，又能消胃肠之宿食而化积滞，具有破气除痞、消积导滞之功，适用于饮食停积，脘腹痞满胀痛。

使用注意 孕妇慎用。煎服，3~9g，大剂量可用至30g。炒后性较平和。

现代研究 枳实复方对消化系统有一定的作用，能促进胃液分泌与潴留，提高肝糖原水平。临床研究用其治疗胃肠无力性消化不良有效。

用药鉴别 枳实与青皮均能破气消积导滞，用治食积气滞证。然枳实长于除痞，食积气滞，脘腹痞满者多用；青皮长于止痛，食积气滞，脘腹胀痛者多用。

莪术——食积脘腹胀痛

莪术辛苦而温，归肝、脾经，既能行散气滞，又能攻破瘀血，并能消食化积而止痛，适用于食积不化之脘腹胀痛。不宜单用。

使用注意 此为破血之品不宜过服。煎服，3~15g，或入丸散。体虚无积、孕妇及月经过多者忌服。

用药鉴别 莪术与三棱均能消积止痛，并有行气之功，可用治食积气滞，脘腹胀痛，常相须为用。然莪术消积止痛及行气之力均胜于三棱。因两者药力较猛，功能破血逐瘀，故一般食滞用之较少，多用于宿食停滞，日久不化，脘腹胀满疼痛较重者。

瓜蒂——宿食停滞胃脘，胸脘痞硬

瓜蒂苦寒有毒，归胃经，善涌吐壅塞于胸膈的未化之食积，适用于宿食停滞胃脘，胸脘痞硬，气逆上冲者，可单用研末服。

本品作用峻猛，服后患者反应强烈且痛苦，故临床少用，多在宿食停滞于上，尚未入肠，胸脘痞硬而症状较重时暂用之。

使用注意 体虚、吐血、咯血、胃弱、孕妇及上部无实邪者忌用。有毒之品，用量不宜大，煎服，2.5～5g；入丸散，每次0.3～1g。

现代研究 本品所含甜瓜素能刺激胃感觉神经，反射地兴奋呕吐中枢而致呕吐。

随证选药简则

- 淀粉类食积，尤宜选用——麦芽、谷芽
- 油腻肉食积滞，尤宜选用——山楂、阿魏
- 外感表证兼食积者，尤宜选用——神曲
- 脾虚饮食积滞，尤宜选用——鸡内金、麦芽、谷芽、山楂
- 食积气滞者，宜选用——莱菔子、山楂、槟榔、枳实、青皮、木香
- 食积气滞，腹胀便秘者，尤宜选用——槟榔
- 宿食停积，日久不化，脘腹胀痛较重者，可选用——莪术、三棱
- 宿食停滞胃脘，尚未入肠，胸脘痞硬，气逆上冲者，可选用——瓜蒂

32

疳证通用药

胡黄连（秦艽） 银柴胡

鸡内金（鸡矢藤） 使君子（芦荟、芜荑）

鹤虱（雷丸）

疳证又名疳积，是泛指小儿因多种慢性疾患而致的形体干瘦，津液干枯之证。临床以面黄肌瘦，毛发焦枯，肚大青筋，精神萎靡为特征。其成因多为脾胃虚弱，病后失调所致。治疗应据其主要症状而选药，如脾虚疳积（脾疳），以健脾消积为主；疳积发热者（疳热），以除疳退热为要；疳积有虫者（蛔疳），以驱虫疗疳为法。

所取功效及主治特点简括

胡黄连⎤
银柴胡⎦ 退虚热，除疳热（小儿疳积发热）

鸡内金 ┐
使君子 ├─ 健脾消疳（小儿脾虚疳积）
鹤虱 ┘

　　　　├─ 驱虫消积疗疳（小儿虫积疳积）

机制分析与临床应用简述 ▪▪▪▪▪▪▪▪▪▪▪▪

胡黄连——小儿疳积发热

　　胡黄连苦寒。苦可泄降，寒可清热，且尤善退虚热，除疳热，为治疗"小儿疳热积气之峻药"（《本经逢原》）。可用治小儿疳积发热，消化不良，腹胀体瘦，低热不退等症。

　　使用注意　此为苦寒之品，脾胃虚寒者慎用。煎服，1.5～9g。

　　用药鉴别　**胡黄连与秦艽**均能退虚热，清湿热，可用治小儿疳积发热。然胡黄连除疳热，清湿热之功胜于秦艽，故小儿疳热、湿热疳积用之更多；秦艽乃通过清虚热而治疗疳积发热（因疳积发热多表现为虚热），故名用于小儿疳积。

银柴胡——小儿疳积发热

　　银柴胡甘而微寒，归肝、胃经，既能清虚热，又能除疳热，常用治小儿食积或虫积所致的疳积发热，多与胡黄连、鸡内金等同用，以共奏退热疗疳、健脾消积之功。

　　使用注意　外感风寒，血虚无热者忌用。

煎服，3～9g。

用药鉴别　**胡黄连与银柴胡**均能退虚热、除疳热，用治疳积发热。然胡黄连苦寒沉降，并能清热燥湿，对疳积而兼湿热内蕴者用之更宜；银柴胡甘寒益阴，退热而不苦泄，理阴而不升腾，对疳积而见阴虚发热者用之更佳。

鸡内金——小儿脾虚疳积

鸡内金甘平，入脾、胃经，有较强的消食化积之功，并可健运脾胃，脾胃健运既可运化药力以助消积之功，又可防止脾虚而宿食复聚，故消食而不耗气，健脾又可疗疳，可用"治小儿乳食结滞，肚大筋青，痞积疳积"（《滇南本草》）。轻证单用研末服即可。

使用注意　脾虚无积滞者慎用。煎服，3～10g；研末服，每次1.5～3g。研末服效果比煎剂好。

用药鉴别　**鸡内金与鸡矢藤**均能消食化积、健运脾胃，可用治小儿脾虚疳积。然鸡内金甘平和缓，消食健脾力好，为治小儿疳积的常用品；鸡矢藤甘苦微寒，消食健脾力不及鸡内金，临床应用也不如鸡内金广泛。

使君子——小儿虫积疳积

使君子甘温，归脾、胃经，既能杀虫消积，又能健脾疗疳，《本草纲目》言之"为小儿诸病要药"。因为使君子不苦不辛，杀蛔之中又能健运脾胃，此所以为小儿上药也，尤宜于小儿疳积有虫及脾虚食积疳积。

使用注意　因大量服用及与热茶同服可致呃逆、腹泻等不良反应，故不宜大量服用。服用时忌饮茶。煎服，9~12g，捣碎。亦可取仁炒香嚼服，6~9g。

用药鉴别　使君子与芦荟、芜荑均能杀虫疗疳，用治小儿疳积，腹痛有虫者，三者常配伍同用。然使君子甘温，能健脾消积，对脾虚食积疳积用之也佳；芦荟苦寒，功能泻下清热，对蛔疳兼热结便秘者用之更宜，可促进虫体排出；芜荑辛苦温，可散寒止痛而"止冷痢"，对小儿疳积腹痛泄泻者用之更好。

鹤虱——小儿虫积疳积

鹤虱根据来源及产地不同，有北鹤虱、南鹤虱之分。其味苦、辛，性平，归脾、胃经，既能杀虫消积，又能消疳，且驱虫面广，故可用治小儿虫积、疳积。

使用注意　本品有毒，服后可有头晕、恶心、耳鸣、腹痛等反应，故孕妇、腹泻者忌用。南鹤虱有抗生育作用，孕妇忌用。煎服，3~10g，或入丸散。

用药鉴别　鹤虱与雷丸均能杀虫消积而疗疳，可用治小儿虫积疳积，两者常配伍同用。然鹤虱苦辛，性平，小儿疳积偏寒、偏热皆多用之；雷丸苦寒降泄，善清阳明湿热，尤宜于胃肠湿热蕴结之虫积疳积。

随证选药简则

- 小儿疳积发热，尤宜选用——胡黄连、银柴胡、秦艽
- 小儿脾虚疳积，尤宜选用——鸡内金、鸡矢藤、使君子
- 小儿虫积疳积，尤宜选用——使君子、芦荟、芜荑、鹤虱、雷丸
- 小儿虫积疳积兼热结便秘者，尤宜选用——芦荟
- 小儿虫积疳积兼腹痛泄泻者，尤宜选用——芜荑
- 小儿疳积，湿热内蕴者，尤宜选用——胡黄连、雷丸

33

麻疹通用药

荆芥　胡荽　薄荷（蝉蜕）

牛蒡子（柽柳、升麻）　葛根　芦根　紫草

　　麻疹为麻疹病毒引起的一种发疹性传染病。治疗的关键在于疹点是否出透，因麻疹以外透为顺，内陷为逆。故治法以透邪外出，防止邪毒内陷为主，临证当分辨顺逆而治之。

所取功效及主治特点简括

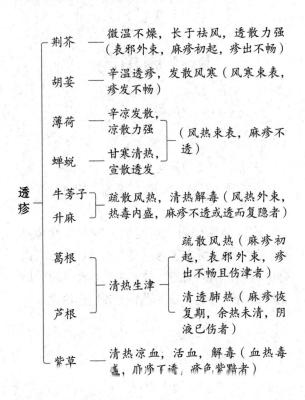

透疹

荆芥 —— 微温不燥，长于祛风，透散力强（表邪外束，麻疹初起，疹出不畅）

胡荽 —— 辛温透疹，发散风寒（风寒束表，疹发不畅）

薄荷 —— 辛凉发散，凉散力强

蝉蜕 —— 甘寒清热，宣散透发

（风热束表，麻疹不透）

牛蒡子 升麻 —— 疏散风热，清热解毒（风热外束，热毒内盛，麻疹不透或透而复隐者）

葛根 芦根 —— 清热生津

疏散风热（麻疹初起，表邪外束，疹出不畅且伤津者）

清透肺热（麻疹恢复期，余热未清，阴液已伤者）

紫草 —— 清热凉血，活血，解毒（血热毒盛，麻疹不透，疹色紫黯者）

机制分析与临床应用简述

荆芥——表邪外束，麻疹初起，疹出不畅

  荆芥轻扬发散，辛而不烈，微温不燥，功能祛风解表、透疹，尤以辛散祛风为其特长，治疗麻疹不论是风寒还是风热外束的疹出不畅均可应用。

使用注意 表虚自汗者忌用。煎服，4.5～9g，不宜久煎。透发麻疹宜生用。

胡荽——风寒束表，疹发不畅

本品又名芫荽、香菜。其性味辛温而香窜，内能通心脾，外可达四肢，能辟一切不正之气，而且香气浓烈，具有发散风寒、透疹之功，尤善透疹外达，适用于风寒外束，疹出不畅或疹出而又隐没者，多单用煎汤熏洗。

使用注意 此为辛温香散之品，若麻疹已透或热毒壅盛而疹出不畅者忌用。煎服，3～6g。外用煎汤熏洗适量。

薄荷——尤宜于风热束表，麻疹不透

薄荷轻扬宣散，性凉而清，善走肌表，既能宣散风热，又能宣毒透疹，而且发汗力强，尤宜于风热束表，麻疹不透者。

使用注意 本品芳香辛散，发汗耗气，体虚多汗者不宜使用。煎服，3～6g，宜后下。发表透疹宜用薄荷叶。

用药鉴别 薄荷与蝉蜕均既能疏散风热，又能透疹，常相须为用，治疗风热束表，麻疹不透。然薄荷发汗之力较强，尤宜于麻疹初期，疹出不畅而风热外束者；蝉蜕虽发汗之力不及薄荷，但其既能宣散肺经风热，又能祛除肝经风热以息风止痉，故小儿麻疹，夜啼不安或见惊厥者尤宜选用。

牛蒡子——尤宜于风热外束，热毒内盛，麻疹不透或透而复隐者

牛蒡子辛散苦泄，性寒清热，透散之中，又具清泄之力，既能疏散风热，又能清热解毒而透疹，可用于麻疹初起，疹出不畅，尤宜于风热外束，热毒内盛，麻疹不透或透而复隐者。

使用注意 本品性寒，能滑肠通便，气虚便溏者慎用。煎服，6~12g。炒用可使其苦寒及滑肠之性略减。

用药鉴别 牛蒡子与柽柳均能发表透疹，用于麻疹初起，疹出不畅。然牛蒡子既能发表透疹，又能清热解毒；柽柳辛散透发，功专发表透疹。两者对风热外束，热毒内盛，麻疹不透或透而复隐者，常配伍同用，以加强宣散疹毒之力，如竹叶柳蒡汤（《先醒斋医学广笔记》）。

牛蒡子与升麻皆能疏散风热，透疹，又能清热解毒，故不论是麻疹初起，疹出不畅，还是热毒内盛，麻疹不透均可相须为用，而且都尤宜于风热外束，热毒内盛，麻疹不透或透而复隐者。然牛蒡子在宣散风热，清泄热毒中，还能滑利大肠而排出热毒。因此，治疗麻疹时，若风热外束，热毒内盛而大便不通者选用牛蒡子，可一举四得。升麻则性能升散，并以清热解毒而见长。

葛根——尤宜于麻疹初起，表邪外束，疹出不畅且津伤者

葛根性味甘辛而凉，辛凉能发散表邪，解肌退热，透发麻疹；甘凉于清热之中，又有生津止渴之效，故葛根用治麻疹，尤宜于麻疹初起，表邪外束，疹出不畅且津液耗伤，疹子干瘪者。因其治疗麻疹，既能透散，又能清热，还能生津，故不仅对麻疹津液已伤者尤宜，还可预防热邪伤津。

使用注意 《本草正》言葛根"易于动呕，胃寒者所当慎用"。煎服，9～15g。发表透疹生津宜生用。

芦根——适用于麻疹恢复期，余热未清，阴液已伤者

芦根甘寒质轻，善清泄肺胃气分之热，并兼宣透之性，具有清热而不伤胃，生津而不恋邪之特点，故适用于麻疹恢复期，余热未清，阴液已伤者，可与沙参、麦冬等同用。

使用注意 脾胃虚寒者忌服。煎服，干品15～30g，鲜品加倍，或捣汁用。

紫草——尤宜于血热毒盛，麻疹不透，疹色紫黯者

紫草味甘而咸，性寒滑利。甘寒清热，咸味入血，专入心肝血分，长于凉血活血，解毒透疹，适用于出疹期，麻疹不透者。尤宜于血

热毒盛，麻疹不透，疹色紫黯者。

使用注意 本品性寒而滑利，脾虚便溏者忌服。煎服，5～10g。

随证选药简则

- 风寒外束，疹出不畅，宜选用——胡荽、荆芥、柽柳
- 风热外束，疹出不畅，宜选用——薄荷、蝉蜕、牛蒡子、升麻、葛根
- 风热外束，热毒内盛，麻疹不透或透而复隐者，尤宜选用——牛蒡子、升麻
- 风热外束，热毒内盛，麻疹不透，大便不通者，尤宜选用——牛蒡子
- 风热外束，麻疹不透，小儿夜啼不安或见惊厥者，尤宜选用——蝉蜕

  麻疹初起，表邪外束，疹出不畅，津液耗伤者，尤宜选用——葛根
- 麻疹恢复期，余热未清，阴液已伤者，尤宜选用——芦根
- 血热毒盛，麻疹不透，疹色紫黯者，尤宜选用——紫草

34

跌打损伤通用药

乳香（没药） 苏木　骨碎补　自然铜
续断　土鳖虫　水蛭（虻虫）
川芎（延胡索、姜黄、郁金）　牛膝
红花（桃仁、麝香）　当归（鸡血藤）
血竭（儿茶）　三七（茜草、蒲黄、五灵
脂、花蕊石）　栀子　马钱子

　　跌打损伤指因外力等所造成的伤损，主要
包括跌仆撞击、闪挫扭伤、压轧负重、金刃创
伤，运动劳损等。因病变多表现为瘀肿疼痛、
经络闭阻之征，故治疗一般以活血化瘀为主，
并随证选用消肿止痛、通经活络、续筋接骨、
止血生肌之药。

所取功效及主治特点简括

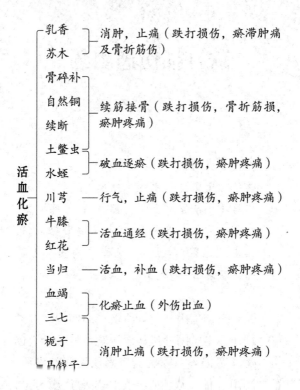

活血化瘀

乳香
苏木 —— 消肿，止痛（跌打损伤，瘀滞肿痛及骨折筋伤）

骨碎补
自然铜 —— 续筋接骨（跌打损伤，骨折筋损，瘀肿疼痛）
续断

土鳖虫
水蛭 —— 破血逐瘀（跌打损伤，瘀肿疼痛）

川芎 —— 行气，止痛（跌打损伤，瘀肿疼痛）

牛膝
红花 —— 活血通经（跌打损伤，瘀肿疼痛）

当归 —— 活血，补血（跌打损伤，瘀肿疼痛）

血竭
三七 —— 化瘀止血（外伤出血）

栀子
马钱子 —— 消肿止痛（跌打损伤，瘀肿疼痛）

机制分析与临床应用简述

乳香——跌打损伤，瘀滞肿痛

乳香辛苦而温，既入血分，又入气分，能散血中瘀滞而活血止痛，又能行血中气滞而消散瘀肿，还能敛创伤破损而生肌收口，为外伤科之要药。常用于跌打损伤，瘀滞肿痛，外伤出血之证。应用中既可内服，亦可外用，且尤以局部外敷者更多。

使用注意 因本品内服易致恶心、呕吐，故胃弱者慎用。孕妇及无瘀滞者忌服。煎服，3～10g，宜炒去油用。外用适量，生用或炒用，研末外敷。

现代研究 本品能降低毛细血管通透性，具有明显抗炎作用。并具有镇痛、促进伤口愈合的作用。

用药鉴别 **乳香与没药**功用相近，均能活血行气止痛，消肿生肌，常相须为用，治疗跌打损伤之证。然乳香长于行气伸筋，外伤所致的筋脉不利用之更佳；没药长于活血散瘀，外伤所致的瘀肿疼痛用之更好。

苏木——跌打损伤，瘀肿疼痛

苏木味甘咸辛而性平。性虽平而不偏，但活血之力则随用量增大而增强，故李时珍言其"少用则和血，多用则破血"。取其调和血脉而疏通经络，破血散瘀而消肿止痛之功，为活血疗伤之常用品，多用于跌打损伤，骨折筋损，瘀肿疼痛。

使用注意 月经过多和孕妇忌用。煎服，3～10g。外用适量，研末撒敷。

骨碎补——跌打损伤，筋骨损伤，瘀肿疼痛

骨碎补功能活血散瘀、消肿止痛、续筋接

骨。善于入肾治骨，疗骨折伤碎而得名骨碎补，被誉为伤科要药，补骨佳品。治疗跌打损伤或创伤所致的筋骨损伤、瘀滞肿痛，可单用本品浸酒，内服或外敷，亦可单用水煎服。

使用注意　阴虚火旺、血虚风燥者慎用。煎服，10～15g。外用适量，研末调敷或鲜品捣敷，亦可浸酒擦患处。

现代研究　本品对骨的发育生长有显著促进作用。能促进骨对钙的吸收，提高血钙和血磷水平，有利于骨的钙化和骨质形成，以促进骨折的愈合。并能抑制骨丢失，防治骨质疏松。

自然铜——跌打损伤，骨折筋损，瘀肿疼痛

自然铜辛平而归肝经血分，既能活血祛瘀，又能续筋接骨而止痛疗伤，尤长于促进骨折的愈合，为伤科之要药。常用治跌打损伤，骨折筋断，瘀肿疼痛，内服、外敷均可。

使用注意　自然铜"即便理气活血尔""但接骨之后，不可常服"（《本草纲目》）。凡阴虚火旺、血虚无瘀者慎用。煎服，10～15g；入丸散，醋淬研末服每次 0.3g。外用适量。

现代研究　本品可促进新骨生成，能加速骨折愈合，使骨痂生长快，且量多而较成熟。

续断——跌打损伤，骨折筋损，瘀肿疼痛

续断辛苦而微温，既能宣通血脉，活血祛瘀，又善温补肝肾，强筋健骨，并能宣通百脉，疗伤续折。被誉为"疏通气血筋骨第一药"（《本草求真》）。可用治跌打损伤，瘀血肿痛，筋伤骨折。

使用注意 "初痢勿用，怒气郁者禁用"（《得配本草》）。煎服，9～15g；或入丸散。外用适量研末敷。

现代研究 本品有止血、镇痛、促进组织再生的作用。

土鳖虫——跌打损伤，骨折筋损，瘀肿疼痛

土鳖虫咸寒，入肝经血分，性善走窜，活血力强，既能破血逐瘀而消肿止痛，又能续筋接骨而疗折伤，为伤科之常用药，且尤多用于骨折筋伤，瘀血肿痛。可单味研末调敷，或研末黄酒冲服。

使用注意 本品力强破血，孕妇忌用。煎服，3～10g；研末服，1～1.5g，黄酒送服。外用适量。

现代研究 据报道，用土鳖虫、红花各10g，白酒适量。将两者研为细末，用白酒分2～3次送服。治疗腰扭伤49例，1剂治愈者16例；2～3剂治愈者20例；4～15剂治愈者13例，治愈率为100%。

用药鉴别 土鳖虫与自然铜、骨碎补、续断均能活血疗伤，续筋接骨，为治疗跌打损伤，筋伤骨折之常用药。然土鳖虫作用最强；续断作用最为平和。骨碎补与续断又能补肝肾，强筋骨，对骨折筋损之证可加速骨折的愈合复原，故用之更宜。

水蛭——跌打损伤，瘀肿疼痛

水蛭咸苦，独入肝经血分，为虫类破血逐瘀之药，虽力峻性猛，但亦为治跌打损伤之常用药。

使用注意 孕妇及月经过多者忌用。因本品药力峻猛，以入丸散或研末服为宜。研末服，0.3～0.5g。入煎剂，1.5～3g。

现代研究 本品提取物水蛭素对血小板聚集有明显的抑制作用，能抑制大鼠体内血栓形成，对弥散性血管内凝血有很好的治疗作用。其煎剂对皮下血肿也有明显抑制作用。

用药鉴别 土鳖虫与水蛭、虻虫均为虫类破血逐瘀药，同可用治跌打损伤，瘀滞肿痛之证。然三者土鳖虫作用较缓，并能续筋接骨，尤多用于骨折筋伤，瘀血肿痛；水蛭居两者之中，服用后不立即发挥作用，但容易积蓄中毒；虻虫作用最为峻猛，药力迅速，但药过即止。

川芎——跌打损伤，瘀肿疼痛

川芎辛温。辛能行散气滞，温能通畅血脉，为"血中之气药"，具有通达气血之功效，其治跌打损伤，瘀肿疼痛，即取活血行气之功，使气行则血行，血行瘀散则痛止。既可内服，也可外用。

使用注意 本品辛散温通，功在活血而无止血之力，故外伤无瘀之出血者和孕妇均当慎用。煎服，3~9g，或入丸散。外用适量，研末撒，或调敷患处，或煎汤熏洗。

现代研究 本品口服可促进大鼠和家兔骨折的愈合及血肿吸收。

用药鉴别 川芎与延胡索、姜黄、郁金均能活血行气止痛，凡跌打损伤之气滞血瘀，肿胀疼痛者均可选用。然川芎长于行散；延胡索长于止痛；姜黄长于活血，为破血逐瘀之品；郁金性寒清热，红肿热痛者尤宜。

牛膝——跌打损伤，瘀肿疼痛

牛膝味苦甘酸而性平，归肝、肾经，既有较强的活血祛瘀之力，又能补益肝肾，强筋健骨，且性善下行，通利降泄，善治疗跌打损伤，腰膝瘀痛。

使用注意 本品为动血之品，性专下行，故孕妇及月经过多者忌用。煎服，6~15g。治疗跌打损伤，瘀肿疼痛上用或酒炙用。

现代研究 本品有较好的抗炎、镇痛作用，尤其是牛膝酒剂活血止痛作用更明显，对瘀血所致的疼痛症状有较好的缓解作用。

红花—跌打损伤，瘀肿疼痛

红花辛散瘀滞，温通经脉，入心肝血分，能通利血脉，消肿止痛，为治跌打损伤，瘀滞肿痛之要药。

使用注意 因本品多用则破血，故孕妇忌用。有出血倾向者慎用。煎服，3～10g。外用适量。

现代研究 本品有显著的抗炎、镇痛作用，可抑制多种原因所致的动物足肿胀。对类似人类血脉不通、血瘀状态的动物模型，可使其紧张性增高呈现血管扩张，并随剂量增加而作用更明显。

用药鉴别 红花与桃仁均能活血祛瘀，治疗跌打损伤，瘀肿疼痛，常相须为用，如复元活血汤（《医学发明》）。然红花量小能祛瘀生新而养血，量大则破血逐瘀而止痛，为治跌打损伤，瘀滞肿痛之要药；桃仁祛瘀力强，性善破血，散而不收，泻而无补，不可过用。

红花与麝香均能活血化瘀，消肿止痛，为治跌打损伤，瘀滞肿痛之要药，两者常配伍同用，如七厘散（《良方集腋》）、八厘散（《医宗金鉴》）。然红花长于活血而通利血脉·麝香长于走窜而开通经络。

当归——跌打损伤，瘀肿疼痛

当归甘辛而温，质地滋润。活血而不伤正，祛瘀而能生新。瘀去新生，血脉通畅则瘀肿疼痛自止，故取其活血补血止痛之功，常用于跌打损伤之瘀血作痛。

使用注意 湿盛中满、大便泄泻者忌服。

煎服，5～15g。

现代研究　本品有促进创面愈合的作用。其对局部组织不仅能止血，还可加强末梢循环。外用能使上皮迅速再生。

用药鉴别　当归与鸡血藤均能活血补血而止痛，尤宜于跌打损伤、瘀血疼痛兼有血虚者。然当归补血止痛之力胜于鸡血藤；鸡血藤又能舒筋活络，更宜于跌打所致的筋脉损伤、屈伸不利。

血竭——跌打损伤，瘀肿疼痛，外伤出血

血竭甘咸性平，入肝经血分，既能活血定痛，又能化瘀止血而生肌疗伤。外伤瘀血得散，则疼痛自消，为治伤科瘀滞痛证的要药。因本品既能活血化瘀，又能止血，且止血而不留瘀，并且止血之时还能生肌，可促进创伤愈合而达到疗伤之效，故又为外伤出血的常用品，可单用研末外敷患处。

使用注意　因本品力强而破积血，故无瘀血者不宜用。孕妇及月经期患者忌用。内服，多入丸散，研末服，每次1～2g。外用适量，研末外敷。

现代研究　本品对家兔"急性血瘀"模型，可使全血黏度和血浆黏度下降，红细胞电泳速度加快。并具有消肿、收敛疮口及加速疮口愈合的作用。

用药鉴别　血竭与儿茶均能活血疗伤，止血生肌，可用治跌打损伤，瘀滞疼痛，外伤出血。然血竭长于活血定痛，为伤科瘀滞痛证之要药；儿茶味涩，长于收敛止血，尤宜于外伤出血证。

三七——跌打损伤，瘀肿疼痛，外伤出血

三七甘、微苦而温，入血分，既能活血化瘀而止血，又能活血消肿而定痛，为治瘀血诸证之佳品，伤科跌打之要药。凡跌打损伤，瘀血肿痛，或外伤出血，或筋骨折伤者，本品皆为首选药物。可单味以之为末，黄酒或白开水送服。

使用注意 孕妇慎用。多研末吞服，1~1.5g；煎服3~10g。外用适量，研末外掺或调敷。

现代研究 三七能够缩短出血和凝血时间。并有显著的镇痛、抗炎作用。

用药鉴别 三七与茜草、蒲黄、五灵脂、花蕊石均能化瘀止血，用治外伤瘀阻出血。然三七、蒲黄、五灵脂又长于活血止痛，邡为外伤瘀血肿痛的常用药，其中尤以三七止痛力最强；茜草又能凉血止血，疏通经络，尤宜于外伤瘀阻，红肿热痛者；蒲黄、花蕊石又能收敛止血，对外伤出血用之更佳，且均可单用外敷伤口。

栀子——外伤瘀肿疼痛

栀子苦寒，具有清热泻火、凉血止血之功，外用又能消肿止痛，对跌打损伤、肿胀疼痛者，不仅可使局部肿胀消退，而且性寒清热而凉血，还能减轻局部红肿热痛，多单味研末，用水或醋调成糊状湿敷；或与韭菜捣烂，调敷局部。而且栀子也可煎汤内服，治疗跌打损伤、肿胀疼痛。

使用注意　本品苦寒伤胃，脾虚便溏者不宜服用。煎服，5～10g。外用生品适量，研末调敷。

现代研究　栀子醇提物的乙酸乙酯溶解部分、甲醇溶解部分对小鼠软组织损伤具有较好的治疗作用，经4次敷药，从外表观察已基本治愈，无出血、瘀血灶；组织学观察，只见轻度肌纤维肿胀及少量点状出血灶。乙酸乙酯、甲醇溶解部分对家兔软组织损伤同样具有较好的治疗效果，敷药1小时后家兔恢复正常活动，出血、瘀血灶明显好转。

马钱子——跌打损伤，骨折肿痛

马钱子又名番木鳖、马前，能散结消肿，通络止痛，且"开通经络……远胜于它药"（《医学衷中参西录》）。经络开通，气血流畅，瘀肿可消，疼痛能止，故为伤科疗伤止痛之佳品。近代临床单用马钱子或用以其为主的配方治疗骨折肿痛、外伤瘀肿等均有较好疗效。

使用注意 本品大毒，内服不宜生用及多服久服。因所含有毒成分能被皮肤吸收，故外用亦不宜大面积涂敷。孕妇禁用，体虚者忌用。0.3～0.6g，炮制后入丸散用。外用适量，研末调涂。

现代研究 本品所含士的宁有显著的镇痛作用。

随证选药简则

- 创伤出血者，宜选用——三七、茜草、蒲黄、五灵脂、花蕊石、血竭、儿茶
- 跌打损伤，瘀肿疼痛较重者，宜选用——三七、延胡索、五灵脂、蒲黄、马钱子、麝香
- 跌打损伤，骨折筋损者，宜选用——骨碎补、续断、土鳖虫、自然铜
- 跌打损伤，气滞血瘀者，宜选用——川芎、延胡索、姜黄、郁金、乳香、没药
- 跌打损伤，瘀肿疼痛兼血虚者，宜选用——当归、鸡血藤
- 跌打损伤，血瘀兼血热而瘀肿热痛者，宜选用——郁金、茜草
- 跌打损伤，下部腰膝疼痛较重者，宜选用——牛膝

35

疮疡通用药

痈肿疗疮：天花粉　金银花　连翘
蒲公英（漏芦）
紫花地丁（鱼腥草、大血藤、
败酱草、野菊花、重楼、白花
蛇舌草、熊胆、白蔹）
远志（麝香、蟾酥）
脓成不溃及溃后腐肉不去：升药（砒石、
胆矾）穿山甲（皂角刺、白芷）
疮疡不敛：乳香（没药）　白及
煅石膏（滑石）　血竭（儿茶）
虚证疮疡及阴疽：黄芪（当归）
鹿茸（炮用）　肉桂（白芥子）

　　疮疡包括所有的肿疡及溃疡，如痈、疽、
疗疮、疖肿、流注等。其成因多由毒邪内侵，
邪热灼血，以致气血壅滞而成。治疗一般疮疡
阳证多与热毒有关，故不论初期、成脓、溃
后，凡具有实热火毒之证，均应以寒凉药为主
而清之；若疮疡阴寒之证，应温经通络，促进

阴寒凝滞得以消散。然不论阳证、阴证，初期均以透散祛邪为主；成脓不溃者以扶正托疮为要；久溃不敛者以补益生肌为法。

所取功效及主治特点简括

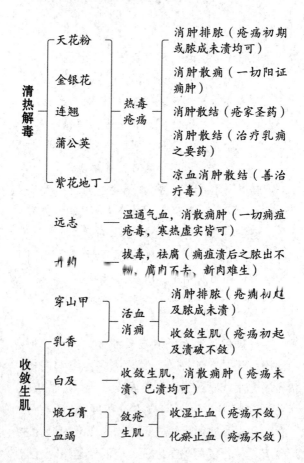

清热解毒
天花粉 —— 消肿排脓（疮疡初期或脓成未溃均可）

金银花 —— 消肿散痛（一切阳证痈肿）

连翘 —— 消肿散结（疮家圣药）

蒲公英 —— 消肿散结（治疗乳痈之要药）

紫花地丁 —— 凉血消肿散结（善治疗毒）

热毒疮疡

远志 —— 温通气血，消散痈肿（一切痈疽疮毒，寒热虚实皆可）

升药 —— 拔毒，祛腐（痈疽溃后之脓出不畅、腐肉不去、新肉难生）

收敛生肌
穿山甲 活血消痈 消肿排脓（疮痈初起及脓成未溃）

乳香 活血消痈 收敛生肌（疮疡初起及溃破不敛）

白及 —— 收敛生肌，消散痈肿（疮疡未溃、已溃均可）

煅石膏 敛疮生肌 收湿止血（疮疡不敛）

血竭 敛疮生肌 化瘀止血（疮疡不敛）

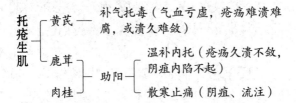

托疮生肌 —— 黄芪 —— 补气托毒（气血亏虚，疮疡难溃难腐，或溃久难敛）

鹿茸
肉桂 —— 助阳 —— 温补内托（疮疡久溃不敛，阴疽内陷不起）

散寒止痛（阴疽、流注）

机制分析与临床应用简述

天花粉——热毒疮疡

天花粉苦泄而寒凉，既能清热泻火以解毒，又能消肿排脓而疗疮。对疮疡肿毒，热毒炽盛者，未成脓者可使之消散，已成脓者可使之溃疮排脓。现代临床取其清热解毒，消肿排脓之功，常用治乳腺炎、流行性腮腺炎等感染性疾病。

使用注意　本品与瓜蒌同出一物，故不宜与乌头类药材同用。内服，煎汤 10～15g，或入丸散。外用适量，研末调敷。

金银花——热毒疮疡

金银花味甘性寒，既能归肺经而透散肺经热邪，又能入心、胃经而清解心胃热毒。为清热解毒，散痈消肿之佳品，治疗一切阳证痈肿之要药。治疗痈疮初起，红肿热痛者，可单用本品煎服，并用药渣外敷患处。

使用注意　其为治一切阳证痈肿之要药，

气虚疮疡脓清者忌用。脾胃虚寒者忌用。煎服，6～15g。本品甘寒性缓，治疗热毒疮痈，用量宜重。

现代研究 金银花具有广谱抗菌作用，并有明显的抗炎作用。据报道，用金银花45g，鹿角霜15g，王不留行12g，黄酒1杯为引，水煎服，治疗乳腺炎10余例，均获痊愈。

连翘——热毒疮疡

连翘苦而微寒，苦能泻火，寒能清热，主入心经，善清心火，解疮毒，并能消散痈肿之结聚，"为疮家圣药"（《珍珠囊》）。

使用注意 本品苦寒，脾胃虚寒及疮疡气虚脓清者不宜用。煎服，6～15g。

现代研究 本品醇提物有非常明显的抗渗出作用及降低炎灶微血管壁脆性作用。

用药鉴别 金银花与连翘均能清热解毒，消痈散肿，治疗热毒疮痈。然金银花长于散表热，尤宜于热壅肌表之疮痈；连翘清心解毒力强，并善消痈散结，为疮家圣药，尤宜于热壅结聚之疮痈。

蒲公英——热毒疮疡，尤善治乳痈

蒲公英苦甘而寒。苦能泄降，寒能清热，故能清解火热毒邪，泄降疮痈滞气，为清热解毒、消痈散结之佳品。主治内外热毒疮痈诸证。因本品解毒消痈之中能疏郁通乳，故尤为治乳痈的要药，用治乳痈肿痛，可单用本品浓煎内服；或取鲜品捣汁内服，药渣外敷患处。

使用注意 用量过大可致缓泻，故用量不宜过大。煎服，9～15g。外用鲜品适量，捣敷或煎汤熏洗患处。

用药鉴别 蒲公英与漏芦均能清热解毒、消痈散结，并能通经下乳，在治疗热毒痈肿之中，又为治疗乳痈之良药。其中尤以蒲公英用之更多，单用即可获效，故为治疗乳痈的要药。

紫花地丁——热毒疮疡

紫花地丁苦辛而寒，入心肝血分，既能清热解毒，又能凉血消肿而消痈散结，故为治血热壅滞，痈肿疮毒，红肿热痛的常用药，痈疽疔毒的通用品，且尤以治疗毒为其特长。用治痈肿、疔疮、丹毒等，可单用鲜品捣汁内服，取药渣外敷。

使用注意 本品虽为痈疽疔毒通用之药，但苦泄寒凉，阴疽寒凝之证及体质虚寒者当忌用。煎服，15～30g。外用鲜品适量，捣烂敷患处。

现代研究 有明显的抗菌及消炎、消肿作用。

用药鉴别 蒲公英与紫花地丁、鱼腥草、大血藤、败酱草、野菊花、重楼、白花蛇舌草、熊胆、白蔹均能清热解毒，消散痈肿，为治阳性热毒疮疡之佳品。然蒲公英能疏郁通乳，尤善治乳痈；紫花地丁"专为痈疽疔毒通用之药"，尤善疗疗毒；鱼腥草又为治肺痈的要药；大血藤、败酱草又善治肠痈；野菊花与重楼又善消肿止痛，为治痈肿疔毒之良药；白花蛇舌草与熊胆尤长于清热解毒，主治热毒蕴结之疮痈；白蔹又能敛疮生肌，亦可用治疮疡溃后不敛。

远志——痈疽疮毒

远志苦泄辛行，性温通利，为宣泄通达之品，善疏通气血之壅滞而消散痈肿。故可用治一切痈疽疮毒，无论属寒、属热，虚证、实证均可。治疗痈疽疮毒，乳房肿痛，内服、外敷皆有疗效。内服可单用研末，黄酒送服；外用可隔水蒸软，加少量黄酒捣烂敷患处。

使用注意 本品苦温性燥，故实热或痰火内盛者慎用。有胃溃疡或胃炎者慎用。煎服，3～9g。外用适量。

用药鉴别 远志与麝香、蟾酥均为辛散温通之品，无论属寒、属热之痈疽皆可用之，且内服、外用皆有疗效。然三者中远志作用和缓，可用治一切痈疽疮毒；麝香走窜甚烈，长于活血而散结消肿，为治疮疡之要药；蟾酥作用较强，长于解毒消肿，并有麻醉止痛之功，尤宜于恶疮肿毒。

升药——痈疽溃后之脓出不畅、腐肉不去、新肉难生

升药由水银、火硝、白矾各等份混合升华制成。又名红粉、三仙丹等。红色者称红升、黄色者称黄升。其性味辛热。虽为大毒之品，但可"以毒攻毒"，具有拔毒祛腐，排脓生新之功。为外科治疗痈疽溃后之脓出不畅、腐肉不去、新肉难生的常用药。

使用注意 本品大毒，只供外用，不能内服。且外用也不用纯品，多配煅石膏同用。用时研极细粉末，干掺或调敷，或以药捻蘸药粉使用。外用适量，严格掌握不可过量或持续使用。对创面过大或肌薄无肉处忌用，以防氧化汞通过创面、肌肤吸收。因本品不是收敛生肌而治疗疮疡久溃不敛，而是拔毒祛腐，使腐肉去，新肉生，故外疡腐肉已去或脓水已尽者不宜用。

现代研究 本品主要含氧化汞，另含少量硝酸汞，硝酸汞溶于水，生成的酸性溶液，对人体组织有缓和的腐蚀作用，可使病变组织与药物接触面的蛋白凝固坏死，逐渐与健康组织分离而后脱落，起到祛腐作用。氧化汞对组织的刺激性较低，通过对组织温和的刺激，可使局部血管扩张，促进血循环，增加局部免疫体的渗出，同时增加创面营养和血供，以促进机体组织的再生和创面愈合。

用药鉴别 升药与砒石、胆矾三者外用均

能祛腐蚀疮，治疗疮疡腐肉不去。然升药拔毒作用最强；砒石腐蚀作用最强；胆矾兼有收敛之性。

穿山甲——疮痈初起及脓成未溃

穿山甲咸而微寒，性专行散，善于走窜，既能活血化瘀而消痈毒，又能消散痈肿而排脓血。其治疗痈肿疮毒，初起脓未成者可使之消散，脓成未溃者可使之速溃，故为治疗疮疡肿痛之要药。

使用注意 因本品行散走窜，重在消肿排脓，故痈肿已溃者忌用。煎服，3～10g；研末吞服，每次1～1.5g。

用药鉴别 穿山甲与皂角刺、白芷均能消肿排脓，可使疮痈初起脓未成者消散，脓成难溃者速溃，故常用治疮疡初起及脓成未溃者。然穿山甲行散走窜，长于活血消痈，对疮疡瘀阻疼痛者用之最佳；皂角刺温通锐利，长于溃疮排脓，对疮疡将溃未溃时用之尤宜；白芷辛温透散，长于托毒外出，常与黄芪、当归同用，共奏托毒排脓之功，如托里消毒散（《外科正宗》）、托里透脓散（《医宗金鉴》）。三者虽各有所长，但亦常配伍同用，如仙方活命饮（《妇人大全良方》）。

乳香——疮疡初起及溃破不敛

乳香辛苦而温，既入血分，又入气分，既

能散血中瘀滞而活血止痛，又能行血中气滞而化瘀消痈，还能敛溃破疮疡而祛腐生肌。故用治疮疡，既可使初起红肿热痛者消散，又能使溃久不敛者生肌。

使用注意 因本品内服易致恶心、呕吐，故胃弱者慎用。孕妇及无瘀滞者忌用。煎服，3～10g，宜炒去油用。外用适量，生用或炒用，研末外敷。

现代研究 本品能降低毛细血管通透性，具有明显的镇痛、抗炎作用。并能加速炎症渗出排泄，促进伤口愈合。

用药鉴别 **乳香与没药**功用相近，均能活血行气止痛，消肿生肌，常相须为用，治疗疮疡初起及溃破不敛之证。然乳香长于行气伸筋；没药长于活血散瘀。

白及——疮疡未溃、已溃均可

白及苦甘涩而寒，苦泄壅滞，涩可收敛，寒凉清热，且质极黏腻，性极收涩。故既可消散热壅血瘀之疮痈，又能收敛久溃不敛之疮面，为外疡消肿生肌的常用药。对于疮疡，无论未溃或已溃均可应用。

使用注意 不宜与乌头类药材同用。煎服，3～10g；大剂量可用至30g，亦可入丸散。外用适量。

现代研究 本品能促进肉芽生长，促使疮面愈合。

用药鉴别 白及与乳香、没药均能消肿生肌，对疮疡之证，无论未溃或已溃均可应用。然白及味涩质黏，长于敛疮生肌，能直接促进肌肉生长，使疮疡愈合；乳香与没药辛散苦泄，长于活血消痈，祛腐生肌，即通过消除瘀血，祛除腐肉，促进肌肉生长，使疮疡愈合。

煅石膏——疮疡不敛

本品为生石膏火煅而成，性味由甘辛而大寒，变为甘辛涩而寒。故功效亦随之改变，除清热之功外，又具有收敛之效，且重在敛疮生肌，收湿，止血。常用治疮疡溃后，久不收敛，可单味研末撒敷患处。治疗痈疽溃后之脓出不畅、腐肉不去、新肉难生者，常与拔毒祛腐的升药同用，以研末撒敷患处。

使用注意 本品治疗疮疡不敛者，主在外用，可研末撒，或调敷患处。用量随病灶部位、病情轻重而决定。

现代研究 煅石膏外用能减少分泌物渗出，防止感染，促进创面愈合。

用药鉴别 煅石膏与滑石均能清热收湿敛疮，外用治疗疮疡溃而不敛。然煅石膏多用治热疮；滑石多用治湿疮。

血竭——疮疡不敛

血竭甘咸性平，入肝经血分，既能活血定痛，又能化瘀止血而敛疮生肌。通过活血祛瘀，既能消除瘀血，排出脓血而促进肌肉生长，又能祛除腐肉，敛疮生肌而促使疮疡愈合。故可用治疮疡久溃不敛之证，可单用研末外敷。

使用注意 因本品破血力强，故无瘀血者不宜用。孕妇及月经期患者忌用。内服，多入丸散，研末服，每次 1～2g。外用适量。

现代研究 血竭具有消肿、收敛疮口及加速疮口愈合的作用。

用药鉴别 **血竭与儿茶**均能活血止血，敛疮生肌，可用治疮疡久溃不敛。然血竭长于活血祛腐生肌，主治疮疡久溃不敛之证；儿茶味涩，长于收敛，并解毒收湿，故外用还可用治多种疮疡，如热疮、湿疮等。

黄芪——气血亏虚，疮疡难溃难腐，或溃久难敛

黄芪甘而微温，归脾、肺经，功能补益脾肺之气，且尤善入脾胃，为补中益气之要药。通过补气之地，可使气血充足，托疮于外，而收托毒生肌之效果，可用于气血亏虚，疮疡难溃难腐，或溃久难敛。

使用注意 本品通过补气，托毒生肌而治疗疮疡，故疮疡初起，热毒壅盛者不宜使用。阴虚阳亢者忌服。煎服，9～30g。托毒生肌宜生用。

用药鉴别 **黄芪与当归**两者常相须为用，

治疗气血亏虚，疮疡成脓不溃，或溃久不敛。然黄芪重在补气，使气旺血生，气血充足而收托毒生肌之功；当归重在补血，并能活血，使血液充足，血脉畅通而获排脓生肌效，且当归活血之中，又能消肿止痛，故亦可用治疮疡初起，肿胀疼痛，如仙方活命饮（《妇人大全良方》）。

鹿茸——疮疡久溃不敛，阴疽内陷不起

鹿茸甘咸，性温。甘咸滋肾，甘温补阳，为峻补肾阳之品，并能益精血。肾阳充足，可鼓舞阳气，托疮于外，具有温补托疮之功，可用治肾阳不足，精血亏虚之疮疡久溃不敛，阴疽疮肿内陷不起。

使用注意 本品为纯阳峻补之品，故热毒疮疡者忌用。用量 1~2g，研末吞服，或入丸散。宜从小量开始，缓缓增加，不可骤用大量。

用药鉴别 鹿茸与鹿角均能温补托毒，消散痈肿，治疗疮疡久溃不敛，阴疽疮肿内陷不起。然鹿茸长于补肾阳，益精血；鹿角长于托疮消散，能活血散瘀消肿，故尤多用于疮疡肿毒，内服、外用均可。

肉桂——阴疽、流注

肉桂辛甘，大热。甘热可助阳补虚，辛热能散寒止痛，并能通行气血，温运经脉，主治

35

疮疡通用药

396

阳虚寒凝，血滞痰阻的阴疽、流注等。

使用注意 此为大热助阳之品，善治痼冷沉寒，故热毒疮疡不宜使用。阴虚火旺，里有实热，血热妄行之出血及孕妇忌用。不宜与赤石脂同用。煎服，1～4.5g，宜后下或焗服；研末冲服，每次1～2g。

用药鉴别 **黄芪**与**鹿茸**、**肉桂**均可用治虚寒性的疮疡。然黄芪重在补气，主治气血不足之疮疡不溃或溃久不敛；鹿茸重在温补阳气，滋益精血，故善治肾阳不足，精血亏虚之疮疡久溃不敛，阴疽疮肿内陷不起；肉桂偏于温散寒凝，通行气血，故善治阳虚寒凝，血滞痰阻的阴疽、流注。

肉桂与**白芥子**均能温通经脉，治疗阴疽、流注，两者常配伍同用，如阳和汤。然肉桂重在助阳散寒，并通行气血；白芥子重在祛皮里膜外之痰，并消肿散结止痛。

随证选药原则

- 热毒疮疡，宜选用——天花粉、金银花、连翘、蒲公英、紫花地丁、漏芦、鱼腥草、大血藤、败酱草、野菊花、重楼、白花蛇舌草、熊胆、白蔹
- 阴疽流注，宜选用——鹿茸、鹿角、肉桂、白芥子

- 疮疡初起，肿胀疼痛者，宜选用——天花粉、金银花、连翘、蒲公英、紫花地丁、漏芦、白蔹、当归、乳香、没药、白及
- 瘀血阻滞，疮疡肿胀疼痛者，宜选用——穿山甲、当归、乳香、没药、麝香
- 疮疡成脓不溃者，宜选用——天花粉、穿山甲、皂角刺、白芷
- 气血不足，疮疡成脓不溃者，宜选用——黄芪、当归
- 疮疡溃后，久不收口者，宜选用——乳香、没药、白及、煅石膏、滑石、血竭、儿茶、白蔹
- 肾阳不足，精血亏虚之疮疡久溃不敛，宜选用——鹿茸、鹿角
- 气血不足之疮疡久溃不敛，宜选用——黄芪、当归
- 疮疡腐肉不去，宜选用——升药、砒石、胆矾
- 乳痈肿痛，宜选用——蒲公英、漏芦、远志

36

瘰疬、瘿瘤通用药

昆布（海藻） 海蛤壳（海浮石、瓦楞子）

牡蛎 僵蚕 半夏 浙贝母（川贝母）

黄药子 夏枯草 玄参 连翘

全蝎（蜈蚣） 砒石 斑蝥（蜂房）

瘰疬是指结于颈项、腋、胯等皮里膜外，累累如串珠的结核。又名鼠瘘、老鼠疮、疬子颈等。其成因多为肝气郁结，肺肾阴虚，虚火内灼或感受风火邪毒等而致痰火凝聚，相当于西医学之淋巴结结核、慢性淋巴结炎。故治疗以散结为基本大法，或疏肝清肝，消散结节；或滋阴降火，消痰软坚，或祛风清热，辛散郁结。

瘿瘤又名大脖子，相当于甲状腺肿大的一类疾病，其与瘰疬一样，亦为肝气不舒等原因而致的气滞痰凝，治疗瘰疬的药物多可用治瘿瘤，故将瘰疬、瘿瘤病证列为一章。

另有痰核之证，乃因脾虚不运，湿痰流聚皮下而致，多见于颈项等部位，故临证也可参见本章所列之药。

昆布 ┐
海蛤壳 ├ 软坚散结 ┬ 消痰软坚（为治疗瘿瘤、瘰疬之要药）
牡蛎 ┘ ├ 化痰清火（痰火郁结之瘿瘤、痰核）
└ 长于软坚（痰核、瘰疬、瘿瘤）

僵蚕 ┐
半夏 ├ 化痰散结 ┬ 味咸软坚（瘰疬、痰核）
浙贝母 ├ 辛开消散（湿痰凝聚之瘿瘤、痰核）
黄药子 ┘ ├ 苦泄清热（痰火郁结之瘰疬、瘿瘤）
└ 性寒清热，消瘿解毒（瘿瘤）

夏枯草 ┐
玄参 ├ 清热泻火 ┬ 清肝火，散郁结（肝郁化火，痰火凝聚之瘰疬及瘿瘤）
├ 泻火解毒，软坚散结，滋阴（热盛阴伤，火灼津液，痰火凝结之瘰疬）
└ 清热解毒，消肿散结（痰火郁结之瘰疬、瘿瘤）

全蝎 ┐
砒石 ├ 以毒攻毒（外用治疗瘰疬）
斑蝥 ┘

机制分析与临床应用简述

昆布——瘿瘤、瘰疬

昆布咸寒，主入肝经，功能消痰软坚。而瘿瘤、瘰疬之证，皆为肝胆火盛，灼痰凝络所致。昆布味咸能软坚散结，性寒能清热消痰，故为治疗痰火凝聚之瘿瘤、瘰疬的要药。

使用注意 脾胃虚寒，寒湿凝滞者不宜服。内服，煎汤 6~12g，或入丸散，或用作食疗。因本品含碘量高，而人体每日必需的碘量约 0.2mg，1 日食 1g 昆布即能摄取数毫克碘，故对缺碘性甲状腺肿可用作食疗，炖汤、炒食皆可。

现代研究 本品含碘和碘化物，有防治缺碘性甲状腺肿的作用；对甲亢及基础代谢率增高有明显抑制作用；可使甲状腺功能恢复正常，腺肿缩小。

用药鉴别 昆布与海藻性味、功用相似，均能消痰软坚、消瘿散结，为治瘿瘤、瘰疬之要药，常相须为用。然昆布之功，雄于海藻。

海蛤壳——痰火郁结之瘿瘤、痰核

海蛤壳咸寒，主归肺经，具有清肺热、消痰火、化痰凝、软痰核之功。故可用治痰火郁结之瘿瘤、痰核。

使用注意 脾胃虚寒者慎服。煎服，10~15g，宜先煎，蛤粉宜包煎；入丸散，1~3g。

用药鉴别　海蛤壳与海浮石两者性味、功用相似，均能清肺化痰、软坚散结，可同用于治疗痰火郁结之瘿瘤、痰核。然海蛤壳能利气机；海浮石重在化黏痰。

海蛤壳与瓦楞子均能消痰软坚散结，治疗瘰疬、瘿瘤，常配伍同用，如含化丸（《证治准绳》）。然海蛤壳性寒，长于清化痰火；瓦楞子性平，能消一切痰积，并可化瘀散结。

海蛤壳、海浮石与昆布、海藻均为咸寒之品，功能消痰软坚散结。然海蛤壳、海浮石主入肺经，清降痰热力好；昆布、海藻主入肝经，软坚散结力强。

牡蛎——痰核、瘰疬、瘿瘤

牡蛎咸而微寒。重在味咸软坚，而无化痰之功，乃通过软坚，使痰核得化，痰凝得消，结节得散。而且微寒又能清热，故对痰火郁结之痰核、瘰疬、瘿瘤皆可用之。

使用注意　不宜久服，易引起便秘和消化不良。煎服，9~30g，宜打碎先煎　或入丸散。外用适量。

用药鉴别　牡蛎与海蛤壳均为贝壳类药，同具有软坚散结之功，可用治痰火郁结之痰核、瘰疬、瘿瘤。然牡蛎无化痰之功，重在软坚散结；海蛤壳既能软坚，又能化痰，尤长于清化痰火。

僵蚕——痰核、瘰疬

僵蚕咸辛而性平，既能软坚散结，又能辛散郁结，且性平而偏凉，还能清肃降火，并兼有化痰之功，故可用治痰火郁结之痰核、瘰疬，单用即可。

使用注意 "恶桑螵蛸、桔梗、茯苓、茯神、萆薢"（《药性论》）。煎服，5～9g，研末吞服，每次1～1.5g。外用适量。

半夏——湿痰凝聚之瘿瘤、痰核

半夏辛温，能辛开散结、温化痰湿，外用又能消肿止痛，亦可用治瘰疬、瘿瘤、痰核之证。因其长于燥湿化痰，为治湿痰之要药，故尤以湿痰凝聚之瘿瘤、痰核更为适宜。

使用注意 不宜与乌头类药同用。因本品性温而燥，热痰、燥痰者应慎用。煎服，3～10g，一般宜炮制后用。外用适量。

浙贝母——痰火郁结之瘰疬、瘿瘤

浙贝母苦寒降泄，功能清热化痰、开郁散结，为治瘰疬、瘿瘤的常用药，尤宜于痰火郁结之瘰疬结核。

使用注意 不宜与乌头类药同用。脾胃虚寒及湿痰者不宜用。煎服，3～10g。

用药鉴别 浙贝母与川贝母功效基本相同，均能清热化痰、开郁散结，治疗瘰疬、瘿瘤。然川贝母以甘为主，性偏于润；浙贝母以苦为主，性偏于泄，尤长于清热化痰，开郁散结，故治疗瘰疬、瘿瘤的方中多用浙贝母。

贝母与半夏均能化痰散结，用治瘿瘤、瘰疬。然贝母性寒，苦泄清热，功在清热化痰，以痰火郁结者用之尤宜；半夏性温，辛开消散，功在燥湿化痰，以湿痰凝聚者用之最好。

黄药子——瘿瘤

黄药子苦寒，功能化痰软坚、散结消瘿，可用治各种原因所致的瘿瘤，尤以痰火郁结之瘿瘤更为适宜，单用即可。现用治各种类型的甲状腺肿均有一定的疗效。

使用注意 本品有毒，不宜过量。如多服、久服可引起吐泻、腹痛等消化道反应，对肝肾也有一定损害，故脾胃虚弱及肝肾功能损害者慎用。煎服，5～15g；研末服，1～2g。

现代研究 黄药子服用后可增加甲状腺聚碘，讯速合成甲状腺素，使血中甲状腺素浓度升高，抑制垂体的叶分泌过多的促甲状腺素，使肿大的甲状腺缩小。故对缺碘食物所致的甲状腺肿具有一定的疗效。而且对一些原因不明的甲状腺肿也有一定的治疗作用。

用药鉴别 **昆布、海藻与黄药子**均能化痰软坚散结。然昆布、海藻咸寒，无毒，为治疗瘿瘤、瘰疬之要药，临证尤为多用；黄药子则为有毒之品，功在散结消瘿，主治瘿瘤，且不可多用久服。

36
瘰疬、瘿瘤通用药

夏枯草——肝郁化火，痰火凝聚之瘰疬及瘿瘤

夏枯草辛苦而寒，主归肝经，能清肝火、散郁结。肝经火热得清，痰火郁结消散，则瘰疬、瘿瘤随之而愈，故适用于肝郁化火，痰火凝聚之瘰疬，可单用水煎服，或泡茶频服。现单用本品制成夏枯草膏（《中华人民共和国药典》），用于瘰疬、瘿瘤及甲状腺肿大、淋巴结结核、乳腺增生症。

使用注意　本品味苦性寒，易伤脾胃，故脾胃虚弱者慎用。煎服，9～15g。或熬膏服。

用药鉴别　夏枯草与昆布均能散结，且药性寒凉，常配伍同用，治疗痰火郁结之瘰疬、瘿瘤。然夏枯草味辛，长于辛散郁结；昆布味咸，长于消痰软坚。

玄参——痰火郁结之瘰疬

玄参甘苦咸而微寒，能清上下火热，散周身痰结。李时珍谓"其消瘰疬亦是散火"，乃使火热上清下撤，不再灼痰劫液，则郁结消瘰疬散，故常用治痰火郁结之瘰疬。因其清火散结之中，还能滋阴生津，尤宜于热盛阴伤、心烦津液，痰火凝结之瘰疬结核者。现临床用其治疗淋巴结肿大，效果较好。

使用注意　本品凉润碍胃，若脾胃虚寒，食少便溏者不宜服用。反藜芦。煎服，10～15g，亦可入丸散。

用药鉴别　夏枯草与玄参均能清热散结，

瘰疬、瘿瘤通用药

用治痰火郁结之瘰疬、瘿瘤，常配伍同用。然夏枯草偏于清火辛散郁结，尤善治肝郁化火，痰火凝聚之瘰疬；玄参长于解毒软坚散结，并能滋阴生津，尤宜于热盛阴伤，火灼津液，痰火凝结之瘰疬。

连翘——痰火郁结，瘰疬痰核

连翘味苦，微寒，主归心经。苦可泻火，寒以清热，能清心经火热，解热毒疮肿，散血结气聚，具有清热解毒、消肿散结之功，可用治痰火郁结，瘰疬痰核之证。然因其散结力不强，故多作辅助药。

使用注意 本品苦寒，若脾胃虚寒及瘰疬溃破气虚脓清者不宜用。煎服，6~15g。

用药鉴别 连翘与玄参均能清热解毒散结，治疗火热灼津耗液，痰火郁结之瘰疬。然连翘苦寒，重在清热解毒，散结力弱，故用治瘰疬多作辅药；玄参咸寒，既能清热解毒，又善软坚散结，故为治瘰疬的常用药。

全蝎——瘰疬结核

全蝎味辛，有毒，能以毒攻毒，辛散结核，具有攻毒散结之功，其治瘰疬结核，既可外敷、又可内服。

使用注意 有毒之品，用量不宜过大。孕妇忌用（《中药学》教材在使用注意中均为孕妇慎用，但根据现代研究，本品可使子宫收缩，并导致早期流产，故孕妇应忌用）。煎服，3～6g。研末吞服，每次0.6～1g。外用适量。

用药鉴别 全蝎与蜈蚣均能攻毒散结，治疗瘰疬结核，常相须为用。然全蝎性平，攻毒散结之力弱于蜈蚣；蜈蚣力猛性燥，攻毒散结力强。

砒石——瘰疬

砒石又名信石、人言，药材有白砒、红砒之分，入药以红砒为主。其性大热，有大毒。外用具强烈的攻毒、蚀瘰疬、祛腐肉之功，虽可单用贴敷，但易致中毒，故多配伍其他药物以减轻其剂量而缓和毒性。

使用注意 本品剧毒，内服宜慎，用量一次0.002～0.004g，入丸散，不可作酒剂服。外用适量，研末撒敷，对皮肤黏膜有强烈的腐蚀作用。宜作复方散剂或入膏药、药捻用。且外用亦应注意，防止局部吸收中毒。孕妇忌服。忌用火煅。

斑蝥——瘰疬

斑蝥辛热，有大毒。取其辛散、温通、有毒之特性，外用能以毒攻毒而蚀疮，并能消肿散结，用治瘰疬。

使用注意 本品大毒，治疗瘰疬多外用，用量宜小，研末敷贴，或酒、醋浸涂。外用对皮肤黏膜有很强的刺激作用，能引起皮肤发红、灼热、起疱甚至腐烂，故不宜久敷或大面积使用。

用药鉴别 斑蝥与蜂房外用均能以毒攻毒而治疗瘰疬。然斑蝥辛散大毒，用之宜慎；蜂房味甘性平，相对缓和。

随证选药简则

- 软坚散结，治疗瘿瘤、瘰疬，可选用——牡蛎、玄参、昆布、海藻、海蛤壳、海浮石、瓦楞子
- 清热散结，治疗瘿瘤、瘰疬，可选用——夏枯草、连翘、玄参
- 化痰散结，治疗瘿瘤、瘰疬，可选用——浙贝母、半夏、昆布、海藻、海蛤壳、海浮石、瓦楞子、白僵蚕
- 仿毒散结，治疗瘿瘤、瘰疬，可选用——全蝎、蜈蚣、砒石、斑蝥、蜂房
- 痰火凝聚之瘿瘤、瘰疬，宜选用——昆布、海藻、浙贝母、海蛤壳、海浮石、白僵蚕
- 热盛阴伤，火灼津液，痰火凝结之瘰疬，尤宜选用——玄参
- 肝郁化火，痰火凝聚之瘰疬，尤宜选用——夏枯草
- 湿痰凝聚之瘿瘤、痰核，尤宜选用——半夏
- 各种原因所致的瘿瘤，皆可选用——黄药子

37

内痈通用药

鱼腥草　金荞麦（冬瓜仁）　桔梗（贝母）
芦根（苇茎）　合欢皮（白及）
大血藤（败酱草、白花蛇舌草）　大黄
桃仁（牡丹皮）　薏苡仁　金银花　蒲公英

　　内痈指外观看不到而发于脏腑或胸腹腔内
的痈肿，如肺痈、肠痈等。成因多与热毒壅
滞、湿热内蕴、气滞血瘀而阻塞不通有关。故
治疗宜清热解毒，清利湿热，活血行气，使毒
解湿除，气行血畅，则五脏得安，六腑得通，
内痈消散。

所取功效及主治特点简括

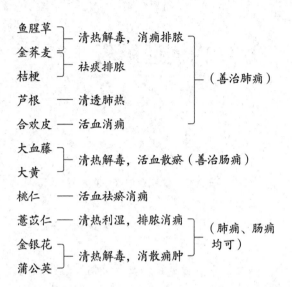

鱼腥草 ┐
金荞麦 ┘— 清热解毒，消痈排脓 ┐
桔梗 — 祛痰排脓 ┤
芦根 — 清透肺热 ├ （善治肺痈）
合欢皮 — 活血消痈 ┘

大血藤 ┐
大黄 ┘— 清热解毒，活血散瘀（善治肠痈）

桃仁 — 活血祛瘀消痈

薏苡仁 — 清热利湿，排脓消痈 ┐（肺痈、肠痈
金银花 ┐   │ 均可）
蒲公英 ┘— 清热解毒，消散痈肿 ┘

机制分析与临床应用简述

鱼腥草——肺痈

　　鱼腥草味辛性寒，具有清热解毒、消痈排脓之功，且主入肺经，尤以清解肺热见长，故为治肺痈之要药。可单味煎服，或制成注射液应用。

　　使用注意　本品含挥发油，不宜久煎。虚寒证及阴证疮疡忌服。煎服，15～25g。鲜品用量加倍，水煎或捣汁服。

　　现代研究　鱼腥草素对金黄色葡萄球菌、

肺炎双球菌及结核分枝杆菌等多种革兰氏阳性和阴性细菌均有不同程度的抑制作用。

金荞麦——肺痈

金荞麦微辛涩而性凉，主归肺经，既能清热解毒，清肺化痰，又善排脓祛瘀，故以治肺痈咯痰浓稠腥臭或咳吐脓血者为其所长，单用即可，如金荞麦片（《中国药物大全》）。

使用注意　金荞麦性质平和，用量宜大，煎服，15~45g。亦可用水或黄酒隔水密闭炖服。

现代研究　本品有祛痰、解热、抑菌、抗炎等作用。据报道，单用金荞麦煎服治疗肺脓肿有较好疗效，且长期服用未见毒性反应。其效果虽难以用抗菌作用解释，但其能溶解脓肿壁，起到了化学性排脓引流的效应。

用药鉴别　金荞麦与冬瓜仁均能清肺化痰排脓，善治肺痈咳吐脓痰。然金荞麦长于解毒祛瘀，主治肺痈；冬瓜仁又能清热利湿，并可治肠痈。

桔梗——肺痈

桔梗苦泄辛散，性善上行，主归肺经，以开宣肺气而见长，并能祛痰排脓，故为疗肺痈之佳品，排脓痰之君药。现代临床多配鱼腥草、冬瓜仁等，以加强清热排脓之效。

使用注意　因本品服后能刺激胃黏膜，剂量过大可引起恶心、呕吐，故用量不宜过大，煎服，3～10g。或入丸散。胃、十二指肠溃疡者慎服。气机上逆之呕吐、呛咳、眩晕、阴虚火旺咯血者不宜用。

用药鉴别 桔梗与贝母均能苦泄肺气，化痰止咳而消痈，善治肺痈咳嗽，咯痰腥臭。然桔梗长于宣肺祛痰排脓；贝母长于清肺化痰散结，尤以浙贝母效力更佳。

芦根——肺痈

芦根甘寒，质轻善升，入肺经，能清透肺热、祛痰排脓，故为治肺痈的常用药。治疗肺痈吐脓，多配薏苡仁、冬瓜仁等同用，或大剂量单味煎服。若肺痈吐血，亦可取鲜芦根与猪肺同炖服（《重庆草药》）。

使用注意 脾胃虚寒者忌服。煎服，干品15～30g；鲜品加倍，或捣汁用。

用药鉴别 芦根与苇茎同出一物，功效相近。然芦根为芦苇的根茎，长于生津止渴；苇茎为芦苇的嫩茎，长于清透肺热，尤善治疗肺痈。因药市多无苇茎供应，故用苇茎汤治疗肺痈时，多以芦根代之。

合欢皮——肺痈

合欢皮甘平，入肺经，能消散肺中之瘀阻壅滞。瘀阻壅滞得以疏通，则脓肿消，疼痛止，故可用治肺痈之胸痛、咳吐脓血者，单用即可获效。然因其药性平和，重在活血而消散痈肿，故常配伍鱼腥草、冬瓜仁等清热消痈排脓药同用，以加强清热排脓之力。

使用注意 因本品能活血，故孕妇慎用。煎服，6～12g。

用药鉴别 合欢皮与白及均能治疗肺痈。然合欢皮功在活血而消散痈肿，尤宜于肺痈而血滞胸痛者，因其力量平和，故多用作辅助药；白及功在止血而敛疮生肌，尤宜于肺痈而咳吐脓痰日渐减少者，因可收敛而促进痈肿愈合，故多用于肺痈愈合期。

大血藤——肠痈

大血藤苦平，长于清热解毒、消痈止痛，并能活血而消散瘀滞。因其主入大肠，尤善清大肠之热毒，散大肠之瘀滞，消大肠之痈肿，故为治肠痈腹痛之要药。

使用注意 孕妇慎用。煎服，9～15g。

用药鉴别 大血藤与败酱草均能清热解毒消痈，并能活血化瘀，同为治疗肠痈的要药，尤以肠痈而血脉壅滞者为宜。然大血藤善消痈止痛，为治肠痈腹痛的要药，故对肠痈未化脓者效果尤佳，败酱草善消痈排脓，治疗肠痈无论未化脓或已成脓者均可，并可用治肺痈。

大血藤与白花蛇舌草均能清热解毒消痈，常配伍同用治疗肠痈。然大血藤长于消痈止痛，并能活血而通行瘀滞，为治肠痈腹痛之要药；白花蛇舌草长于清热解毒，主取其清热解毒之功而消散痈肿，现代研究其对兔实验性阑尾炎有显著的治疗效果。

大黄——肠痈

大黄苦寒，既能清热解毒，又能凉血活血，更有较强的泻下攻积之效。借其泻下之力可荡涤大肠热毒，泻下血热瘀阻，热毒瘀阻得下，大肠腑气得通，则肠中痈肿消，腹中疼痛止，故可用治肠痈腹痛。

使用注意 本品苦寒泻下，易伤胃气，脾胃虚弱者慎用。其性沉降，并善活血，故妇女怀孕、月经期、哺乳期忌用。煎服，5～15g。外用适量。因本品内服用治肠痈，既取清热解毒等功效，又取泻下攻积之作用，故应选用生大黄，入煎剂时宜后下。

现代研究 本品能增加肠蠕动，促进排便。并有抗感染作用。

桃仁——肺痈、肠痈

桃仁味苦泄降，善活血祛瘀，兼降泄肺气，润燥滑肠。能泄血分之壅滞，除肺中之脓痰，通大肠之瘀阻，对气血壅滞之肺痈、肠痈均可选用。

使用注意 因本品活血力强，能堕胎，故孕妇忌用。有毒之品，不可过量。煎服，5～10g，捣碎用。

用药鉴别 桃仁与牡丹皮均能活血祛瘀消

痛，常配伍同用治疗气血壅滞之肠痈。然桃仁活血力强，善泄血分壅滞，故血滞甚者用之尤宜；牡丹皮凉血力好，善清血分实热，故血热甚者用之尤佳。

薏苡仁——肺痈、肠痈

薏苡仁甘淡而凉，入肺能清肺中痰热，下行能利肠中湿热，故既可用治肺痈，又可用治肠痈。治疗肺痈胸痛，咳吐脓痰，可大剂量单用煎汤饮服。治疗肠痈，可与附子、败酱草等配伍。

使用注意 此为利水之品，易伤阴津，故津液不足者慎用。本品可食可药，力量缓和，多服久服方可见效，常用量煎服 9～30g。

用药鉴别 薏苡仁与冬瓜仁均能清肺金之热、利肠中之湿而清热排脓，可用治肺痈、肠痈之证。然薏苡仁又能健脾，对肺痈之证，可起到培土生金之效；冬瓜仁又能清肺化痰，对肺痈咳吐脓痰用之更宜。

金银花——肺痈、肠痈

金银花味甘性寒，既能轻扬入肺而透散肺经热邪，又能入心胃而清解心胃热毒，为清热解毒、消散痈肿之佳品，治疗一切阳证痈肿之要药，既可用治外痈，又常用治内痈，治疗内痈尤以肺痈、肠痈更为多用。

使用注意 脾胃虚寒及气虚疮疡脓清者

忌用。煎服 6～15g。用治肺痈、肠痈以生品为佳。

蒲公英——肺痈、肠痈

蒲公英苦甘而寒，能清解火热毒邪，泄降疮痈滞气，为清热解毒、消散痈肿之佳品。可治内外热毒疮痈诸证，故不仅为治乳痈的要药，也用治肺痈、肠痈。

使用注意 用量过大可致缓泻，故用治肺痈时用量不宜过大。煎服，9～15g。

现代研究 本品煎剂或浸剂对金黄色葡萄球菌、肺炎双球菌等多种致病菌有抑制作用。和 TMP（磺胺增效剂）之间有增效作用。现代临床常用以治疗肺脓肿和急性阑尾炎有效。

随证选药简则

- 肺痈可选用——鱼腥草、金荞麦、冬瓜仁、芦根、苇茎、桔梗、贝母、合欢皮、白及、桃仁、薏苡仁、金银花、蒲公英
- 肺痈而热毒甚者，尤宜选用——鱼腥草、金荞麦、金银花、蒲公英
- 肺痈咳吐脓痰者，尤宜选用——金荞麦、冬瓜仁、桔梗、贝母
- 肺痈血滞胸痛者，尤宜选用——合欢皮、桃仁

- 肺痈恢复期，咳吐脓痰日渐减少者，尤宜选用——白及
- 肠痈可选用——大血藤、败酱草、白花蛇舌草、大黄、桃仁、牡丹皮、薏苡仁、冬瓜仁、金银花、蒲公英
- 肠痈而热毒甚者，宜选用——大血藤、败酱草、白花蛇舌草、大黄、金银花、蒲公英
- 肠痈而湿热较甚者，宜选用——薏苡仁、冬瓜仁、蒲公英
- 肠痈初期，血滞腹痛而未成脓者，宜选用——大血藤、败酱草、大黄、桃仁、牡丹皮
- 肠痈已成脓者，宜选用——败酱草、薏苡仁、冬瓜仁

38

皮肤病通用药

硫黄　雄黄　白矾　苦参（黄柏、龙胆）
蛇床子　白鲜皮　地肤子（萹蓄）轻粉
土荆皮　鸦胆子　白及

　　皮肤病是指发于人体体表皮肤、黏膜的疾病，如湿疮、疥疮、瘾疹、风疹、皮肤瘙痒、疣、癣等病证。其成因为热毒内侵、湿热浸淫、风热犯表，或血虚风燥、脾虚湿盛等所致。故治疗宜解毒杀虫、清热除湿、祛风止痒，或养血润燥、健脾利湿等。

所取功效及主治特点简括

硫黄┐
雄黄├─ 解毒杀虫，燥湿止痒（湿疹、疥癣）┬ 尤为治疥疮的要药
白矾┘　　　　　　　　　　　　　　├ 为攻毒杀虫之要药
　　　　　　　　　　　　　　　　└ 尤宜于疮面湿烂或瘙痒

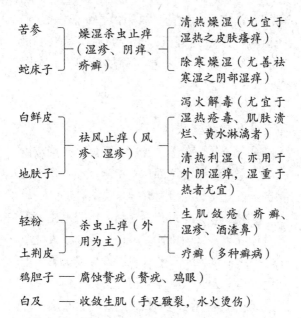

苦参、蛇床子 — 燥湿杀虫止痒（湿疹、阴痒、疥癣）
- 清热燥湿（尤宜于湿热之皮肤瘙痒）
- 除寒燥湿（尤善祛寒湿之阴部湿痒）

白鲜皮、地肤子 — 祛风止痒（风疹、湿疹）
- 泻火解毒（尤宜于湿热疮毒、肌肤溃烂、黄水淋漓者）
- 清热利湿（亦用于外阴湿痒，湿重于热者尤宜）

轻粉、土荆皮 — 杀虫止痒（外用为主）
- 生肌敛疮（疥癣、湿疹、酒渣鼻）
- 疗癣（多种癣病）

鸦胆子 — 腐蚀赘疣（赘疣、鸡眼）

白及 — 收敛生肌（手足皲裂，水火烫伤）

机制分析与临床应用简述

硫黄——多种皮肤病

硫黄酸温，有毒，有极强的解毒杀虫、燥湿止痒之功，外用可治疗疥癣、湿疹等多种皮肤病，尤为治疗疥疮的要药。如《肘后方》治疗疥疮，单用本品为末，麻油调匀外涂。

使用注意 此为有毒之品，孕妇慎用。外用适量，研末敷或加油调敷患处。

现代研究 本品主含硫。外用时硫与皮肤接触，产生硫化氢及五硫黄酸，从而有溶解角质、杀疥虫、细菌、真菌的作用。据报道，用硫黄或经适当配伍，治疗疥疮、湿疹、酒渣鼻、脓疱疮、脱发等多种皮肤病，均疗效满意。

雄黄——多种皮肤病

雄黄辛温，有毒，且性质温燥，外用或内服均可以毒攻毒而解毒，杀虫燥湿而止痒。为攻毒杀虫之要药，治疗湿疹疥癣之佳品。

使用注意 此为有毒之品，内服宜慎，不可过量或久服，内服用量 0.05～0.1g，入丸散用。外用适量，研末敷，香油调搽或烟熏。但外用也不宜大面积涂擦及长期持续使用，以免皮肤吸收积蓄中毒。孕妇禁用。切忌火煅，因煅烧后易生成毒性更大的三氧化二砷。

现代研究 雄黄对堇色毛癣菌等多种致病性皮肤真菌有不同程度的抑制作用。

用药鉴别 雄黄与硫黄外用均能解毒杀虫，燥湿止痒，可用治湿疹、疥癣。然雄黄长于解毒，为疗疮毒之佳品；硫黄长于杀虫止痒，为治疥疮之要药。

白矾——多种皮肤病

白矾又名明矾、矾石，煅后名枯矾。其性味酸涩而寒。善于解毒杀虫，燥湿止痒，外用可治疗湿疹瘙痒、疥癣等多种皮肤病，尤宜于疮面湿烂或瘙痒者。

使用注意 白矾治疗皮肤病，多煅后外用，因煅后功偏燥湿、敛疮，若取其解毒之功，亦可用生矾。外用适量，研末撒布、调敷或化水洗患处。

现代研究 本品对皮肤癣菌等多种细菌有抑制作用，并有明显的抗阴道滴虫作用。还有收敛、消炎、防腐等作用。

苦参——多种皮肤病

苦参大苦大寒，能泄降清热，荡涤湿火，可用治湿热所致的多种皮肤病，并为皮肤科之常用药。因其清热燥湿之中，又善杀虫止痒，故对皮肤病而表现为瘙痒者用之更宜。

使用注意 脾胃虚寒者忌服。反藜芦。煎服，5～10g。外用适量。

现代研究 苦参对多种皮肤真菌有抑制作用。并有抗炎及肯定的止痒、抗过敏作用。

用药鉴别 苦参与黄柏、龙胆均能清热燥湿，可用治湿热所致的湿疹瘙痒、阴肿阴痒等多种皮肤病，三者常配伍同用，且不论内服、外敷、重洗、坐浴皆可。然苦参燥性尤烈，又善杀虫止痒，对皮肤病表现为瘙痒者用之尤宜；黄柏、龙胆泻火力胜，对湿疹热重于湿，皮损渗出糜烂者用之最佳；龙胆苦寒之性更胜于黄柏，热盛者用之更多。

蛇床子——多种皮肤病

蛇床子辛苦而温，辛散祛风，味苦燥湿，温暴刚烈而除寒，故有较好的祛风燥湿，杀虫止痒之功，且尤善祛下焦寒湿，疗阴部湿痒，可用治湿疹、疥癣等多种皮肤病，并较多外用。

使用注意 阴虚火旺或下焦有湿热者不宜内服。外用适量，多煎汤熏洗或研末调敷。内服 3 ~ 9g。

现代研究 蛇床子及其提取物具有抑制多种致病微生物的作用，如杀灭阴道滴虫、抑制皮肤癣菌等。据报道，用蛇床子或经适当配伍治疗急性渗出性皮肤病、湿疹、疥疮、螨类皮炎、汗疱疹、手足癣、局部瘙痒症（肛门瘙痒、外阴瘙痒等）等多种疾病，疗效满意。

用药鉴别 蛇床子与苦参均能燥湿杀虫止痒，常配伍同用煎汤外洗，治疗湿疹、湿疮、阴痒、疥癣等多种皮肤病。然蛇床子苦温，功在散寒燥湿，更宜于寒湿所致者；苦参苦寒，功在清热燥湿，尤宜干湿热所致者。

蛇床子与明矾均能燥湿杀虫止痒，多配伍同用煎水外洗，治疗湿疹瘙痒、外阴瘙痒等皮肤病。然蛇床子性温散寒，以寒湿者尤佳；明矾性寒清热，以湿热者尤宜。

白鲜皮——多种皮肤病

白鲜皮苦寒燥湿，尤长于祛除蕴结于肌肤的湿热之邪，并有泻火解毒、祛风止痒之功，故可用治湿热疮毒、肌肤溃烂、黄水淋漓者，可配苍术、苦参等同用。而且也为治湿疹、风疹、疥癣的常用品，治疗湿疹多与苦参、黄柏等同用。治疗疥癣，也可与苦参等煎汤外洗。

使用注意 脾胃虚寒者慎用。煎服，5～10g。外用适量。

现代研究 白鲜皮对多种致病性真菌有不同程度的抑制作用。

用药鉴别 **苦参与白鲜皮**均能清热燥湿，并善祛肌肤湿热而止痒，可用治湿热所致的湿疹、湿疮、疥癣、皮肤瘙痒等多种皮肤病，两者常相须为用。然苦参又有祛风杀虫之功，对阴肿阴痒、疥癣瘙痒者用之尤佳；白鲜皮又能泻火解毒，对湿热疮毒、肌肤溃烂、黄水淋漓者用之最好。

地肤子——多种皮肤病

地肤子辛苦而寒，主归膀胱经。本品既能走表而疏散皮肤中湿热与风邪，又能下行而清利下焦之湿邪与积热，在疏散清利之中而止痒，故为治皮肤瘙痒的常用药。

使用注意 "地肤子水溶液大多破坏红细胞，有溶血作用"（《中药药理毒理与临床》）。故用量不宜过大，煎服，9～15g。外用适量。

现代研究 地肤子水浸液对多种皮肤真菌均有一定的抑制作用。

用药鉴别 **地肤子与萹蓄**均能清热除湿止

痒，可用治湿疹、湿疮、阴痒，尤以湿重于热者多用。然地肤子长于祛风止痒，亦用治风疹瘙痒；萹蓄长于杀虫止痒，亦用治小儿蛲虫、肛门瘙痒及滴虫阴痒，内服或煎汤熏洗均可。

轻粉——多种皮肤病

轻粉辛寒有毒而性质燥烈。外用能以毒攻毒而杀虫，善走皮肤而止痒，并能生肌敛疮。可用治疥癣瘙痒、湿疹、酒渣鼻等多种皮肤病。

使用注意 本品有毒，以外用为主。外用适量，不可过量和久用，研末调涂或干掺，或制膏外贴。

现代研究 本品具有广谱抑菌作用，对多种致病性皮肤真菌均有良好的抑菌效果。

土荆皮——多种癣病

土荆皮又名土槿皮。其味辛性温，有毒，有较好杀虫疗癣、祛湿止痒之功，主治体癣、手癣、足癣、头癣等多种癣病。以外用为主，可单味浸酒涂擦或研末加醋调敷。善治多种癣病的同时，亦可用治湿疹、皮肤瘙痒等皮肤病。

使用注意 此为有毒之品，只供外用，不可内服。外用适量，酒或醋浸涂擦，或研末调涂患处。

现代研究 本品水浸液体外试验无抗真菌

作用。其有机酸、乙醇浸膏及苯浸膏对我国常见的 10 种致病性皮肤真菌有一定抗菌作用。

鸦胆子——赘疣、鸡眼

鸦胆子苦寒，有毒。外用对皮肤黏膜有强烈的刺激性，可用于腐蚀赘疣和鸡眼。治疗赘疣、鸡眼，多将鸦胆子仁捣烂涂敷患处，或用鸦胆子油局部涂敷。

使用注意 鸦胆子有较强的腐蚀性，其治疗赘疣、鸡眼是直接局部外用，药量随病灶而定，但要注意用胶布保护好周围正常皮肤。

现代研究 本品对赘疣细胞可使细胞核固缩，细胞坏死、脱落。

白及——手足皲裂，水火烫伤

白及苦甘涩寒。甘涩黏腻能收敛生肌；苦寒清热能消汤火灼伤。故常用治手足皲裂，水火烫伤，可使破损封填，脓血清洁，有托旧生新之效。治手足皲裂，可以之研末，麻油调涂。治疗水火烫伤，也可用白及研末，油调敷，或将白及粉与煅石膏粉、凡士林调膏外用，能促进肉芽生长，促进疮面愈合。

使用注意 白及治疗手足皲裂，水火烫伤以外用为主。外用适量，研末掺或调敷。

随证选药简则

- 湿热所致的湿疹、湿疮、阴痒，宜选用——
  苦参、黄柏、龙胆、白鲜皮、地肤子、萹蓄
- 湿热浸淫，热重于湿的湿疹、湿疮、阴痒，
  尤宜选用——苦参、黄柏、龙胆、白鲜皮
- 湿热浸淫，湿重于热的湿疹、湿疮，尤宜选
  用——地肤子、萹蓄
- 寒湿所致的湿疹、湿疮，尤宜选用——蛇
  床子
- 外用攻毒杀虫，燥湿止痒，治疗湿疹、疥
  疮，宜选用——硫黄、雄黄、轻粉
- 外用杀虫疗癣，治疗各种癣病，宜选用——
  土荆皮
- 外用腐蚀赘疣，治疗赘疣、鸡眼，宜选
  用——鸦胆子
- 外用收敛生肌，治疗手足皲裂、水火烫伤，
  宜选用——白及

39

目病通用药

菊花（桑叶、蝉蜕）　谷精草（木贼）
夏枯草　石决明（珍珠母）
决明子（车前子）　密蒙花　青葙子　熊胆
炉甘石（硼砂、冰片、玄明粉）
枸杞子（菟丝子、沙苑子、女贞子、桑
椹、覆盆子、茺蔚子、刺蒺藜）　石斛
苍术

目病包括各种眼病。其成因有外感风邪，
火毒上炎，湿热内蕴，气血凝滞，或气血亏
虚，肝肾不足等。因肝开窍于目，故治疗多以
清肝明目、滋补肝肾为主，或随证而疏风明
目，或泻火解毒，或清利湿热，或补养气血
等，但不论何种治法，总以治肝为大法。

菊花 ┐
　　　├─ 疏散风热 ┬─ 清肝明目（用于肝经风热、肝火上攻等多种目疾）
谷精草 ┘　　　　　└─ 明目退翳（用于风热目赤，眼生翳膜）

夏枯草 ┐
　　　│　　　　　　┌─ 尤善清肝泻火（用于肝火上炎，目赤肿痛）
石决明 │　　　　　　│
　　　│　　　　　　├─ 兼养肝阴（虚实目疾皆可，阴血不足有肝热者尤宜）
　　　│　　　　　　│
决明子 ├─ 清肝明目 ┼─ 润肠通便，兼益阴（虚实目疾皆可，火热目赤兼肠燥便秘者尤宜）
　　　│　　　　　　│
密蒙花 │　　　　　　├─ 养肝补血，明目退翳（多用于肝血虚而有热的赤肿眵泪）
　　　│　　　　　　│
青葙子 ┘　　　　　　└─ 清肝经实火，明目退翳（用于肝火上炎之目赤翳障）

熊胆 ┐　　解毒明目　┬─（用于肝热目赤翳障）
炉甘石 ┘　　退翳　　└─（用于目赤翳障）

枸杞子 ┐　　　　　　┌─ 平补肾精肝血（用于肝肾亏虚之目暗不明）
　　　├─ 补益肝肾 ┤
石斛 ┘　　　　　　└─ 长于滋补肾阴（用于肝肾阴虚之目暗不明）

苍术 ── 燥湿健脾，明目（善治雀目）

机制分析与临床应用简述 ▮▮▮▮▮▮▮▮

菊花——肝经风热、肝火上攻等多种目疾

菊花辛甘苦，微寒，可用治肝经风热、肝火上攻、肝肾阴虚所致的多种目疾。通过配伍，虚实目疾皆可应用，但尤以肝经风热、肝火上攻之实证目疾用之更多。

使用注意 脾胃虚寒，食少便溏者慎服。煎服，5～9g，或泡茶，或入丸散。取其明目宜用白菊花。

用药鉴别 菊花与桑叶均能疏散风热，清肝明目，可用治风热上攻或肝火上炎所致的目赤肿痛等目疾。然菊花清肝明目力较强；桑叶疏散风热力较优。

菊花与蝉蜕均能疏散风热而明目，可用治风热上攻之目赤肿痛。然菊花兼养益肝阴，故虚实目疾皆宜；蝉蜕又能退翳，故翳膜遮睛多用。

谷精草——风热目赤，眼生翳膜

谷精草辛甘平，主归肝经，功能疏散风热、明目退翳，主用治风热上攻之目赤肿痛、羞明多泪、目生翳膜。

使用注意 阴虚血亏之目疾不宜用。煎服，5～10g。

用药鉴别 谷精草与木贼均能疏散风热，明目退翳，用治风热上攻之目赤肿痛、多泪及

目生翳膜。然谷精草作用平和；木贼作用较强。

夏枯草——肝火上炎之目赤肿痛

夏枯草苦寒，主归肝经，善清泻肝火以明目，主用治肝火上炎之目赤肿痛。

使用注意 脾胃虚弱者慎用。煎服，9～15g。或熬膏服。

石决明——多种目疾

石决明咸寒清热，专入肝经。既能平肝阳，又能清肝热，还能养肝阴，并具有明目退翳之功，故为眼科要药。凡目赤肿痛、翳膜遮睛、视物昏花等虚证、实证目疾皆可用之，且既可内服，亦可外用。

使用注意 因本品咸寒宜伤脾胃，故脾胃虚寒，食少便溏者慎用。煎服，3～15g；应打碎先煎。清肝明目宜生用，外用点眼宜煅用、水飞。

用药鉴别 石决明与珍珠母均能清肝明目，用治肝热目疾，翳障目昏。然石决明清肝明目作用强，并能滋养肝阴，尤宜于阴血不足而有肝热的羞明、目暗、青盲等目疾；珍珠母清肝明目作用不及石决明，但也为治肝热目疾的常用品。

决明子——多种目疾

决明子又名草决明。其性味甘苦咸而微

寒，主归肝经，既能疏散风热，又能清肝火，益肝阴，可用治风热、肝火及肝肾阴虚所致的多种目疾，故有决明之名，眼科要药之称。本品虚实目疾皆宜，但尤以实证目疾用之更多，因其兼入大肠，能清热润肠通便，故实证目赤肿痛见内热肠燥便秘者用之更为适宜。

使用注意 气虚便溏者不宜用。煎服，10 ~ 15g。

用药鉴别 **决明子与石决明**同有"决明"之称，均能清肝明目，滋养肝阴，可用治多种目疾。然决明子长于清泻肝火，故肝火上炎、风热上攻之实证目疾用之较多，因能润肠通便，对火热目赤兼肠燥便秘者用之更佳；石决明长于平肝潜阳，能滋养肝阴，故虚证、实证目疾均较多用，尤以阴血不足而肝阳上亢之目赤涩痛用之更宜。

决明子与车前子均能清肝明目，用治多种目疾。然决明子长于清泻肝火，肝火上炎、风热上攻之目疾用之更多；车前子长于除湿疗病者，对暑热伤肝之目赤暴痛用之更宜。

密蒙花——多种目疾

密蒙花甘而微寒，主归肝经。本品能清肝、养肝而明目退翳，对目疾之证无论实证、虚证皆可应用，并有"目疾专药"之称。

使用注意 本品虽列于清热药中，但因具养肝补血之功，临证多用于肝血虚而有热的赤肿眵泪。煎服，9～15g，或入丸散。

青葙子——肝火上炎之目赤翳障

青葙子苦而微寒，主归肝经，功能清泻肝经之实火以明目退翳，故主治肝火上炎之目赤肿痛、眼生翳膜、视物昏花等。

使用注意 本品有扩散瞳孔作用，青光眼患者禁用。煎服，10～15g。

用药鉴别 谷精草与密蒙花、青葙子均能清肝明目，可用治肝火上炎之目赤肿痛、羞明多泪、眼生翳膜等。然谷精草轻浮升散，善于疏散头面风热，对风热上攻之目疾用之尤宜；密蒙花清肝之中，又能养肝，对肝虚有热之目疾用之更好；青葙子功善清泻肝经实火，对肝经实火上攻之目疾用之更佳。

熊胆——肝热目赤翳障

熊胆为棕熊、黑熊的干燥胆汁，味苦性寒，主入肝经，功能清肝明目而退翳，常用治肝热目赤肿痛、羞明流泪及目生翳障等，单用即可。

使用注意 外用适量。本品用治眼科疾病多制成眼药水、药膏等外用。其注射液有刺激性，眼结膜下注射可致疼痛，宜先麻醉后再注射。

现代研究 本品的复方制剂有促进角膜翳处的角膜上皮细胞的新陈代谢，加快其更新的作用。

炉甘石——目赤翳障

炉甘石甘平无毒，既有良好的解毒明目退翳之功，又有收泪止痒之效。故为眼科外用常用药，可用治目赤翳障等眼疾。

使用注意　宜炮制后用。因本品口服后在胃内可生成氯化锌，会刺激腐蚀胃肠道，故专作外用，不作内服。外用适量，水飞点眼。

现代研究　本品所含的主要成分碳酸锌（$ZnCO_3$）不溶于水，外用能部分吸收创面的分泌液，有防腐、收敛、消炎、止痒及保护创面作用。

用药鉴别　炉甘石与硼砂、冰片、玄明粉均为眼科外用常用药，且多配伍同用治疗目赤肿痛，如白龙丹（《证治准绳》）。然炉甘石长于明目退翳；硼砂长于清热解毒；冰片长于清热止痛；玄明粉长于清热消肿。

枸杞子——肝肾亏虚之目暗不明

枸杞子味甘质润，药性平和，归肝、肾经。功能滋补肝肾之阴，为平补肾精肝血之佳品。多用治肝肾阴虚或精亏血虚之两目干涩、内障目昏。

使用注意　脾虚便溏者不宜。煎服，6～12g，亦可熬膏、浸酒，或入丸散。

用药鉴别　枸杞子与菊花均能明目，常配伍同用治疗目疾，如杞菊地黄丸（《医级》）。然枸杞子长于滋补肝肾，主治肝肾亏虚之目疾；菊花长于疏散、清肝、平肝而明目，可用治风热上攻、肝火上炎、肝阳上亢、肝肾亏虚等多种目疾，尤以实证目疾为多用。

枸杞子与菟丝子、沙苑子、女贞子、桑椹、覆盆子、决明子、车前子、青葙子、茺蔚子、刺蒺藜皆为种子类明目药，故有"子能明目"之说，临床常配伍同用。然枸杞子、菟丝子、沙苑子、女贞子、桑椹、覆盆子功在补益肝肾而明目，主治虚证目疾，其中枸杞子尤为多用，覆盆子则多作为辅助药，用之较少；决明子、车前子、青葙子、茺蔚子功在清肝明目，主治肝热目赤肿痛等实证目疾，其中决明子对火热目赤兼肠燥便秘者用之更宜，车前子对暑热伤肝之目赤暴痛用之更佳；刺蒺藜则为祛风明目的要药，主用治风热上攻，目赤肿痛、多泪多眵等。

石斛——肝肾阴虚之目暗不明

石斛甘寒养阴，入肾经能滋肾阴、降虚火。能补肾益精而明目，可用治肝肾阴虚，目失所养之目暗不明，以及肝肾阴虚，阴虚火旺所致的瞳神散大、视物昏花、羞明流泪等内障诸疾。

使用注意 本品有敛邪助湿之弊，温热病不宜早用，湿温尚未化燥者忌用。煎服，6～12g。鲜品可用15～30g。为使有效成分析出，入汤剂宜先煎。

现代研究 石斛水煎剂对晶状体中的异常变化有阻止及纠正作用；对半乳糖性白内障不仅有延缓作用，而且有一定的治疗作用。

苍术——雀目青盲

苍术辛苦而温，归脾、胃、肝经。其性雄壮而上行，能升举清阳以明目。因苍术为燥湿健脾之要药，湿去脾健则清阳升，清阳上升则目有所养，目得滋养则目涩自愈而视物明，故可用治雀目、青盲、眼目昏涩等多种目疾，尤善治雀目（夜盲症）。既可内服，亦可外用。

使用注意 阴虚内热，气虚多汗者忌服。煎服，5~10g。

现代研究 因本品含维生素 A 样物质，口服后在肠道转化成维生素 A，吸收后贮存于体内，尤以肝脏为多。故可治疗因维生素 A 缺乏引起的夜盲症和角膜软化症。

随证选药简则

- 风热上攻之目疾，宜选用——菊花、桑叶、蝉蜕、谷精草、木贼、刺蒺藜
- 肝火上炎之目疾，宜选用——决明子、青葙子、车前子、茺蔚子、夏枯草、石决明、珍珠母、密蒙花、熊胆、菊花、桑叶
- 肝肾不足，目暗不明，宜选用——枸杞子、

菟丝子、沙苑子、女贞子、桑椹、覆盆子、石斛

- 制成眼膏、眼药水局部外用，治疗目赤肿痛、目生翳膜，多选用——炉甘石、硼砂、冰片、玄明粉、熊胆、石决明、珍珠母
- 雀目尤宜选用——苍术
- 火热目赤兼肠燥便秘者，尤宜选用——决明子
- 暑热伤肝之目赤暴痛，尤宜选用——车前子
- 肝血虚而有内热的赤肿眵泪，尤宜选用——密蒙花
- 阴血不足，肝阳上亢之目赤涩痛，尤宜选用——石决明

40

耳鸣、耳聋通用药

❖

蔓荆子（柴胡）　龙胆　代赭石（牡蛎）

石菖蒲　磁石　骨碎补（鹿茸）

熟地黄（山茱萸）

　　耳鸣是患者自觉耳内鸣响；耳聋系主观感觉或客观检查均显示听力减退，甚至丧失者。耳聋多为耳鸣之甚，或同时兼见。其成因较为复杂，有风热外袭、肝火上攻、肝阳上亢、痰火郁结者；亦有肾精亏损、肝血不足，脾气虚弱者。故治疗可疏散风邪，或清泻肝火，或平肝潜阳，或清热化痰，或滋养肾精，或补益肝血，或益气升清。

所取功效及主治特点简括 ▬▬▬▬▬

蔓荆子 —— 疏散风热，清利头目（风热上攻之耳鸣、耳聋）

龙胆 —— 泻肝胆火（肝火上炎之耳聋、耳肿）

代赭石 —— 平肝潜阳，清泄肝火（肝阳上亢之眩晕耳鸣）

石菖蒲 —— 化湿豁痰，开窍聪耳（湿浊蒙蔽之耳鸣、耳聋）

磁石 —— 补益肝肾，聪耳

骨碎补 —— 温补肾阳，聪耳

熟地黄 —— 滋补肾阴，填精益髓

（肾虚耳鸣、耳聋）

机制分析与临床应用简述

蔓荆子——风热上攻之耳鸣、耳聋

蔓荆子辛散苦泄，微寒清热，轻浮上行，善于升发，既能疏散风热，又能清利头目，故可用治风热上攻之耳鸣、耳胀、耳痛渐甚，兼发热恶寒者（急性脓耳初起）。

使用注意 耳鸣耳痛不因风邪，而由于血虚有火及胃虚者慎服。煎服，5～9g，或入丸散。

用药鉴别 **蔓荆子与柴胡**均能疏散风热，用治风热上攻之耳鸣等症。然蔓荆子功在疏散风热，清利头目，主用治风热上攻之耳鸣等；柴胡又能疏泄肝胆，引药直达病所，亦常用治肝经郁火及肝胆实火之耳鸣、耳聋等症，如柴胡清肝汤（《医宗金鉴》）等。

龙胆——肝火上炎之耳聋耳肿

龙胆又名龙胆草、胆草，苦寒，归肝、胆经，治疗肝胆实火上扰，症见耳聋、耳肿、胁痛者。

使用注意 本品大苦大寒，用量不宜大，一般煎服3～6g。脾胃虚寒者不宜用。阴虚津伤者慎用。

代赭石——肝阳上亢之眩晕耳鸣

代赭石苦寒质重，沉降下行，既能平肝潜阳，又善清泄肝火，为重镇潜阳之佳品，故常用治肝阳上亢之头目眩晕、目胀耳鸣等症。

使用注意 本品苦寒重坠，孕妇慎用。因含微量砷，不宜长期服用。煎服，10～30g，宜生品打碎先煎。

用药鉴别 代赭石与牡蛎均能平肝潜阳，用治肝阳上亢之头目眩晕、目胀耳鸣。然代赭石又善清肝火，以肝阳上亢、肝经实火之耳鸣用之更宜；牡蛎能益阴，对水不涵木，阴虚阳亢之耳鸣用之更佳。

石菖蒲——湿浊蒙蔽之耳鸣、耳聋

石菖蒲辛苦而温，气味芳香，功能化湿豁痰而开窍聪耳，故可用治湿浊蒙蔽清窍之耳鸣、耳聋等症。本品既可内服，亦可外用塞耳。

使用注意 阴虚阳亢之耳鸣、耳聋忌服。煎服，3～9g。外用适量。

磁石——肾虚耳鸣、耳聋

磁石咸寒，归肝、肾经，功能补益肝肾以聪耳，故可用治肾虚耳鸣、耳聋。因本品质重，又能平肝潜阳，对肝阴不足，肝阳上亢之耳鸣亦可用之。

使用注意 因本品吞服后不易消化，故入丸散，不可多服，脾胃虚弱者慎用。煎服，15～30g，宜打碎先煎。入丸散，每次1～3g。因磁石炮制后砷的含量显著降低，故可炮制后入药。

骨碎补——肾虚耳鸣、耳聋

骨碎补苦温，归肾经，功能温补肾阳以聪耳，可用治肾虚所致的耳鸣、耳聋、腰膝酸软无力者，单用即可，或入复方，可内服，亦可外用。

使用注意 阴虚火旺、血虚风燥者慎用。大剂量煎服会引起中毒，应注意及时防治。煎服，10～15g。外用适量。

现代研究 骨碎补对卡那霉素、链霉素引起的耳聋有保护作用。本品能减轻卡那霉素对豚鼠耳蜗的毒性作用，并对卡那霉素的耳毒性有一定预防作用。对链霉素的耳毒性也有解毒效果。

用药鉴别 **骨碎补与鹿茸**均能温补肾阳，可用治肾阳不足之耳鸣、耳聋、腰膝酸软无力者。然骨碎补助阳力不及鹿茸，现多用治链霉素中毒所致的耳聋，且疗效较好；鹿茸补阳力强，并益精血，可用治一切虚损表现为肾阳不足的耳聋，尤宜于虚损程度较重者。

熟地黄——肾虚耳鸣、耳聋

熟地黄甘而微温，质润入肾，能滋补肾阴、填精益髓，古人称之"大补五脏真阴""大补真水"。故为滋补肾阴之要药，常用治肾阴虚，耳鸣、耳聋、听力渐差，或慢性脓耳日久不愈、腰膝酸软者。

使用注意 气滞痰多、脘腹胀痛、食少便溏者忌服。重用、久服宜与陈皮、砂仁等同用。煎服，10～30g。

用药鉴别 熟地黄与山茱萸均能补益肝肾之阴，可用于肝肾阴虚之耳鸣、耳聋等症，两者常配伍同用。然熟地黄又能补血，对肝肾阴血不足之耳鸣、耳聋用之更多；山茱萸又可助阳，对肾阳不足之耳鸣、耳聋用之也宜。

随证选药简则

- 风热上攻之耳鸣、耳聋，宜选用——蔓荆子、柴胡
- 肝胆实火之耳鸣、耳聋，宜选用——龙胆、柴胡
- 肝经郁火之耳鸣、耳聋，宜选用——柴胡

- 肝阳上亢，眩晕耳鸣，宜选用——代赭石、牡蛎、磁石
- 湿浊蒙蔽之耳鸣、耳聋，宜选用——石菖蒲
- 肾虚耳鸣、耳聋，宜选用——骨碎补、鹿茸、熟地黄、山茱萸、磁石
- 肾阳不足之耳鸣、耳聋，尤宜选用——骨碎补、鹿茸、山茱萸
- 肾阴不足之耳鸣、耳聋，尤宜选用——熟地黄、山茱萸
- 链霉素中毒所致的耳聋，尤宜选用——骨碎补

41

鼻病通用药

白芷　细辛　辛夷　苍耳子　鹅不食草
麻黄　薄荷（鱼腥草）

　　本章所指鼻病是与鼻塞有关的病变，如伤风鼻塞，以及鼻渊、鼻窒、鼻鼽、鼻痔等。其发病多由风寒、风热、肺经郁热、肝胆湿热、肺气不足、肾元亏虚等所致。治疗可祛风散寒通窍，或疏散风热通窍，或清热排脓通窍，或补益肺肾通窍，总以宣通鼻窍为大法，再随证变易而配伍。

　　本章通用药是以通鼻窍为主的药，故所治与鼻塞有关的病变，现代也指西医学之急、慢性鼻炎，变应性鼻炎，急、慢性鼻窦炎，肥厚性鼻炎，鼻息肉等。而鼻衄、鼻疮等鼻病可分别参见血证、疮疡等的用药。

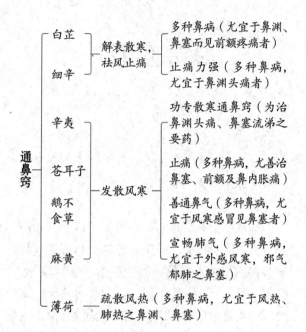

机制分析与临床应用简述

白芷——多种鼻病，尤宜于鼻渊、鼻塞而见前额疼痛

　　白芷辛散温通，气香而燥，具有解表散寒、祛风止痛、通鼻窍之功，尤以利肺气，升清阳，通鼻窍，止疼痛而见长，故可用治鼻塞、鼻渊等多种鼻病。本品治疗鼻病，不论偏寒、偏热皆可配用。但因其宣利肺气之中，又善入足阳明胃经而升举阳明清气，故鼻渊、鼻塞而见前额疼痛者用之尤宜。

使用注意 本品辛香温燥，阴虚血热者忌服。煎服，3～9g。

细辛——多种鼻病，尤宜于鼻渊头痛者

本品辛香走窜，善宣泄郁滞，通利九窍，具有祛风散寒、通鼻窍、止疼痛之功，常用治鼻渊等鼻科疾病之鼻塞、流涕、头痛者，并为治鼻渊之良药。因其止痛力颇强，对鼻渊头痛者效果更佳，可单用为末少许，吹入鼻中。

使用注意 有毒之品，用量宜慎，煎服，1～3g。外用适量。不宜与藜芦同用。

现代研究 本品有明显的抗炎作用。

辛夷——多种鼻病，为治鼻渊头痛、鼻塞流涕之要药

本品辛温而芳香，归肺、胃经。辛温能发散风寒，芳香能上行通窍，故外能祛除风寒邪气而解表，内能升达脾胃清气而通窍，既可用治伤风鼻塞，又为治鼻渊头痛、鼻塞流涕之要药。本品用治鼻病范围广，既能入汤剂，又可制成散剂、片剂、油剂、乳剂等。既可内服，亦可外用。

使用注意 阴虚火旺之鼻病忌服。煎服，3～9g，本品有毛，易刺激咽喉，入汤剂宜纱布包煎。

现代研究 本品对多种致病菌有抗菌作用。局部应用能收缩鼻黏膜血管，保护鼻黏膜，促进黏膜分泌物吸收，减轻炎症，使鼻腔通畅，并有镇痛、抗过敏及局部麻醉作用。

苍耳子——多种鼻病，尤善治鼻塞、前额及鼻内胀痛

苍耳子辛苦温，归肺经，具有发散风寒、通鼻窍、止疼痛之功，且尤善通鼻窍以除鼻塞、止前额及鼻内胀痛，其治鼻渊头痛、不闻香臭、时流浊涕可一药数效，标本兼治，故为治鼻渊之良药。

使用注意 本品有毒，过量服用易致中毒。煎服，3~9g，或入丸散。

现代研究 据报道，以苍耳子配伍辛夷等制成贴剂、滴鼻剂、油剂、片剂、丸剂等外用或内服，治疗急慢性鼻炎、慢性鼻窦炎、变应性鼻炎、萎缩性鼻炎等多种鼻部疾病，均能获得满意疗效。

用药鉴别 苍耳子与辛夷均能发散风寒，通鼻窍，且以通鼻窍，除鼻塞为特长，故一般外感风寒少用，多在外感风寒，鼻塞头痛时选用，而且两者均为治鼻渊之良药，尤以辛夷更是功专效佳。

鹅不食草——多种鼻病，尤宜于风寒感冒见鼻塞者

鹅不食草辛散温通，功能发散风寒，通鼻窍。但发表力较弱，长于升散而入肺经，利肺气而通鼻窍，一般风寒感冒较少用之，多在风寒感冒而见鼻塞、流涕、头痛时选用，可与细辛、白芷等配伍。古方多以本品塞于鼻内或研末吹鼻，治疗鼻息肉、鼻渊、鼻衄、鼻塞、头痛，故《本草纲目》言之能"通鼻气而落息肉"。现代用其治疗多种鼻炎，如急性鼻炎、慢性单纯性鼻炎、肥厚性鼻炎、变应性鼻炎等，单味鼻腔给药即效，且剂型多种。

使用注意　个别患者服后有恶心或轻度呕吐。煎服，6~10g。外用适量，捣烂塞鼻，或研末搐鼻。

麻黄——多种鼻病，尤宜于外感风寒，邪气郁肺之鼻塞

麻黄辛散苦泄，温通宣畅，主归肺经，善宣肺气，长于发散风寒而宣畅肺气，故尤宜于外感风寒，邪气郁肺而鼻塞身重，语音不出者。

使用注意　本品发汗力强，若伤风鼻塞而见表虚自汗、阴虚盗汗者慎服。煎服，2~9g。外用适量。

现代研究　本品所含麻黄碱可收缩鼻腔黏膜血管，以减轻充血引起的鼻塞。现临床以之为主，治疗变应性鼻炎、慢性鼻炎、副鼻窦

炎、鼻窦综合征等均能获满意疗效。

薄荷——多种鼻病，尤宜于风热、肺热之鼻渊、鼻塞

薄荷辛凉芳香。辛可发散，寒凉清热，芳香通窍，且轻扬升浮，善入肺经，宣通鼻窍，故为治鼻病的佳品。本品药性寒凉，长于疏散风热，故虽可用治偏寒之鼻渊、鼻塞证，但尤以风热、肺热壅滞者用之更宜。且其用治鼻病既可内服，也可外用，如《张赞臣临床经验选编》之鼻渊散用治鼻渊，即以之与辛夷、冰片等研为细末，少许吹入鼻内而取效。

使用注意 本品发汗耗气，体虚多汗者不宜服用。煎服，3~6g，宜后下。外用适量。

现代研究 本品有效成分薄荷醇的复方局部应用，有抗炎、止痛作用。其用于鼻炎时，可能由于薄荷醇能促进鼻腔黏液分泌，使黏稠的黏液稀释，而表现明显的缓解作用。

用药鉴别 薄荷与鱼腥草均药性寒凉而清肺经之热，治疗鼻渊、鼻塞，尤宜于风热、肺热等偏热象者。然薄荷长于升浮发散，重在疏散肺经之风热，对风热郁肺之鼻渊、鼻塞用之更宜；鱼腥草长于解毒排脓，重在祛除鼻窍之湿毒脓液，对肺热、湿热壅滞之鼻渊、鼻塞用之更佳。

随证选药简则

- 外感风寒，邪气郁肺之鼻渊、鼻塞，宜选用——麻黄、白芷、细辛、辛夷、苍耳子、鹅不食草
- 鼻渊头痛者，尤宜选用——白芷、细辛、苍耳子、辛夷
- 鼻渊、鼻塞而见前额疼痛者，尤宜选用——白芷、苍耳子
- 风热郁肺之鼻渊、鼻塞，尤宜选用——薄荷
- 肺热壅滞之鼻渊、鼻塞，尤宜选用——鱼腥草
- 湿热壅滞之鼻渊、鼻塞，尤宜选用——鱼腥草

42

咽喉病通用药

❖━━━━━━❖━━━━━━❖

薄荷（蝉蜕） 牛蒡子

胖大海（木蝴蝶） 射干（板蓝根）

山豆根（马勃） 青果（锦灯笼、金果榄）

牛黄（蟾酥） 玄参（麦冬） 甘草

硼砂（朱砂、冰片、玄明粉） 桔梗

威灵仙

　　咽喉病是指发于咽喉部位的各种疾病，如咽痛、失音、乳蛾、喉痈、喉痹、喉癣、骨鲠等，其成因多为风热、热毒、痰湿等邪气侵袭，其中尤以风热上攻、火热上炎、热毒炽盛、痰热壅阻、阴虚火旺为多见，故治疗可疏散风热，或清热消肿，或泻火解毒，或祛痰利咽，或滋阴降火。

所取功效及主治特点简括

疏散风热
- 薄荷 —— 长于疏散利咽（风热咽痛）
- 牛蒡子 —— 清热解毒，消肿利咽（风热及热毒咽痛）
- 胖大海 —— 清宣肺气，利咽开音（风热犯肺之咽痛失音）

清热解毒
- 射干 —— 长于祛痰利咽（热毒及痰火郁结之咽喉肿痛）
- 山豆根 —— 长于解毒利咽（热毒蕴结之咽喉肿痛）
- 青果 —— 生津利咽（风热及热毒上攻之咽喉肿痛）
- 牛黄 —— 清热解毒力强（火毒郁结之咽喉肿痛）
- 玄参 —— 凉血，滋阴（多种咽痛）
- 甘草 —— 药性平和（多种咽痛，热毒咽痛尤宜）
- 硼砂 —— 消肿防腐（热毒上攻之咽喉肿痛）
- 桔梗 —— 宣肺利咽（肺气不宣之咽痛失音）
- ゙゙゙゙゙ —— 消肿瘦（゙゙゙゙゙咽喉）

机制分析与临床应用简述

薄荷——风热咽痛

薄荷辛凉，质轻芳香。风热犯肺，常见咽喉肿痛，因咽喉为肺之门户，本品疏散风热之中，又能利咽喉，故为治风热壅盛、咽喉肿痛的常用品。

使用注意 本品辛散耗气，发汗力较强，故体虚多汗者不宜服用。煎服，3~6g，宜后下。

现代研究 薄荷油局部外用有消炎、镇痛、局部麻醉等作用。

用药鉴别 薄荷与蝉蜕均能疏散风热，利咽，常相须为用，治疗风热壅盛之咽喉肿痛。然薄荷辛凉芳香，发散力强。蝉蜕虽发散之力不及薄荷，但利咽之时又能开音疗哑，对风热感冒而见咽痛音哑者用之更宜。

牛蒡子——风热及热毒之咽喉肿痛

牛蒡子辛苦寒，功能疏散风热，清热解毒，利咽消肿，常用治风热及热毒所致的咽喉肿痛。因其性寒滑利，且富含油脂，能滑肠通便，故对咽喉肿痛而热毒壅盛，大便不通者用之尤宜。

使用注意 本品能滑肠通便，气虚便溏者慎用。煎服，6~12g。

现代研究 牛蒡子有抗病毒、抗菌作用，对多种癣菌均有不同程度的抑制作用。

用药鉴别 薄荷与牛蒡子均能疏散风热，利咽，常相须为用，治疗风热感冒，咽喉疼痛。然薄荷发散力强，牛蒡子发散力不及薄荷，但又能清热解毒，故不仅可用治风热咽痛，亦为治热毒咽痛的常用品，尤以咽喉肿痛，热毒壅盛，大便不通者用之尤宜，并可治喉癣。

胖大海——风热犯肺之咽痛失音

胖大海甘寒质轻，入肺与大肠经，能清宣肺气，化痰利咽而开音。故多用于肺热失音，咽喉疼痛，单味泡服即可。若慢性喉炎证属痰瘀互结，长期声音嘶哑者，可配木蝴蝶、蝉蜕等同用。咽喉为肺之门户，肺与大肠相表里，肺热壅盛，不仅可见咽喉疼痛，亦可现大便不通，本品宣肺化痰，利咽开音之时又能润肠通便，可使肺之热邪随大便而下以清泻火热，故对肺热失音，咽喉疼痛，兼大便干结者用之更宜。

使用注意 近年发现有人泡服胖大海后，出现恶心、呕吐、腹痛、腹泻甚至引起血尿，故为避免上述不良反应，可饭后服用，以免苦寒败胃。另外，使用时可先剥去外皮，若发黑变质则应弃之不用。每天 2~4 枚，沸水泡服或煎服。

现代研究 本品有明显的抗炎作用。

用药鉴别 胖大海与木蝴蝶、蝉蜕均能清利咽开音，治疗咽痛音哑。然胖大海又能化痰，对痰热互结之咽痛音哑用之更宜；木蝴蝶长于清泻肺热，对肺热咽痛音哑用之更佳；蝉蜕长于疏散风热，对风热感冒，咽痛音哑用之更好。

射干——热毒及痰火郁结之咽喉肿痛

射干苦寒泄降，主入肺经，功能清热解毒，消痰利咽，为治咽喉肿痛之要药，尤宜于热毒痰火郁结，咽喉肿痛者，单用即可。

使用注意 本品苦寒泄降，脾虚便溏者不宜服用。孕妇忌用或慎用。煎服，3~9g。

现代研究 本品具有抗炎、镇痛作用。对外感及咽喉疾患中的某些病毒也具有抑制作用。

用药鉴别 射干与板蓝根均能清热解毒利咽，为治咽喉肿痛的常用药。然射干又能消痰，对热毒痰火郁结，咽喉肿痛者用之尤宜；板蓝根清热解毒力强，对温病热毒炽盛，咽喉肿痛者用之最佳。

山豆根——热毒蕴结之咽喉肿痛

山豆根大苦大寒，功能清肺火，解热毒，利咽喉，消肿止痛，为治疗咽喉肿痛的要药。凡热毒蕴结，咽喉肿痛者均可用之，轻者单用即可。

使用注意 有毒之品，用量不宜过大，煎服，3~6g。外用适量。脾胃虚寒者忌用。

现代研究 本品具有抗炎、镇痛作用。

用药鉴别 山豆根与马勃均能清热解毒利咽，常相须为用，治疗咽喉肿痛。然山豆根大苦大寒，长于解毒利咽，凡热毒蕴结之咽喉肿痛皆宜；马勃质轻，长于宣散风热，清泻肺火，尤宜于外感风热及肺火所致的咽喉肿痛。

青果——风热及热毒上攻之咽喉疼痛

青果又名橄榄，性味甘酸而平。然其平而偏寒，功能清热解毒利咽，可"治一切喉火上炎"之咽喉疼痛。因其甘酸能生津，故对慢性咽炎，证属肺热阴伤，表现为咽部干燥、痛痒灼热者更为适宜。若病情较轻者单用鲜品煎汤饮服也可。

用法用量　煎服，4.5～9g；鲜品尤佳，可用至 30～50g。

用药鉴别　青果与锦灯笼、金果榄均能清热解毒利咽，治疗咽喉疼痛。然青果又能生津，对肺热阴伤，咽部干燥、痛痒灼热者用之更宜；锦灯笼长于化痰，对咽喉肿痛，声音嘶哑而痰热盛者用之更佳；金果榄又能消肿止痛，对肺部蕴热，咽喉肿痛者单用即可。

牛黄——火毒郁结之咽喉肿痛

牛黄药性寒凉，为清热解毒之良药，治疗火毒郁结之咽喉肿痛的佳品。现常用本方治疗白喉、结节性声带炎、急性化脓性扁桃体炎、急性咽炎、咽癌、喉癌等。

使用注意　非实热证不宜用。孕妇慎用。入丸散，每次 0.15～0.35g。外用适量。

用药鉴别　牛黄与蟾酥均能解毒，常同用治疗咽喉肿痛，如六神丸。然牛黄功在清热解毒，以咽喉溃烂者用之尤宜；蟾酥功在以毒攻毒，并能消肿止痛，且止痛力强，故咽喉肿痛者用之尤佳。

玄参——多种咽痛

玄参甘苦咸，微寒，具有清热凉血、滋阴降火、解毒利咽之功，故对咽喉肿痛之证，不论是热毒炽盛，还是阴虚火旺，皆可用之。

使用注意 脾胃虚寒，食少便溏者不宜服用。反藜芦。煎服，10～15g。

现代研究 本品有抗炎、抗菌及抗病毒作用。含玄参的养阴清肺汤等方剂，在体外对白喉杆菌有很高的抑菌和杀菌能力。

用药鉴别 **玄参与麦冬**均能养阴生津，清热利咽，可用治多种咽痛。然玄参长于凉血解毒而利咽，故热毒炽盛、阴虚火旺之咽痛皆以之为要药；麦冬则长于养阴生津而利咽，以阴虚有热之咽痛用之尤宜。两者虽各有所长，但常配伍同用，如清喉咽合剂（《中华人民共和国药典》）即两者与地黄、连翘、黄芩所组成，可用治局限性咽白喉、轻度中毒型白喉、急性扁桃体炎、咽峡炎等。

甘草——多种咽痛，热毒咽痛尤宜

本品甘平，生用药性微寒，长于清热解毒，可用治热毒咽喉肿痛，如《伤寒论》第311条"少阴病二三日，咽痛者，可与甘草汤；不差，与桔梗汤。"即咽喉红肿热痛较轻者，可用一味生甘草清热解毒，缓急止痛，即甘草汤；若服后咽痛不除，肺气不宣，客热不解者，可再加桔梗，即桔梗汤。生甘草用治咽痛，不论寒热虚实皆可，但尤以热毒咽痛用之最多。

使用注意 不宜大剂量久服，以免水钠潴留而引起水肿，煎服，1.5～9g。因本品有助湿壅气之弊，故湿盛胀满、水肿者不宜用。不宜与大戟、芫花、甘遂、海藻同用。

现代研究 甘草有抗菌、抗炎、抗病毒作用，能保护发炎的咽喉和气管黏膜。

硼砂——热毒上攻之咽喉肿痛

硼砂甘咸凉，归肺、胃经，功能清热解毒、消肿防腐，为喉科的常用外用药，可用治热毒上攻，咽喉疼痛、溃烂，单味局部外用即可。

使用注意 本品以外用为主，内服宜慎，外用适量，研极细末干撒或调敷患处；或化水含服。

现代研究 硼砂对多种革兰氏阳性与阴性菌有不同程度抑制作用，并略有防腐作用。对皮肤和黏膜还有收敛及保护效应。

用药鉴别 硼砂与朱砂、冰片、玄明粉均能清热，外用以治疗咽喉肿痛，常配伍同用。然硼砂与朱砂长于清热解毒，并略有防腐之功；冰片长于清热止痛，为治咽痛要药；玄明粉则长于清热消肿。四药同用即冰硼散，可加强清热解毒，消肿止痛之功。

桔梗——肺气不宣之咽痛失音

桔梗辛散苦泄，性平不偏，主归肺经，功能开宣肺气，泄邪祛痰，利咽开音，适用于肺气不宣之咽喉肿痛、失音。

使用注意 本品性升散，凡气机上逆，阴虚火旺咯血等不宜用。用量不宜过大，煎服，3~10g，或入丸散。胃、十二指肠溃疡者慎服，因本品对胃黏膜有直接刺激作用。

用药鉴别 玄参与麦冬、甘草、桔梗均能治疗咽喉肿痛，常配伍同用，如玄麦甘桔汤，此方现广泛用于急性咽喉炎、慢性咽喉炎、慢性扁桃体炎、音哑等症。然各药机制有不同，玄参既能清热解毒，又能滋阴而降咽喉之火；麦冬长于滋阴而润养咽喉，并清虚火；甘草功在清热解毒而利咽，桔梗则取开宣肺气祛痰而利咽。

威灵仙——骨鲠咽喉

威灵仙辛咸而温。其作用于咽喉，主要取其消骨鲠之功，可用治诸骨（鱼骨、鸡骨等）鲠于咽喉者，单用或与砂糖、醋煎后，慢慢含咽。《本草纲目》以之与砂仁、砂糖煎后温服，也可获效。

使用注意 本品对骨鲠体积较小，部位在食管中、下端者较为适宜，因食管上端为横纹肌，食管中、下端为平滑肌，故骨鲠体积较大，部位在上端者不宜用，应在喉镜或食管镜下取出骨鲠。治疗骨鲠煎服，可用至15～50g。

现代研究 本品水煎剂可使食管蠕动节律增强，频率加快，幅度增大，致局部肌肉松弛，而利于骨鲠的脱落。此与古代文献记载的能软化骨头而治疗骨鲠的机制有所不同。但其醋浸液及与醋同煎，对鱼骨刺有一定的软化作用。

随证选药简则

- 外感风热之咽喉肿痛，宜选用——薄荷、蝉蜕、牛蒡子、胖大海、桔梗、马勃
- 热毒壅盛之咽喉肿痛，宜选用——射干、豆根、马勃、板蓝根、牛蒡子、青果、锦灯笼、金果榄、牛黄、蟾酥、硼砂、玄参、甘草、桔梗
- 阴虚咽痛，宜选用——玄参、麦冬、桔梗
- 肺气不宣之咽痛，宜选用——桔梗
- 肺部蕴热之咽痛，宜选用——金果榄、马勃
- 咽痛失音，宜选用——蝉蜕、桔梗、胖大海、木蝴蝶、青果

- 痰热互结，咽痛失音，尤宜选用——胖大海、桔梗
- 肺热咽痛失音，尤宜选用——木蝴蝶
- 风热感冒，咽痛失音，尤宜选用——蝉蜕
- 热毒壅盛，咽喉肿痛，大便秘结者，尤宜选用——牛蒡子
- 热毒痰火郁结，咽喉肿痛者，尤宜选用——射干、锦灯笼
- 火毒郁结，咽喉肿痛溃烂者，尤宜选用——牛黄
- 肺热阴伤，咽部干燥、痛痒灼热者，尤宜选用——青果
- 骨鲠咽喉，宜选用——威灵仙

43

口腔病通用药

白芷　细辛（薄荷）　荜茇

花椒（胡椒、高良姜）　吴茱萸　牛膝

石膏　黄连（竹叶、淡竹叶）　升麻

蟾酥　蜂房　骨碎补　益智仁　佩兰

口腔病是指发生在口腔，与牙齿、唇舌有关的病证。如牙痛、口疮、口中异味、多涎等。可见于龋齿、牙周炎、牙周脓肿、复发性口疮等口腔科疾病。其成因多为风热上攻，邪气侵袭；或心胃火盛，循经上扰；或肾阴亏虚，虚火上炎等。故治疗宜祛风清热，消肿止痛；或清心胃热，泻火解毒，或补肾养阴，引火下行

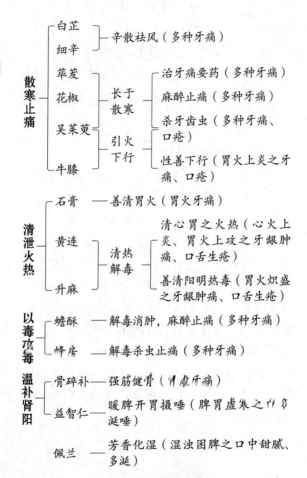

散寒止痛
- 白芷 ┐
- 细辛 ┘—— 辛散祛风（多种牙痛）
- 荜茇 ┐
- 花椒 │ 长于散寒 ┬— 治牙痛要药（多种牙痛）
- 吴茱萸 │ ├— 麻醉止痛（多种牙痛）
- 牛膝 ┘ └— 杀牙齿虫（多种牙痛、口疮）
  - 引火下行 ┬— 性善下行（胃火上炎之牙痛、口疮）

清泄火热
- 石膏 —— 善清胃火（胃火牙痛）
- 黄连 ┐ 清热解毒 ┬— 清心胃之火热（心火上炎、胃火上攻之牙龈肿痛、口舌生疮）
- 升麻 ┘ └— 善清阳明热毒（胃火炽盛之牙龈肿痛、口舌生疮）

以毒攻毒
- 蟾酥 —— 解毒消肿，麻醉止痛（多种牙痛）
- 蜂房 —— 解毒杀虫止痛（多种牙痛）

温补肾阳
- 骨碎补 —— 强筋健骨（肾虚牙痛）
- 益智仁 —— 暖脾开胃摄唾（脾胃虚寒之口涎唾）

佩兰 —— 芳香化湿（湿浊困脾之口中甜腻、多涎）

机制分析与临床应用简述 ▪▪▪▪▪▪▪▪▪

白芷——多种牙痛

白芷辛散风邪，性温通利，具有祛风散寒、消肿止痛之功，且止痛力强，尤善入足阳明胃经而止齿痛，以牙龈肿痛更为多用，无论风热、风冷牙痛皆有良效。既可内服，亦可外用，外用多配伍细辛等煎汤含漱，或研末局部填塞。

使用注意 牙痛因火热者，不可单独使用。血虚气虚者不宜久用。煎服，3～9g，或入丸散。外用适量。

现代研究 本品具有较好的镇痛、抗炎作用。

细辛——多种牙痛及口舌生疮

本品辛散温通，芳香透达，长于祛风散寒，且止痛力强，可用于多种牙痛，既可内服，又可外用。若龋齿疼痛，可单用本品研末局部填塞，或配伍杀虫止痛的蜂房煎汤含漱。亦可用治口舌生疮等症，如临床用细辛粉末9～15，加水加少量甘油或蜂蜜调成糊剂，摊于纱布上，贴于脐部，用胶布密封，至少贴3天，治疗复发性口腔溃疡，总有效率可达93.4%。临床用其外敷脐部，治疗小儿口舌生疮，亦可收到满意疗效。

使用注意 不宜与藜芦同用。煎服，1～3g。外用适量。

现代研究　本品有明显的抗炎作用及浸润麻醉效力。

用药鉴别　细辛与薄荷均能宣散风邪而治疗多种牙痛，且现代研究均有较好的抗炎及麻醉止痛作用。然细辛为辛温之品，长于发散风寒，故内服以治疗风冷牙痛尤宜；薄荷为辛凉之品，长于发散风热，故内服以治疗风热上攻之牙痛最佳。若局部外用，均可用治多种牙痛，而且薄荷煎汤漱口，对口臭亦有很好效果。

荜茇——多种牙痛

荜茇辛热。辛能发散，性热温通，功能散寒而止牙痛，尤宜于寒性牙痛及龋齿疼痛。因其善入阳明，辛散浮热，通过配伍亦可用治热性牙痛，故可用治多种原因所致的牙痛，为治牙痛之要药。如《圣济总录》治疗龋齿疼痛，即以之配胡椒研末，填塞于龋齿孔中。临床亦常以细辛配伍，煎汤含漱，治疗多种牙痛，疗效皆满意。

使用注意　阴虚火旺者忌服。煎服，1.5～3g。外用适量。

花椒——多种牙痛

花椒味辛而麻，性温而燥，功能散寒止痛、燥湿杀虫，为治牙痛之佳品，可用治多种牙痛。因具有麻醉止痛效应，故治牙痛，多以局部外用为主。如《太平圣惠方》将本品捣末，与面粉混匀作成小丸，烧热后放于痛处咬之。《食疗本草》治疗牙痛，也是单用本品，醋煎含之。临床以之配伍细辛、冰片等，用治牙周炎、牙周脓肿及多种牙痛，均收到满意疗效，其不仅止痛力好，而且起效快速。

使用注意 阴虚火旺者忌服。煎服，3～6g。外用适量。

现代研究 本品有抗炎镇痛及局部麻醉作用。实验表明，20%的花椒挥发油和20%的花椒水溶性物质均有近似普鲁卡因的局麻作用。

用药鉴别 花椒与胡椒、高良姜均味辛而性温热，能散风冷寒湿而止牙痛，可用治多种牙痛。然因花椒有麻醉止痛作用，故用之更多，效果也最佳。

吴茱萸——多种牙痛、口疮

吴茱萸辛散苦泄，性热祛寒，能散寒下气而止痛，故既可用治寒性牙痛，又可用于浮火上升之口舌生疮。治疗牙痛可单用煎汤含漱，或与酒煎后含漱（《食疗本草》）。若为龋齿疼痛，本品还能杀"牙齿虫"（《本草拾遗》）；可直接填塞于龋齿孔中，并且可预防龋齿。治疗口舌生疮，多单用吴茱萸研末，醋调外敷足心，以引上浮之火下行（《濒湖集简方》）。

使用注意 本品辛热燥烈，易耗气动火，不宜多用久服，煎服，1.5～4.5g。外用适量。阴虚有热者忌用。

口腔病通用药

现代研究　本品有明显的镇痛作用。抗斑实验表明，吴茱萸的水和50%甲醇提取物，有预防龋齿的作用，此与《本草拾遗》记载的杀"牙齿虫"之论述相符。

牛膝——胃火上炎之牙痛、口疮

牛膝味苦泄降，性善下行，既能引血下行以降上部血热，又能导热下泄以降上炎之火，故常用治胃火上炎之牙痛、牙龈出血、口舌生疮。

使用注意　本品性善下行，孕妇及月经过多者忌服。中气下陷，多梦遗精者慎用。煎服，6～15g。

现代研究　本品有较显著的抗炎、镇痛作用，能改善循环，促进炎性病变吸收。

石膏——胃火牙痛

石膏甘辛大寒，归肺、胃经，入胃经能清泻胃火而止牙痛，常用治胃火上攻之牙龈肿痛。

使用注意　脾胃虚寒及阴虚内热者忌用。煎服，15～60g，清热泻火用生石膏，宜打碎先煎。外用适量。

黄连——火热上攻之牙龈肿痛，口舌生疮

黄连大苦大寒，既善清心经实火，又善除胃经实热，并能泻火解毒。黄连为治心火上炎，胃火上攻之牙龈肿痛，口舌生疮之常用药，既可煎汤内服，亦可局部外用。治疗心

火上炎，口舌生疮，可单用黄连煎汤，时时含咽。

使用注意 此为大苦大寒之品，不宜过服，煎服，2～5g。外用适量。脾胃虚寒者忌用。

现代研究 本品有抗急性炎症、抗溃疡的作用。其主要成分小檗碱还有局麻作用。

用药鉴别 黄连与竹叶、淡竹叶均能清心胃之火，用治口舌生疮。然黄连既善清心火，又善清胃热，不仅为治心火上炎，口舌生疮的良药，亦为治胃火上攻，牙龈肿痛之佳品；竹叶与淡竹叶则重在清泻心火，主用治心火上炎之口舌生疮。

石膏与黄连均能清泻胃火，用治胃火上攻之牙龈肿痛。然石膏主在清泻胃火；黄连又能清泻心火，也善疗心火上炎之口舌生疮。

升麻——胃火炽盛之牙龈肿痛，口舌生疮

升麻辛甘微寒，既能发表退热，又能清解热毒，为清热解毒之良药，可用治热毒所致的多种病证，且尤善清解阳明热毒，故多用于胃火炽盛或热毒的牙龈肿痛、口舌生疮及口臭等。

使用注意 本品性能升散，阴虚火旺及阴虚阳亢者不宜用。用量不宜过大，煎服，3～9g。若用量过大易致头痛、头晕、目眩、呕吐、震颤及四肢拘挛等。

现代研究 本品具有明显的抗炎、镇痛作用。

蟾酥——多种牙痛

蟾酥辛温，有毒，有良好的解毒消肿、麻醉止痛之功，可用治多种牙痛，单用即可。如《本草正》治疗牙痛，乃单用本品研细末，取少许点患处。也可入复方，配雄黄等同用，如牙痛一粒丸（《中华人民共和国药典》），即由蟾酥、朱砂、雄黄、甘草所组成，用时直接填入肿痛的齿缝中或龋齿洞内，可治疗风火牙痛、牙龈肿痛、龋齿引起的肿痛。

使用注意 此为有毒之品，治疗牙痛多为外用，外用适量，直接填入牙痛处，切记不可入目。内服慎勿过量。孕妇忌用。

现代研究 本品有抗炎、镇痛及较强的局部麻醉作用。据报道，临床用其拔牙及治疗急慢性牙髓炎等口腔病变，均获满意疗效。

蜂房——多种牙痛

本品又名露蜂房。其味甘性平，有小毒，功能以毒攻毒，并有祛风止痛之效，可"治牙齿疼"（《日华子本草》）。用其治牙痛，多以局部外用，患处填塞。若煎汤含漱，也可获较好疗效。

使用注意 蜂房所含挥发油对实验动物有相当毒性，可引起急性肾炎等损害。故治疗牙痛不需内服，可直接外用。外用适量，研末局部应用或煎水漱口。

现代研究 本品水提取液对急性和慢性炎

症均能抑制，而镇痛则主要对慢性疼痛有效。

骨碎补——肾虚牙痛

骨碎补苦温入肾，功能温补肾阳，强筋健骨。肾主骨，齿为骨之余，其治疗牙痛，既能补肾坚骨以治肾虚齿松牙痛，又能收降浮阳而疗肾虚阳浮牙痛。本品所治牙病，多为肾虚引起，单味局部外用即可；或入复方用治肾虚血热型牙周病，牙齿酸软，咀嚼无力，松动移位，牙龈出血。

使用注意　本品性温补益，主治虚证牙痛，若胃火上炎等实证牙痛不宜用。煎服，10～15g。外用适量。

益智仁——脾胃虚寒之口多涎唾

益智仁辛温气香，能涩敛，为温补脾肾之佳品。本品温补脾肾之中尤长于摄敛涎唾，故对脾胃虚寒，食少而多涎唾者，单用含之即可。

使用注意　阴虚火旺者忌服。煎服，3～10g，或入丸散。

现代研究　本品有减少唾液分泌的作用。

佩兰——湿浊困脾之口中甜腻、多涎

佩兰辛平，气味清香，主归脾、胃经，能芳香化湿而祛除脾胃之秽浊陈腐，为治湿浊困脾而口中甜腻、多涎、口臭之良药。

使用注意　阴虚血燥、气虚者慎用。煎服，5～10g。鲜品加倍。

用药鉴别　佩兰与益智仁均可用治口中多涎症。然佩兰功在芳香化湿而辟秽，使脾湿去，陈腐不再上犯而涎秽消；益智仁重在温补脾肾而摄唾，使脾肾健，逆气下行归原而涎唾止。

随证选药简则

- 风热上攻之牙痛，宜选用——薄荷
- 胃火上攻之牙痛，宜选用——升麻、石膏、黄连、牛膝
- 寒性牙痛，宜选用——白芷、细辛、吴茱萸、荜茇、花椒、胡椒、蟾酥
- 肾虚牙痛，宜选用——骨碎补
  龋齿疼痛，宜选用——花椒、荜茇、蟾酥、吴茱萸、细辛
- 火热炽盛之口舌生疮，宜选用——升麻、黄连、竹叶、淡竹叶、牛膝
- 虚火上浮之口舌生疮，宜选用——吴茱萸
- 脾胃虚寒之口多涎唾，宜选用——益智仁
- 湿浊困脾之口中甜腻、多涎，宜选用——佩兰

44

肿瘤通用药

白花蛇舌草　山豆根　重楼（拳参）
天花粉（全瓜蒌）　莪术（三棱）　斑蝥
马钱子　天南星（半夏）　人参（西洋参、
黄芪、熟地黄、枸杞子）　白术　灵芝
阿胶　薏苡仁　冬虫夏草　砒石
蟾酥（蟾皮）　大蒜

　　肿瘤是当前世界上严重危害人类健康的疾病之一。不同的肿瘤，其病因病机各有不同。诸如癌毒浸润、气机郁滞、瘀血内停、痰湿阻遏、体质虚弱等均可致癌毒凝结，故中医治疗肿瘤多以清热解毒、以毒攻毒、行气散结、破血消癥、消痰软坚、补益正气等为基本法则。若配合手术、放疗、化疗等进行综合治疗，并结合食疗、药膳加以调养，更能收到较好疗效。

所取功效及主治特点简括

清热解毒
- 白花蛇舌草 —— 清热利湿（用治多种肿瘤，表现为热毒炽盛者）
- 山豆根 —— 清肺利咽消肿（用治多种肿瘤，表现为热毒炽盛者）
- 重楼 —— 消肿止痛（用治多种肿瘤，表现为热毒炽盛者）
- 天花粉 —— 清热泻火，消肿排脓（用于火热郁结，毒邪凝聚所致的多种肿瘤）

活血化瘀
- 莪术 —— 消癥化积，行气止痛（用于多种肿瘤表现为气滞血瘀者）
- 斑蝥 —— 消癥散结（用于多种肿瘤表现为气滞血瘀者）
- 马钱子 ┐
- 天南星 ┘ 散结消肿
  - 止痛力强（用于多种肿瘤气滞血瘀，疼痛较重者尤宜）
  - 燥湿化痰（用于多种肿瘤属痰湿郁阻凝聚者）

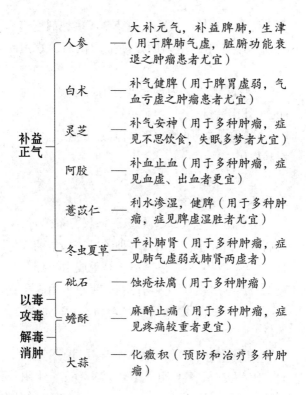

補益正气
- 人参 —— 大补元气，补益脾肺，生津（用于脾肺气虚，脏腑功能衰退之肿瘤患者尤宜）
- 白术 —— 补气健脾（用于脾胃虚弱，气血亏虚之肿瘤患者尤宜）
- 灵芝 —— 补气安神（用于多种肿瘤，症见不思饮食，失眠多梦者尤宜）
- 阿胶 —— 补血止血（用于多种肿瘤，症见血虚、出血者更宜）
- 薏苡仁 —— 利水渗湿，健脾（用于多种肿瘤，症见脾虚湿胜者尤宜）
- 冬虫夏草 —— 平补肺肾（用于多种肿瘤，症见肺气虚弱或肺肾两虚者）

以毒攻毒解毒消肿
- 砒石 —— 蚀疮祛腐（用于多种肿瘤）
- 蟾酥 —— 麻醉止痛（用于多种肿瘤，症见疼痛较重者更宜）
- 大蒜 —— 化癥积（预防和治疗多种肿瘤）

机制分析与临床应用简述

白花蛇舌草——多种肿瘤

白花蛇舌草性味微苦、甘，寒。通过清热解毒利湿，可广泛用治多种肿瘤，如食管癌、胃癌、直肠癌、肝癌、宫颈癌、绒毛膜癌、膀胱癌、鼻咽癌、肺癌、淋巴肉瘤及白血病等热毒炽盛，湿热内蕴者，故有"广谱抗癌药"之称，可单用煎服，或配伍他药制成多种剂型应用。然临证用之更多的是随证配伍后，水煎饮服。

使用注意 脾胃虚寒者忌用。煎服，15～60g。外用适量。

现代研究 本品对多种白血病癌细胞均有抑制作用。

山豆根——多种肿瘤

山豆根大苦大寒，尤善清肺热，解热毒，利咽喉，消肿痛，可用治多种肿瘤，如早期肺癌、喉癌、鼻咽癌、膀胱癌及绒毛膜上皮癌等表现为热毒炽盛者，多与白花蛇舌草、鱼腥草等配伍同用，以增强其清热解毒，缩小肿瘤之效。

使用注意 本品苦寒有毒，用量不宜过大。脾胃虚寒者慎用。煎服，3～6g。外用适量。

现代研究 本品有明显的抗肿瘤作用，对多种实验性肿瘤有抑制作用，并能延长实验动物的生命。

用药鉴别 白花蛇舌草与山豆根均能清热解毒，用治多种肿瘤。然白花蛇舌草尤多用于消化道之食管癌、胃癌、直肠癌等肿瘤；山豆根尤多用于与肺经有关的肺癌、喉癌、鼻咽癌等肿瘤。

重楼——多种肿瘤

重楼又名蚤休、七叶一枝花、草河车。其味苦而微寒，功能清热解毒、消肿止痛，可广泛用治多种恶性肿瘤，如食管癌、喉癌、直肠癌、肺癌、肝癌、脑瘤、宫颈癌、急性白血病等见热毒较盛者，常配伍其他清热解毒、抗肿瘤药同用。

使用注意 本品有小毒，据报道，中毒量为 60～90g，中毒潜伏期 1～3 小时，中毒症状为恶心、呕吐、腹泻、头痛、头晕，严重者可导致痉挛，故用量不宜大，煎服，3～9g。外用适量。体虚、无实火热毒者、孕妇均忌服。

现代研究 本品有抗肿瘤作用，对 RNA 癌病毒反转录酶均有抑制作用。

用药鉴别 重楼与拳参均能清热解毒，可用治多种恶性肿瘤。然重楼主要取清热解毒，消肿止痛之功；拳参又能凉血止血，对肿瘤表现为血热毒盛者用之更宜，而且取其利尿之效，还可使热毒随小便而去。

天花粉——多种肿瘤

天花粉甘而微苦，药性寒凉，归肺、胃经，既能清肺胃之火而解毒，又能除火热郁结而消肿。可用治火热郁结，毒邪凝聚所致的多种肿瘤，如子宫颈癌、胃癌、恶性葡萄胎等。

使用注意 胃虚湿痰，脾虚滑泄者忌服。不宜与乌头类药材同用。煎服，10～15g，或入丸散。

现代研究　本品有一定的抗肿瘤作用。如对子宫颈癌、胃癌、肉瘤180（S_{180}）等均有抑制作用。

用药鉴别　**天花粉与全瓜蒌**同出一物，均可用治恶性肿瘤。然天花粉功在清热泻火，消肿排脓，多用治子宫颈癌、胃癌等火热郁结，毒邪凝聚者；全瓜蒌功在清热化痰，宽胸散结，多用治肺癌、乳腺癌等痰火互结瘀阻者。

莪术——多种肿瘤

莪术辛散苦泄温通，既入血分，又入气分，功能破血散瘀、消癥化积、行气止痛，可用于多种恶性肿瘤，如子宫颈癌、外阴癌、卵巢癌、肝癌、白血病、淋巴瘤及颅内恶性肿瘤等表现为气滞血瘀者。其中尤以妇科肿瘤用之更多。如治疗子宫颈癌不仅用之最多，疗效亦最佳，可单味制成注射液瘤体注射，或制成粉剂、乳剂、栓剂外用，也可配三棱、半枝莲等药煎汤内服。

使用注意　此为破血之品不宜过服，煎服，3～15g。醋制后可加强活血祛瘀止痛之效。外用适量。若体质虚弱者，当与补益药同用，以扶正祛邪。

现代研究　莪术的抗肿瘤作用比较确实，其多种成分均有明显的抑制肿瘤生长的作用。其不仅对多种癌细胞有直接破坏作用，并能通过免疫系统使特异性免疫增强而获得明显的免疫保护效应，从而具有抗肿瘤作用。

用药鉴别　莪术与三棱均能破血散瘀，消癥化积，行气止痛，现代研究皆有抗肿瘤之效，故对癌症而表现为气滞血瘀者，两者可相须为用，煎汤饮服。然莪术治疗肿瘤较三棱用之更多、疗效更佳。

斑蝥——多种肿瘤

斑蝥辛热，有大毒。辛能行散，性温善通而入血分，既能破血通经，消癥散结以治疗肿瘤，又能以毒攻毒而抗肿瘤，可用治肝癌、食管癌、胃癌、乳腺癌等多种恶性肿瘤而属气滞血瘀者。如治疗脑瘤、食管癌、喉癌、子宫颈癌等属寒湿痰瘀毒结者。斑蝥治疗肿瘤，不仅能减轻症状，延长生存时间，部分病例还可见肿块缩小，其中尤以肝癌为优。

使用注意　本品有大毒，内服应严格掌握剂量，多入丸散，0.03～0.06g。治疗肿瘤则多用其提取物研碎毒似以囊或糖衣片应用。服药期间宜多喝浓茶或开水，以减少对泌尿系统、消化道的刺激症状。外用适量，外用也不宜久敷和大面积使用。

现代研究　本品具有抗肿瘤作用，其主要成分斑蝥素的抗肿瘤作用尤佳。在抗肿瘤过程中，还能增强机体免疫功能，保持白细胞水平。

马钱子——多种肿瘤

马钱子苦寒，有大毒，既能以毒攻毒而抗肿瘤，又能散结消肿，开通经络，且止痛力强。故可广泛用于食管癌、胃癌、肝癌、子宫颈癌、皮肤癌、白血病等多种恶性肿瘤，以消化道肿瘤用之更多。其不仅能抗肿瘤，并能缓解癌性疼痛而提高癌症患者的生存质量。单味应用，或配伍他药同用；可内服，亦可外用。

使用注意　本品大毒，内服不宜生用及多服久服，每日 0.3～0.6g，炮制后入丸散用。外用适量，因所含有毒成分能被皮肤吸收，故外用不宜大面积涂敷。

现代研究　本品具有抗肿瘤作用。

天南星——多种肿瘤

天南星苦辛温，有毒。内服有较强的燥湿化痰之功，外用又能消肿散结止痛，可用于多种肿瘤而属痰湿郁阻凝聚者。可单味煎服，或制成栓剂、针剂等剂型应用。

使用注意　本品性温有毒，阴虚燥痰者忌用。煎服，3～10g。外用适量。

现代研究　本品有抗肿瘤作用。体外试验对宫颈癌细胞有抑制作用；对小鼠实验性肿瘤也有效。

用药鉴别　天南星与半夏均能燥湿化痰，外用又能消肿散结，可用治肿瘤而属痰湿郁阻凝聚者。因半夏功能降逆止呕，用于各种肿瘤表现有恶心呕吐或放疗、化疗后脾胃不和，恶心呕吐者。实验表明，两者也均有抗肿瘤作用，可抑制多种肿瘤细胞的生长，临床应用也均以子宫颈癌的疗效尤佳。

人参——多种肿瘤

人参甘、微苦而平，入脾、肺、心经，功能大补元气，适宜于多种恶性肿瘤而表现为气血津液亏虚，脏腑功能衰退者。近年临床尤多用于肿瘤手术后及放疗、化疗后体质虚弱者。可单味应用，亦可与清热解毒、活血化瘀等抗肿瘤药同用，以达到扶正而抗肿瘤之目的。

使用注意　不宜与藜芦同用。煎服，3～10g。宜文火另煎，分次兑服。野山参研末吞服，每次2g，日服2次。

现代研究　人参具有抑制癌细胞生长的物质。实验表明，红参、白参（包括生晒参）均有较好的抗肿瘤作用。人参抗肿瘤活性是由于改善了机体免疫功能，在一定程度上抑制了肿瘤的生长，并能诱导癌细胞发生改变，向正常细胞逆转。且人参对因化疗而致白细胞减少者，还可迅速缓解症状，恢复造血功能，通过扶正而起到抗肿瘤作用。

用药鉴别　人参与西洋参均能补气生津，可用于多种癌症而表现为气津两虚者。然人参平而偏温，功能大补元气，对元气虚极者用之尤宜；西洋参药性寒凉，又能清火养阴，气津两虚，阴虚有火者用之尤佳。

人参、黄芪与熟地黄、枸杞子均能扶正抗癌，可用于肿瘤患者手术后及放疗、化疗后体质虚弱者。然人参、黄芪对脾肺气虚者用之更佳；熟地黄、枸杞子对肝肾阴血亏虚者用之更宜，其中因枸杞子性质平和，无滋腻之弊，故作为食疗应用更多。

白术——多种肿瘤

白术甘苦而温，归脾、胃经，长于健脾益气而助脾胃运化，前人誉之为"补气健脾第一要药"。故多用于消化系统之肿瘤，如胃癌、肠癌、肝癌及食管癌等。其作用于肿瘤既有治疗之功，又有预防之效，故不仅对恶性肿瘤有一定的疗效，而且还常用于消化系统肿瘤的预防及多种恶性肿瘤手术后，或放疗、化疗后而脾胃虚弱，气血亏虚的患者，以阻止肿瘤的复发与转移。

使用注意 本品性偏温燥，凡热病伤津及阴虚燥渴者不宜用。煎服，6~12g。

现代研究 白术挥发油具有明显的抗肿瘤作用，尚能增强癌细胞的抗原性及抗体的特异性主动免疫。其抑瘤机制，与降低瘤细胞的增殖率，减低瘤组织的侵袭性，提高机体抗肿瘤反应能力及对瘤细胞的细胞毒作用有关。

灵芝——用于多种肿瘤，症见不思饮食，失眠多梦者尤宜

灵芝甘平，归心、肺、肝、肾经，功能补气安神，止咳平喘。历代视其为"起死回生"的"东方神草"。现代常用于治疗多种肿瘤，如肝癌、食管癌、胃癌、胰腺癌、结肠癌、肺癌、子宫癌、乳腺癌、膀胱癌、前列腺癌、白血病等。其作用于肿瘤既可抑制癌细胞生长，又能全面增强肿瘤患者的体质，延缓或阻止肿瘤并发症的发生，提高肿瘤患者的生存质量，延长生命，减轻痛苦，还能防止肿瘤复发和转移。而且多种恶性肿瘤手术后，或放疗、化疗后，用其配合治疗，能促进癌症患者术后康复。提高肿瘤患者对放、化疗的敏感性和耐受性，减轻放、化疗引起的白细胞减少，食欲减退，呕吐，脱发以及对肝肾功能的损害等毒性作用。因其既能补气安神，又能止咳平喘，故肿瘤患者术后、放疗或化疗后、用大毒削伐之品后，表现出不思饮食，失眠多梦者尤宜。

使用注意 外感发热者不宜用。煎服，6~12g。

现代研究 灵芝子实体、灵芝多糖、灵芝孢子中分离出来的三萜类化合物均有抗肿瘤作用。灵芝多糖是灵芝抗肿瘤作用的主要有效成分，其抗肿瘤作用机制可能是宿主中介性的，即通过增强机体免疫功能而实现。灵芝还能提

高肿瘤患者对放疗、化疗的耐受性，消除或减轻放疗、化疗引起的毒性作用。有学者报告，灵芝对 S_{180} 小鼠的抑瘤率达 87.6%。

阿胶——用于多种肿瘤，症见血虚、出血者更宜

阿胶为血肉有情之品，甘平质润，归肺、肝、肾经，功能补血止血，为补血要药，可用于多种肿瘤，如白血病、肺癌、鼻咽癌、食管癌、乳腺癌、绒毛膜上皮癌、胰腺癌等。尤其是用于治疗晚期肿瘤，可使肿瘤患者化疗后引起的外周血血小板减少得到改善，有明显的刺激血小板再生的功能。对肿瘤患者化疗后白细胞减少等症，应用阿胶作为辅助治疗药，通过补血，也可迅速提高人体血色素及白细胞，并可减轻其他抗癌药物和放疗、化疗的毒性，临床常配伍黄芪、当归等同用。因其既能补血，又能止血，对肿瘤患者表现有血虚、出血者用之更宜。

使用注意 本品黏腻，有碍消化，故脾胃虚弱者慎用。5～15g。入汤剂宜烊化冲服。

现代研究 阿胶、复方阿胶浆均能使肿瘤细胞凋亡，凋亡率达到 5.3% 和 11.33%。同时可降低癌基因、癌转移基因的活性，抑制肿瘤转移。阿胶还可显著诱导白血病细胞凋亡，抑制白血病细胞增殖分裂和诱导其向正常转化。

薏苡仁——多种肿瘤

薏苡仁甘淡而凉，归脾、胃、肺经，既能淡渗利湿，又能健脾补中，且利而不猛，补而不滞，为药食兼用之防癌、抗癌之佳品。可用于多种恶性肿瘤，如食管癌、胃癌、结肠癌、直肠癌、鼻咽癌、肺癌、肝癌等，尤多用于消化系统之肿瘤，可单味煎汤饮服，或煮粥食用，或制成其他剂型应用。

使用注意 此为利水之品，易伤津液，故津液不足者慎用。煎服，9～30g。薏苡仁作用和缓，久服方能有效。亦可用作食疗，每天煮粥食用。

现代研究 本品对多种肿瘤有抑制作用，并为有效的抗肿瘤促进剂。其不仅对化疗药物有明显的增效作用，并对化疗药所致免疫器官萎缩、巨噬细胞吞噬功能降低、白细胞减少等都有明显的保护作用。

冬虫夏草——多种肿瘤

冬虫夏草甘平，归肾、肺经，功能补肾益肺，为平补肺肾之佳品，防癌抗癌之良药。可用于多种恶性肿瘤，如肺癌、喉癌、乳腺癌等表现为肺气虚弱，或肺肾两虚者。临床尤多用于晚期癌症，以及手术后，放疗、化疗后而正气衰弱，脏腑功能衰退者，可单味水煎服，或研末装入胶囊服用，或入复方以加强其他抗肿瘤药的作用，起到扶正抗癌之效。

使用注意 有表邪者不宜用。阴虚火旺及肺热咯血者，不宜单味应用。煎服，5~15g。亦可入丸散。或用作食疗与猪肉等炖服。

现代研究 本品的水提取物、醇提取物对多种肿瘤细胞具有明显的抑制作用，并有较好的免疫调节作用，可通过调节机体的免疫功能，增强机体的防癌抗癌作用。

砒石——多种肿瘤

砒石味辛，大热，有大毒。外用可以毒攻毒，蚀疮祛腐，使恶肉死肌呈干性坏死而逐渐脱落，故用治皮肤癌疗效较好，可与马钱子、明矾等配伍，如治疗皮肤癌初期而没有转移的砒钱散（《抗癌中药方选》）。同时用治子宫颈癌亦获得较好疗效。近年还以之配伍轻粉制成注射剂"癌灵一号"，肌内或静脉注射，治疗急性粒细胞型白血病。

使用注意 本品剧毒，内服宜慎，须掌握好用法用量，内服1次0.002~0.004g，入丸散。不可持续服用，不能作酒剂服。外用亦应注意用法用量，注意保护正常皮肤，以防局部吸收中毒。研末撒敷，宜作复方散剂或入膏药、药捻用。忌火煅。

现代研究 本品的主要成分为三氧化二砷，对癌细胞有特定的毒性。主要通过诱导细胞凋亡杀伤白血病细胞，对急性早幼粒性白血病细胞有诱导分化作用，还能诱导人肝癌细胞凋亡和明显抑制肝癌细胞增殖，亦可诱导多发性骨髓癌细胞凋亡。

蟾酥——多种肿瘤

蟾酥辛温，有毒，有良好的解毒消肿、麻醉止痛之功。其解毒乃以毒攻毒之意，取其以毒攻毒可用治多种恶性肿瘤，如治疗肝癌、肠癌、白血病、乳腺癌、皮肤癌、肺癌、宫颈癌等均取得一定疗效。既可内服，也可外用。可单用，也可配伍他药同用。应用中既可使肿瘤病灶缩小而达到抗肿瘤之效，又可麻醉止痛而减轻肿瘤所致的疼痛。

使用注意　此为有毒之品，内服慎勿过量，0.015～0.03g，研细，多入丸散用。外用适量，但外用不可入目。孕妇忌用。

现代研究　本品对多种癌细胞均有抑制作用，尚可不同程度地防治因化疗和放疗引起的白细胞下降、提高机体的非特异性免疫功能，并有较强的局部麻醉作用。

用药鉴别　蟾酥与蟾皮同出一物，均能抗肿瘤，可用治多种肿瘤。然蟾酥味辛性温，重在以毒攻毒，消肿止痛；蟾皮味辛性凉，重在清热解毒，消散肿瘤。

大蒜——多种肿瘤

大蒜辛散温通，气味熏烈，归脾、胃、肺经，能通脏腑、达诸窍、祛寒湿、辟邪恶，有良好的解毒、消肿之功，并能"化癥积"（《本草纲目》）。可用于预防和治疗多种恶性肿瘤。因其药食兼用，故用于预防肿瘤可在每日的食物中添加本品作为调料，研究发现，每天只需服5g生大蒜就可阻断亚硝胺合成，从而预防或控制癌症的发生。若治疗癌症，可单味生品内服，或制成注射液等剂型应用。

使用注意 阴虚火旺及有目、舌、喉、口齿诸疾者不宜食用。内服5~10g，或生食，或制成糖浆剂、糖衣片、胶囊等服用。

现代研究 大蒜含有多种抗癌物质，其中包括微量元素硒和锗，可阻断致癌物亚硝胺的合成，防治消化道癌症，对其他肿瘤亦有一定的抑制作用。

随证选药简则

- 热毒炽盛之肿瘤，宜选用 —— 白花蛇舌草、山豆根、重楼、拳参、天花粉
- 痰湿郁阻凝聚之肿瘤，宜选用——天南星、半夏
- 痰火互结瘀阻之肿瘤，宜选用——全瓜蒌
- 气滞血瘀之肿瘤，宜选用——莪术、三棱、马钱子、斑蝥
- 肿瘤表现有恶心呕吐者，宜选用——半夏
- 肿瘤放疗、化疗后白细胞减少者，宜选

用——人参、薏苡仁、蟾酥

- 以毒攻毒而抗肿瘤，宜选用——砒石、蟾酥、蟾皮、斑蝥、马钱子
- 通过食疗而防治肿瘤，宜选用——大蒜、枸杞子、薏苡仁、冬虫夏草
- 扶助正气而抗肿瘤，宜选用——人参、西洋参、黄芪、熟地黄、枸杞子、白术、冬虫夏草
- 肿瘤患者表现为肺肾两虚者，尤宜选用——冬虫夏草
- 肿瘤患者表现为脾肺气虚者，尤宜选用——人参、西洋参、黄芪
- 肿瘤患者表现为脾气虚弱或放疗、化疗后脾土衰败者，尤宜选用——白术、人参、黄芪
- 肿瘤患者表现为肝肾阴虚者，尤宜选用——熟地黄、枸杞子

以上为根据中医辨证而选药，临证时亦可结合现代研究辨病选药。

主要参考文献

1. 宋立人，洪恂，丁绪亮，等. 现代中药学大辞典 [M]. 北京：人民卫生出版社，2001.

2. 郑虎占，董泽宏，佘靖. 中药现代研究与应用 [M]. 北京：学苑出版社，1998.

3. 李时珍. 本草纲目 [M]. 校点本. 北京：人民卫生出版社，1982.

4. 冯泳. 临床常用方剂手册 [M]. 贵阳：贵州科技出版社，2001.

5. 高学敏. 中药学 [M]. 北京：中国中医药出版社，2004.

主要参考文献

53检